Dario Spinedi

Die Krebsbehandlung in der Homöopathie

Dr. Dario Spinedi

Die Krebsbehandlung in der Homöopathie

Seminarmitschriften
Band 1: Bad Imnau, Juni 1997
2. Auflage

Herausgegeben von: Florian Blanz
Matthias Brose
Christian Kettler
Miklós Takács

in Zusammenarbeit mit: Ärztliches Zentrum für Klassische Homöopathie, Stuttgart GmbH

CHEIRON

Cheiron-Verlag, Kempten 1999

Wichtiger Hinweis:
Viele der in diesem Werk angegebenen Dosierungen sind entweder historischer Natur oder werden derzeit noch kontrovers diskutiert. Wir verweisen den Leser deswegen auf die umfangreiche homöopathische Literatur. Insbesondere bei den Verschreibungen von Urtinkturen und niedrigen Potenzen sind die modernen pharmakologischen Erkenntnisse und die geltenden gesetzlichen Bestimmungen zu beachten. Eingetragene Warennamen sind in diesem Werk nicht als solche gekennzeichnet, dies berechtigt jedoch nicht zu der Annahme, daß es sich jeweils um einen freien Warennamen handelt.

2. Auflage 1999

Druck und Verarbeitung: Grafik + Druck, München

ISBN 3-933526-01-9

Inhaltsverzeichnis:

Folgen v. Röntgenstrahlen
S. 183

Worte können Tausende von Meilen reisen,
sie sind dazu da, Verstehen und Liebe zu schaffen.

(Thich Nhat Hanh)

Vorwort von Dr. Dario Spinedi

Vor 20 Jahren fragte ich meinen verehrten Lehrer Dr. Künzli, ob es möglich wäre, daß bei lege artis homöopathisch behandelten Fällen Krebs auftreten könne. Dabei antwortete er: „Nein, wenn der Fall
– lange und
– sorgfältig
– nach den Regeln der reinen Homöopathie behandelt wird."

Mit reiner Homöopathie verstand Künzli die Homöopathie, wie sie von Hahnemann begründet und speziell von Kent weiterentwickelt wurde. Man achte auf die Betonung von „lange und sorgfältig".

Diese Aussage konnte ich dann im Laufe einer 20-jährigen Tätigkeit in meiner eigenen Praxis bestätigen, in der sehr wenige Krebsfälle aufgetreten sind bei Patienten, die sorgfältig homöopathisch behandelt wurden. Wenn man bedenkt, daß ein Viertel der Bevölkerung an Krebs stirbt, ist es verwunderlich, daß so wenige Krebsfälle bei den homöopathisch behandelten Patienten aufgetreten sind.

Diese Beobachtungen und die Aussagen meines Lehrers haben mich zunehmend veranlaßt, mich mit dem Krebsthema zu beschäftigen. Denn das Vorbeugen der Krebsentstehung mit der Homöopathie geschieht anders als die Behandlung des manifesten Krebses. Im ersten Falle behandelt man konstitutionell den Patienten mit der Totalität der Symptome, so wie wir es von unseren Meistern gelernt haben. Der manifeste Krebs, v.a. wenn er fortgeschritten ist, wird immer „einseitiger" und scheint ein anarchistisches Eigenleben zu führen, quasi losgelöst vom Ganzen. Wenn man den Krebs „per se" mit der Homöopathie behandeln will, muß man andere Strategien anwenden.

Wenn man sich in der Literatur umsieht, ist man von einer Fülle von Anregungen und möglichen Zugängen zur Behandlung der Krebskrankheit „überflutet". Die Erfolge sind zwar vorhanden, aber vielleicht noch zu spärlich im Vergleich zum Aufwand.

Es ist mein Streben, auch durch eingehende klinische Forschung an unserer Klinik in Orselina, wo vorwiegend Krebskranke behandelt werden, eine für die Praktiker anwendbare Strategie in der Behandlung des Krebses zu entwickeln.

Dieses Seminar und eine Reihe weiterer Seminare möchten einen Versuch darstellen, wie man die Krebskrankheit homöopathisch und mit Hilfe anderer Methoden behandeln könnte. Die Seminare werden ein Kontinuum darstellen, d.h. sie entstehen aus dem praktischen Alltag der klinischen Arbeit und werden somit auch die Entwicklung widerspiegeln, die im Laufe der Zeit entstehen wird.

Dieses erste Seminar beschäftigt sich vorwiegend mit einer geschichtlichen Studie über die Krebsbehandlung in der Homöopathie und zeigt uns gewisse Tendenzen, wie die zukünftige Entwicklung aussehen könnte.

Orselina, den 18. Mai 1998 Dario Spinedi

Vorwort der Herausgeber

Mit diesem Seminar in Bad Imnau im Juni 1997 hat Dr. Dario Spinedi, einer der bedeutendsten homöopathischen Ärzte unserer Zeit, einer großen Zahl von Kolleginnen und Kollegen eine Zusammenfassung seiner intensiven Suche nach einem Weg der homöopathischen Behandlung von Krebskranken gegeben. Es ist bezeichnend für Dr. Spinedis Bescheidenheit, daß er sich selbst dabei ganz in den Hintergrund stellt. Er beschreibt zunächst nur chronologisch die zentralen und aufeinander aufbauenden Erkenntnisse und Erfahrungen der größten homöopathischen Ärzte, die erfolgreich Krebskranke behandelt haben und behandeln: Hahnemann, Bönninghausen, Burnett, Clarke, Kent, Jones, Carleton, Grimmer, Schlegel, H. Barthel u.a. Seine eigenen Erfahrungen, seine Ängste, Sorgen, aber auch seine wachsende Zuversicht kommen vor allem in der detaillierten Dokumentation seiner zehn Jahre dauernden Behandlung und Begleitung einer Patientin mit Mamma-Karzinom zur Darstellung. Dr. Spinedis Worten nach dienen diese Erfahrungen und die aus ihnen gewonnenen Erkenntnisse für uns heutige, mehr denn je mit dieser schweren Krankheit konfrontierten Ärztinnen und Ärzten, nicht als Patentrezepte, sondern als Diskussionsgrundlage und Werkzeug. Sie sollen uns vor allem Mut machen, uns konkret homöopathisch dieser schweren Krankheit zu stellen.

Die Herausgabe dieser Seminarmitschrift als Buch soll sowohl den Teilnehmerinnen und Teilnehmern dieses sehr „dichten" Seminars, als auch all den anderen Kolleginnen und Kollegen, die mit der Behandlung von Krebskranken konfrontiert sind, ermöglichen, durch die Lebendigkeit der wörtlichen Wiedergabe den Lern- und Erkenntnisprozeß nachvollziehen zu können. Gerade aufgrund dieses Aspekts der Lebendigkeit ist sowohl auf eine inhaltliche Kürzung, wie auch auf eine wesentliche grammatikalische und syntaktische Änderung der Sätze bewußt verzichtet worden. Dr. Spinedi ist Tessiner und spricht ein gut verständliches Deutsch, das an vielen Stellen jedoch im Satzbau seine italienisch-schweizer Muttersprache durchschimmern läßt. Für Kolleginnen und Kollegen, die ihn schon kennen, wird wohl gerade die weitgehende Beibehaltung der Originalsprache die Atmosphäre des Seminars und Dr. Spinedi selbst in seiner liebenswürdigen Art um so deutlicher in der Erinnerung aufleben lassen. Für Kolleginnen und Kollegen, die ihn noch nicht kennengelernt haben, mag der manchmal nicht exakt hochdeutsche Sprachfluß anfangs etwas befremdlich erscheinen, jedoch wird man sich nach einigen Seiten schnell daran gewöhnt haben. Dies möge das

Salz in der Suppe sein: die Authentizität und Lebendigkeit einer Seminarmitschrift. Nur an wenigen Stellen, an denen es den Herausgebern ohne die akustische Rückkopplung an die Tonbandaufnahmen schwierig oder unmöglich erschien, den Text nur lesend zu verstehen, wurden kleine Korrekturen im Sinne von Umstellungen im Satzbau oder Ergänzungen vorgenommen. Solche Ergänzungen durch die Herausgeber, wie auch Beobachtungen, die für das Verständnis der Stimmung im Seminarsaal wichtig erschienen, wurden in eckige Klammern [ ] gesetzt, ebenso auch vom Band akustisch nicht verständliche Passagen [...]. Gewisse kurze Abschnitte, wie z. B. Frage- und Antwortwiederholungen aus akustischen Gründen, die aber für das Verständnis des Gesagten keine Bedeutung haben und nur Platz rauben, wurden weggelassen. Worte oder Sätze, die Dr. Spinedi besonders betont hat, sind unterstrichen. Namen von Kolleginnen und Kollegen, die während des Seminars genannt worden sind, wurden abgekürzt.
Wir möchten Dr. Dario Spinedi von ganzem Herzen für seine hingebungsvolle Arbeit danken und dafür, daß er seine Erkenntnisse mit allen interessierten homöopathischen Kolleginnen und Kollegen teilt.

Die Herausgeber, im Mai 1998

Vorwort der Herausgeber zur zweiten Auflage

Wir freuen uns darüber, daß wegen der großen Nachfrage nach Dr. Spinedis Buch schon so bald eine zweite Auflage notwendig wurde. Das bestätigt uns in unserer Ansicht, daß hier ein sehr wichtiges Thema der Homöopathie eine didaktisch und inhaltlich hervorragende Darstellung erfuhr.
Wir haben die Gelegenheit genützt, um den Text formal zu überarbeiten und wünschen viel Freude und Erkenntnis beim Lesen.

Die Herausgeber, im Februar 1999

1. Tag

Freitag, den 27. Juni 1997

H. Huber [Einleitung]: Das Wetter ist eigentlich genau richtig für uns, wenn es sehr heiß wäre hier, dann würden wir alle etwas schmoren, bei diesen großen Fenstern.

Wir bedanken uns recht herzlich, daß Herr Dr. Spinedi noch einmal den weiten Weg hierher gemacht hat, von Locarno, um uns aus seiner [...]. Er hat mir ein kleines Geschenk mitgebracht, das hat mir die Frau K. gerade in die Hand gedrückt, und zwar ist das ein Arztbrief einer Patientin, die ich vor drei Wochen in der Verzweiflung in seine Klinik geschickt habe, eine Patientin mit einem Mamma-Karzinom und Knochenmetastasen. Wir hatten sie in einer anthroposophischen Klinik hier in der Nähe, und sie hatte so starke Schmerzen, daß sie einfach nur unter Morphin noch leben konnte. Und es war eigentlich absehbar, daß, wenn es diesen Weg so weitergeht, würde sie in einigen Wochen nicht mehr sein. Sie ist in die Klinik gegangen von Dr. Spinedi und kommt wirklich sehr, sehr gut zurück. Sie hat kein Morphin mehr, sie hat ganz wenig Schmerzen und ich bin einfach so dankbar, daß es solche Dinge gibt.

Weil sonst, in der Praxis, geht es mir nämlich nicht so. Ganz oft geht es mir so, wie Ihnen wahrscheinlich auch, daß wir eine Patientin oder einen Patienten haben mit der Diagnose Krebs und daß wir ihn in die schulmedizinische Maschinerie hineingehen lassen müssen, weil wir vielleicht nicht den Mut, die Kraft, das Wissen und die Erfahrung haben, um ihm ganz klar von diesen Dingen abzuraten oder zu einem anderen Weg zu raten. Wenn ich allerdings zurückdenke, dann ging es mir vor zehn bis zwölf Jahren, wenn ich eine Angina behandelt habe, eigentlich ähnlich. Ich stand vor der gleichen Frage: Darf ich das eigentlich? Darf ich das Penicillin eigentlich weglassen, wenn die schulmedizinischen Kollegen etwas anderes sagen und ich es anders an der Universität gelernt habe? Damals hat mir eigentlich nur geholfen, auf den Rat und die Erfahrung der älteren homöopathischen Kollegen zu hören, die mir gesagt haben, es wird gut gehen. Und sonst stand von der schulmedizinischen Seite eigentlich nichts dagegen. In der homöopathischen Literatur haben wir viele Kollegen: Eli JONES, BURNETT, CLARKE und andere, die sehr viel Erfahrung hatten im Umgang mit der Krebserkrankung. Wenn man die Bücher liest, dann erscheint es einem manchmal wie ein kleines Wunder. Sie berichten von Heilungsraten, die teilweise weit über 50% liegen und wir fragen uns: Können wir das in der heutigen Zeit überhaupt noch? Waren es andere Patienten? Waren sie weniger vergiftet? Oder was auch immer. Für mich stellt sich schon die Frage, ob wir nicht einfach den Mut und die Kraft aufbringen müssen, uns so intensiv mit diesen Dingen zu beschäftigen, daß wir vielleicht Ähnliches wieder erreichen können.

Wir sind hier in Bad Imnau, und Tübingen ist ja sehr in der Nähe. Und wir hatten hier in Bad Imnau einen sehr erfahrenen homöopathischen Arzt, der hieß Emil SCHLEGEL, und der hat ein Buch geschrieben, sie [die Buchhändler] haben es, glaube ich, da: *Die Krebskrankheit – Ihre Natur und ihre Heilmittel.* Man kann diesen Arzt sicherlich in die Reihe der großen homöopathischen Ärzte einreihen, die mit dem Krebs umgehen konnten. Es gibt eine kleine Geschichte: Am Bahnhof in Tübingen gab es zwei Busse. Der eine Bus fuhr zur Universitätsklinik Tübingen, der andere Bus fuhr zu Dr. SCHLEGEL, und der zu Dr. SCHLEGEL war voll, und der zur Universitätsklinik Tübingen war leer. So ist die Geschichte hier in Tübingen. Wenn man sein Buch liest, dann ist es sehr beeindruckend. Ich möchte Ihnen ein paar ganz kleine Dinge daraus vorlesen. Einen Teil aus dem Vorwort. Er schreibt:

[E. SCHLEGEL, *Die Krebskrankheit – Ihre Natur und ihre Heilmittel*, Hippokrates, 1927, S. 10]
„Noch eine Bemerkung möchte ich hier machen: Die Krebstherapie der modernen Medizin – wenn ihre chirurgische Richtung überhaupt verdient so bezeichnet zu werden – hat eine ganz kopflose Furcht vor dem natürlichen Tode. Wie ich oft erlebt habe, rennen Ärzte und Patienten direkt ins Verderben durch unmotivierte oder vorzeitige Operationen, wo das Leben noch viele Monate, selbst Jahre erhalten werden könnte. Abgesehen davon, daß bei einer konservativen Behandlung ein sehr erträgliches Dasein gefristet werden könnte, daß sogar eine mögliche Heilung durch die häufige künstliche Lebensverkürzung ausgeschlossen wird, ist es unschön und pietätlos, alle Ehrfurcht vor dem natürlichen Ablauf ernster Krankheiten hintanzusetzen zugunsten einer zweifelhaften, oft trügerischen Durchkreuzung der Vorgänge. Dies ist zwar Sache des persönlichen Geschmacks, daß es aber auch in hohem Maße unklug ist, ergibt sich aus zahlreichen Vorkommnissen in der Praxis, worauf ich jetzt schon vorbereiten möchte."

Das ist eine Tatsache, die wir in der modernen Chirurgie eigentlich mittlerweile auch so ganz langsam verstehen. Wir gehen zurück, beim Brustkrebs z.B., von den radikalen Mastektomien. Vor 10 Jahren hat man es so gemacht, man hat vor 15 Jahren teilweise sogar noch die andere Brust vorsorglich abgenommen. Heute gibt es Teilresektionen mit genau denselben guten oder schlechten Ergebnissen. Es ist für mich schon die Frage, ob diese alten Ärzte – und es zieht sich durch, dieses Abraten von der Operation – nicht viel, viel mehr wußten, als wir heute in unserem schulmedizinischen Denken wissen und ob wir nicht noch sehr, sehr viel von ihnen lernen können.
Etwas anderes hat mich noch in diesem Buch sehr beeindruckt, und zwar ist es das Umgehen mit den Patienten. Sie haben es alle schon erlebt, daß Sie Ihre

Patienten vor allem in die großen Kliniken, in die Unikliniken schicken, und wie sie mit der Diagnose Krebs konfrontiert werden. In einer Art und Weise, die brutal ist, gefühllos ist, was den Patienten alle Kraft, allen Mut und alle Hoffnung nimmt und ihnen sicherlich auch die Prognose verschlechtert. Hören Sie sich an, was SCHLEGEL dazu sagt, das ist einfach … man muß es sich wirklich auf der Zunge zergehen lassen. Er sagt zu seinen Patienten:

[SCHLEGEL, 1927, S. 246]
„Machen Sie Sich keine Sorgen, dadurch wird die Sache nur schlimmer und Ihre Widerstandskraft ist bälder aufgebraucht. Fürchten Sie Sich nicht vor einem Namen. Krebs ist nur ein Name. Die Krebsfälle verlaufen äußerst verschieden, es gibt ziemlich viele gutartige und selbst solche, die sich bösartig anlassen, heilen manchmal doch. Sie haben meinen Rat nachgesucht, deshalb will ich für Sie sorgen, und nachdenken. Also, haben Sie es nicht mehr nötig. Tun Sie, was ich Ihnen sage, befolgen Sie gut die Lebensvorschriften, dann will ich auch das Meine tun und die Mittel werden das ihrige tun. Freilich, eine Sicherheit kann ich Ihnen nicht geben für guten Verlauf und Ausgang. Wenn Sie Sicherheit verlangen, müssen Sie diese anderswo suchen. Nach meiner Erfahrung ist es aber nicht klug, Sicherheit zu verlangen. Uns Menschen ist in allen Lebenslagen nur die Unsicherheit mitgegeben. Diese ist ein Element, mit dem wir uns stets abfinden müssen. Vielleicht deswegen, damit wir alles an die Arbeit setzen und unsere Pflicht tun. Denn nicht-voraus-zu-wissen ist uns bestimmt. Nur die Arbeit, aber ehrliche Arbeit, hat doch gewöhnlich einigen Erfolg. Deshalb hoffe ich solchen auch in Ihrem Fall. Sind Sie mit diesem Vorschlag einverstanden, dann will ich Sie gerne behandeln."

Es ist ein ganz anderes Gefühl, was wir unseren Patienten vermitteln können, wenn wir so mit ihnen umgehen. Der Teil an Mut und Vertrauen, den er gehabt hat, geht mir persönlich in vielen Bereichen noch ab. Aber ich hoffe einfach, daß wir nach und nach diesen Mut und etwas von Ihrer [Dr. Spinedis] Erfahrung dazu bekommen können, um irgendwann ähnlich hinstehen zu können und zu sagen: Dies ist der richtige Weg und es wird gut gehen. Das brauchen wir unbedingt, wenn wir in diesem Bereich in die homöopathische Medizin einsteigen wollen.
Wenn wir uns in diesem Bereich bewegen, im Bereich der Krebstherapie – homöopathisch – dann müssen wir darauf gefaßt sein, daß wir Gegenwind bekommen werden. Die schulmedizinischen Kollegen werden es in vielen Dingen nicht so einfach geschehen lassen, wie bei einer Angina oder einem Asthma oder anderen Dingen. Wenn wir so Schicksale wie HACKETHAL, oder den Kollegen

HAMER oder andere, die sich in diesem Bereich exponiert haben, anschauen, dann, denke ich, weht einfach dort ein anderer Wind. Aus welchen Gründen auch immer, es geht natürlich um viel Geld, es geht, denke ich, um die Vormachtstellung, in diesen Bereichen einfach das Sagen zu haben. Was wir brauchen dazu ist auch ein klares Wissen über die Statistik. Zum Beispiel auch über die schulmedizinische Statistik. Wenn man sich das Mamma-Karzinom anschaut, gibt es ganz interessante Dinge, z.B. ist es so, daß bei zufälligen Autopsien von Frauen in einem Viertel aller Fälle, die gestorben sind an anderen Dingen, maligne Zellen in der Brust gefunden werden. Bei einem Viertel aller Frauen! Von diesen sind nur ein Drittel manifest an Mamma-Karzinom erkrankt oder ist die Diagnose gestellt worden, und nur ein Siebtel davon ist an Mamma-Karzinom gestorben, d.h. 85% aller dieser Frauen haben maligne Zellen gehabt und sind nicht daran gestorben. Ähnliche Dinge wissen wir beim Prostata-Karzinom schon etwas länger, und es kann uns einfach helfen, wenn wir diese Dinge sehr klar wissen, etwas dagegen zu setzen und zu sagen: Statistik ist so und so und so. Und sie ist nicht immer, wenn wir sie genau anschauen, zugunsten der Schulmedizin. Und dies gibt uns den Freiraum, eine homöopathische Behandlung durchzuführen und die Patienten zu einer anderen Prognose vielleicht sogar, aber zumindest zu einer anderen Lebensqualität, zu führen.
Ich hoffe, daß wir in den nächsten drei Tagen einen Teil des Wissens dazu, einen Teil des Mutes und des Vertrauens bekommen können, diese Art der Behandlung zu beginnen. Was wir uns aber auch vornehmen sollten, wäre, daß wir diese Fälle irgendwann dokumentieren, so daß wir sie untereinander austauschen können und uns dies auch einfach diesen Boden gibt, wo wir wirklich stehen können, um dann diese Behandlungen so durchzuführen.
Ich möchte das Wort einfach an Sie [Dr. Spinedi] weitergeben. [Beifall]

Dr. Dario Spinedi: Liebe Kolleginnen und Kollegen. Ich freue mich von ganzem Herzen, da mit euch in Bad Imnau zu sein. [Beifall] Ich bin etwas erschrocken ob der großen Anzahl Teilnehmer. Vor allem aus technischen Gründen: hört man mich dort hinten? Hört man alles gut bis dort hinten? Ist die Qualität des Tones gut? Gut, dann können wir starten.
Das Thema: Die Krebsbehandlung. Ich bin nicht daher gekommen, um irgendwelche Rezepte zu bringen, wie man Krebs zu behandeln hat, die gibt es sowieso nicht. In der Homöopathie gibt es keine Rezepte. Jeder Fall ist ein Fall für sich. Ich habe auch [nur] wenige Kasuistiken mitgenommen. Das Ziel dieses Seminars, Herr Huber hat so schön das schon gesagt, ist, daß man am Schluß etwas Angst vor dem Krebs verloren hat. Wir müssen wissen, daß Krebs die zweithäufigste Todesursache ist, nach kardiovaskulären Erkrankungen. Also sehr

viele Patienten. Man sagt, 20% der ganzen Bevölkerung erkranken an Krebs. Deswegen ist das sehr relevant, schon nur zahlenmäßig. Deswegen muß man sich mit diesem Thema beschäftigen.

Wenn jemand die Diagnose Krebs bekommt, nachher kommt Angst auf. Angst beim Patienten, aber sehr oft auch beim Arzt. Und diese Angst ist nicht gut. Nachher kommt der Patient zu uns, und die erste Reaktion ist: Ja, jetzt ist es schwierig für mich. „Vielleicht ist es besser, Sie gehen doch in die Klinik." Und es sind sehr wenige Ärzte, die den Mut haben, solche Patienten zu behandeln.

Woher rührt die Angst, oder besser gesagt, wie kann man der Angst beikommen? Es gibt zwei Hauptwege: der erste Hauptweg ist das Vertrauen in die Güte des Schöpfers und der zweite Hauptweg ist das Wissen.

Wenn man eine Sache weiß, nachher hat man weniger Angst vor dieser Sache, und so möchten wir etwas mehr wissen über Krebs und seine Behandlung. Meine Frage war immer: Wo finde ich das Wissen? Bei der Behandlung der chronischen Krankheiten hatte ich großes Glück, es wurde mir das alles erspart, dadurch, daß ich Dr. KÜNZLI kennengelernt habe. Und er hat uns seine Erfahrung von 40 Jahren geschenkt, und so mußten wir nicht viel nachdenken. Mit Krebsfällen hat sich Dr. KÜNZLI schon beschäftigt, aber nicht so in einer systematischen Art und Weise, daß er uns klare Anleitungen hätte geben können, wie man vorgeht. Und so waren wir ein bißchen im leeren Raum. Und dann habe ich mich gefragt, woher soll das Wissen kommen, welche die beste Art ist, Krebs zu behandeln.

Und dabei hat mir GOETHE geholfen mit einer Allegorie, in der er sagte, daß das Wissen des Menschen und der Menschheit entsteht in einer spiralförmigen Bewegung, in einer Spirale, die sich immer mehr nach oben bewegt, wobei jeder Ring, der da unten ist, dient dem nächsten Ring, damit er sich weiter entwickeln kann zu höheren Erkenntnissen, bis hinauf zur ideellen Wahrheit.

Was bedeutet das für uns praktisch in der Homöopathie? Es bedeutet, egal ob wir Krebs jetzt behandeln oder ein anderes theoretisches Thema, daß man sich auseinandersetzt mit dem Wissen der ersten Pioniere der Homöopathie und nachher schaut, was die Nachfolger gemacht haben, und die, die nachher gekommen sind, und man wird mit Erstaunen feststellen, daß es sich tatsächlich um eine Spirale handelt, wobei jeder Vorgänger etwas für den Nachfolger geliefert hat. Und so, durch das Studium aller dieser Menschen, die sich sehr um die Krebskrankheit bemüht haben, werden wir eine Ahnung bekommen, in welche Richtung sich die Behandlung des Krebses zu bewegen hat, in Zukunft. Wir wollen jetzt nach dieser mehr theoretischen Einleitung in medias res gehen und mit wem werden wir natürlich anfangen?

Teilnehmer / Teilnehmerin [im Folgenden: **T.**]: HAHNEMANN.

Dr. Dario Spinedi [im Folgenden: **Sp.**]: Ja, sehr gut! Wer hat das gesagt? [Lachen] Es konnte niemand anders als Herr K. sein! Jawohl, HAHNEMANN. Also, schauen wir mal, was HAHNEMANN bezüglich Krebskrankheit gesagt hat. Er hat einiges gesagt. Und was HAHNEMANN gesagt hat, hat ewigen Wert! Das kann man nicht sagen von allen Autoren, die man später antreffen wird, aber was er gesagt hat, das gilt auf immer und wird immer gelten. Und wo finden wir dieses Wissen von HAHNEMANN über Krebs? Wo wohl?

T.: Im *Organon.*

Sp.: Im *Organon.* [Da] kann man nicht viele Fehler machen! [Lachen] Und welche Paragraphen werden es wohl sein?

T.: 205.

Sp.: 205. Also fangen wir bei 172 an, dann kommen wir schon zu 205. [Lachen] Also, jetzt brauche ich jemand, der so lieb ist mir zu helfen bei der Lektüre. Sonst habe ich mitten im Seminar keine Stimme mehr, dann. Wer möchte mir helfen? Gerne, danke Herr K. Also, wir fangen mit §172 der 6. Auflage des *Organon* an.

[Samuel HAHNEMANN, *Organon der Heilkunst*, 6. Auflage, 1921, Haug, 1996]
„§172: Eine ähnliche *Schwierigkeit* entsteht von *der allzu geringen Zahl der Symptome* einer zu heilenden Krankheit, ein Umstand der unsre sorgfältige Beachtung verdient, da durch seine Beseitigung fast alle Schwierigkeiten dieser vollkommensten aller möglichen Heil-Methoden (wenn man den noch nicht vollständigen Apparat homöopathisch gekannter Arzneien abrechnet) gehoben sind.

§173: Bloß diejenigen Krankheiten scheinen nur wenige Symptome zu haben, und deshalb Heilung schwieriger anzunehmen, welche man *einseitige* nennen kann, weil nur ein oder ein Paar Hauptsymptome hervorstechen, welche fast den ganzen Rest der übrigen Zufälle verdunkeln. Sie gehören größtentheils zu den chronischen."

Sp.: Ja, damit wir nicht die Orientierung verlieren, werde ich immer einen kleinen Kommentar geben. Also: z.B. fortgeschrittene Krebsfälle gehören zu dem da. Also Krebsfälle, die einen gewissen Punkt erreicht haben, gehören dann zu den einseitigen Krankheiten. Deswegen, wenn wir diese behandeln, müssen wir diese Paragraphen genau studieren, sonst, ohne dieses Wissen, werden wir diese Fälle niemals heilen können. Das ist ganz wichtig. Lesen wir bitte weiter.

„§174: Ihr Hauptsymptom kann entweder ein inneres Leiden (z.B. ein vieljähriges Kopfweh, ein vieljähriger Durchfall, eine alte Cardialgie usw.) oder ein mehr

äußeres Leiden seyn. Letztere pflegt man vorzugsweise *Local-Krankheiten* zu nennen.
§175: Bei den einseitigen Krankheiten ersterer Art, liegt es oft bloß an der Unaufmerksamkeit des ärztlichen Beobachters, wenn er die Zufälle, welche zur Vervollständigung des Umrisses der Krankheitsgestalt vorhanden sind, nicht vollständig aufspürt.
§176: Indeß gibt es doch einige wenige Uebel dieser Art, welche nach aller anfänglichen (§§84 - 98) Forschung, außer einem Paar starker, heftiger Zufälle, die übrigen nur undeutlich merken lassen.
§177: Um nun auch *diesem*, obgleich *sehr seltenen* Falle mit gutem Erfolge zu begegnen, wählt man zuerst, nach Anleitung dieser wenigen Symptome, die hierauf nach bestem Ermessen homöopathisch ausgesuchte Arznei."

Sp.: Damit die Sache nicht zu trocken wird, wollen wir das üben an einem Fall, diesen Paragraphen. Jetzt werde ich einen schönen Krebsfall vorlesen, ich werde es aus dem Englischen übersetzen. Und nachher, wenn es darauf ankommt, daß ihr notiert, sage ich es euch, weil ich möchte, daß ihr anhand des §177 diesen Fall löst, dann.
Es ist das Jahr 1841. – Also jetzt, wenn ihr wollt, könnt ihr notieren, aber müßt ihr nicht unbedingt, für die Mittelfindung. Ich lese zuerst die ganze Einleitung. – Der Ort ist Mailand. Es geht um den Feldmarschall Graf Radetzki. Diagnose: Fungus carcinoma des rechten Auges.
Im Januar 1841, als er 75jährig war, litt der berühmte österreichische Feldmarschall Graf Radetzki an einem Tumor in der rechten Orbita. Ein Tumor, der den Augapfel nach außen und nach unten drückte. Der Tumor hatte angefangen zu wachsen im vergangenen Oktober. Der Kaiser, der ein großer Freund des Feldmarschalls war, schickte zu ihm Dr. Jäger, Professor der Ophthalmologie der Hl. Josef-Akademie in Wien, nach Mailand, damit er sich konsultieren kann mit Prof. Flarer, einem Ophthalmologen an der Universität Pavia. Und mit diesen zwei zusammen war auch der Homöopathiker da, das war Dr. HARTUNG. Die drei haben sich getroffen am 26. Januar, und nach gründlicher Untersuchung sagten [sie] einstimmig, daß diese Krankheit ein fungöser Krebs sei. Die zwei Professoren sagten, er sei unheilbar, und sie würden keine Methode kennen, mit welcher man [ihn] heilen könnte, und der Tod wäre nur noch eine Sache der Zeit. Und daß keine Medizin die Macht hätte in so einem Fall. Dr. HARTUNG war damit einverstanden, daß es wirklich ein unheilbarer Fall war, mit den üblichen Methoden. Aber er meinte, mit der Homöopathie könnte man etwas erreichen.
Und da sehen wir einen ersten Punkt. Was für ein Punkt fällt auf bei Dr. HARTUNG?

T.: Hoffnung.
Sp.: Hoffnung, und ?
T.: Vertrauen.
Sp.: Und ?
T.: Mut.
Sp.: Mut … Mut! Er steht da vor den Augen dieser zwei großen Spezialitäten und er riskiert, daß die ganze Homöopathie in den Dreck gezogen wird. Und doch, er vertraut! Wahrscheinlich das Vertrauen wurde geweckt durch das Mitgefühl. Weil das Mitgefühl ist die Grundlage für das Vertrauen. Mit diesem Mann, der so leidet. Er hat gesagt: Ich will auf jeden Fall versuchen, etwas für ihn zu machen. Und jetzt, was ist passiert?
Dr. HARTUNG hat ihn behandelt, und am 16. März war er vollkommen geheilt. Das heißt, dieser Fungus, dieses Sarkom hat sich zurückgezogen ins Auge, das Auge erreichte die alte Stellung und er war geheilt. Und Marschall Radetzki hat einen wunderschönen Brief geschrieben, wo er bestätigt, daß man ihn homöopathisch von diesem bösartigen Tumor hat heilen können.
Jetzt, wenn ihr wollt, könnt ihr anfangen zu schreiben, weil ihr müßt das Mittel finden oder die Mittel.
Dr. HARTUNG beschreibt den Fall folgendermaßen: es war ein harter graubläulicher Tumor, der die ganze Orbita ausfüllte und das Auge nach außen drückte. Unter dem Augenlid konnte man klar sehen die fungöse Natur. – Das ist ein alter Begriff, Fungus: das waren blutige Tumoren, bösartige, die sehr leicht geblutet haben. Das war dieser Begriff vom Fungus. – Der Augapfel wurde gedrückt gegen den äußeren Canthus und war unbeweglich, konnte sich überhaupt nicht mehr bewegen. Und darin waren stechende, reißende, brennende Schmerzen und Juckreiz. Das Auge an und für sich war schmerzlos, aber es war blind, konnte nichts mehr sehen. Die Augenlider waren gestreckt, geschwollen, schwarz und blau, und unbeweglich. Die Konjunktiva, die Plica semilunaris und die Caruncula lacrimalis waren losgelöst und schmutzig rot, bedeckt mit einem dicken Gewebe von varikösen Gefäßen.
Wir stehen ganz klar vor einem Fall, wie es in diesem Paragraphen beschrieben ist und speziell §177 sagt uns, wie wir da vorzugehen haben. Versucht auf Grund dieser Symptome und dieses Paragraphen ein Mittel zu suchen.
Zum kleinen Trost: Auch Dr. HARTUNG hat nicht beim ersten Anlauf das richtige Mittel gefunden.
[Nach einiger Zeit der Repertorisation durch die Teilnehmer]
Wollen wir es gemeinsam versuchen? Welches sind die Symptome, die ihr nehmen würdet in diesem Fall?
T.: *Tumor, Angiome* oder *Fungus*, im SYNTHESIS Seite 1695.

Sp.: Also *Carcinoma; Augen* ... unter *Augen*, oder ?

T.: Nein, ich habe [bei] *Allgemeines* geschaut.

Sp.: Sie haben *Allgemeines*, warum nicht *Augen* nehmen? Also, *Krebs des Auges, fungös.*

Ja, was noch?

Wir sprechen jetzt von einseitigen Krankheiten. Und da muß man eben die Symptome nehmen, die vorhanden sind. Das ist ein bißchen anders, als bei den chronischen Krankheiten. Was nehmen wir noch?

T.: Die blauschwarze Farbe.

Sp.: Sehr gut, also: blaue Farbe, blauschwarze Farbe.

Was noch?

T.: Schmerzempfindungen.

Sp.: Schmerzempfindungen, was für Schmerzen haben wir?

T.: Stechende ...

Sp.: Ja, brennend ...

T.: Und Juckreiz, das ist sehr eigenartig. Bei den Schmerzen besteht auch noch ein Juckreiz, das ist was Eigenartiges.

Sp.: Brennend, stechend, reißend, Juckreiz.

Ja, noch was?

T.: *Augen; Tumor; Sarkom.*

Sp.: Ist nicht gerade ein Sarkom, dieser Fungus. Habe ich gesagt Sarkom? Habe ich diktiert Sarkom?

T.: Das war die Diagnose der Schulmediziner.

Sp.: Fungus carcinoma of the right orbita steht als Titel oben, [es] ist ein fungöses Gewächs, d.h. diese blutenden Tumoren.

T.: Exophthalmus.

Sp.: Ja, ist das auffallend, dieser Exophthalmus?

T.: Nein.

Sp.: Das ist bedingt durch den Tumor, nicht? Er drückt das Auge so nach außen.

Was ist noch frappierend?

T.: Schmerzlosigkeit des Auges selbst.

Sp.: Eben, da sind die Gewebe um das Auge befallen. Das Auge selbst tut nicht weh.

T.: Das Venennetz.

Sp.: Ja, das ist auch auffallend, dieses Venennetz, nicht? Venennetz. Wenn man ein bißchen Erfahrung von der Materia Medica hat und diese Symptome sieht, dann denkt man sofort an was?

T.: An Carbo animalis.

Sp.: Carbo animalis, ganz genau. Also wenn man ein bißchen die Materia Medica der Krebsmittel studiert hat und dann diese Symptome sieht, dann springt gerade Carbo animalis in die Augen.
Wir können das auch im Repertorium suchen unter: *Cancer; eyes*, also *Krebs der Augen*, im COMPLETE glaube ich gibt es noch *Fungus* und dort steht auch Carbo animalis drin. Habt ihr gesehen? Steht nicht im SYNTHESIS. Im COMPLETE steht? … Carbo animalis? Gut.
Nachher die blaue Farbe, wo suchen wir die blaue Farbe des Tumors. Das suchen wir bei *Haut / Skin; discoloration; bluish*. Alles so bläulich.
Was ist auffallend noch an diesem Tumor ? … Daß es leicht …?
T.: … blutet.
Sp.: Blutet, sehr leicht blutet. Und da habe ich mir geholfen mit der Rubrik *Wounds; bleeding; freely*, einfach: leicht blutende Wunden. Man muß manchmal auch ein bißchen spielen bei der Repertorisation, also: *Wunden; bluten leicht* unter *Allgemeines*.
Ist dort Carbo animalis drin? Ist drin. Eben, diese leichte Blutungstendenz.
Wenn wir diese Symptome nehmen, kommen wir auf drei Mittel, vor allem: Silicea, Phosphorus und Carbo animalis. Aber wenn wir zwischen Phosphorus und Carbo animalis zu differenzieren haben und so ein Venennetz sehen, dann fällt natürlich die Wahl ziemlich deutlich auf Carbo animalis – diese venöse Stase, diese bläuliche Verfärbung. Und jetzt haben wir Carbo animalis herausgefunden und wir sind ganz glücklich. Aber die Homöopathie hält immer Überraschungen bereit. Schauen wir, wie es bei Dr. HARTUNG gegangen ist:
Er hat vorerst Arsenicum gegeben. Das ist ja das All-Krebsmittel, nicht? Das gibt man, wenn man nichts Gescheites weiß. Psorinum, Herpetinum – es hat alles nichts gebracht. Aber dann ist er schnell gekommen auf Carbo animalis, er war ein sehr guter Arzt. Also Carbo animalis 30, da hat die Blutung und das Wachstum aufgehört. Carbo animalis 30 !
Aber: es folgte keine Besserung! Und das hat man gerne, nicht? Wenn man denkt, jetzt habe ich ein gutes Mittel gefunden, und dann folgt keine Besserung, beim Tumor. Schon, es wächst nicht mehr, es blutet nicht mehr, aber wer hat gerne so ein Auge, das nach außen gedrückt wird?
Was könnte vorliegen, in diesen Fällen? Wenn ihr euch vorstellt, so ein Marschall, ein Feldmarschall: eine Sykosis, nicht? Ja. Und deswegen, aus seinem großen Wissen heraus und aus diesem Venennetz, das ein typisches Zeichen für Thuja ist, hat er ihm Thuja dazwischen gegeben. Dieses Venennetz ist ein typisches Zeichen für Thuja auch.
Er hat Thuja, ein Tropfen der D 30 gegeben, in ein Glas Wasser, dreimal täglich. Und da hat der Schmerz vollkommen aufgehört, es nahm ab, aber dann

kam es zu einem gewissen Stillstand und da hat er Carbo animalis wieder gegeben, dann ging es wieder weiter, und so hat er sich eingependelt in wöchentlichen Abwechslungen von Carbo animalis und Thuja bis zur kompletten Heilung.
Das ist eine individuelle Therapie. Er hat es einfach gesucht, nicht? Das steht in keinem Buch geschrieben, wie man vorzugehen hat beim Krebs. Man startet irgendwo und genau wie es in diesem Paragraphen drin steht. Wir werden noch alles lesen. Carbo – Sykosis: dazwischen Thuja, er nimmt diese Blockade weg: Carbo wirkt gut. Thuja wieder, und immer ein Fortschritt bis zur kompletten Heilung!
Und da kann man theoretisieren wie man will, wenn etwas Solches geheilt ist, ist es geheilt. Es ist einfach ein Wunderwerk.
T.: Konnte er wieder sehen?
Sp.: Also, was steht da? Das Resultat war jenseits aller Erwartungen. Innerhalb von sechs Wochen hat dieser Fungus progressiv abgenommen, ist verschwunden, und das Auge hat die vollkommene Sicht wieder erlangt. Also, da kann man nicht theoretisieren über solche Dinge.
Ist schon ein bißchen Angst vor dem Krebs vergangen? [Lachen]
Also, ein bißchen, ein bißchen; man soll auch nicht zu euphorisch werden. Gut, das war zur Illustration von diesem §177, wir wollen jetzt weitergehen bitte, mit der Lektüre.
T.: Darf ich geschwind einen kleinen Nachtrag zu Dr. HARTUNG [machen]? Aufgrund dieses Behandlungserfolges ist Dr. HARTUNG zum obersten Militärarzt der italienischen Armee im habsburgerischen Kaiserreich ernannt worden. Außerdem hat er von HAHNEMANN persönlich den HAHNEMANN-Ring überreicht bekommen. Er hat mit HAHNEMANN ... oder HAHNEMANN hat mit ihm korrespondiert, und er hat für diese Leistung den HAHNEMANN-Ring erhalten. Der HAHNEMANN-Ring befindet sich heute im Nachlaß von Dr. HARTUNG. Es gibt einen Arzt und Kollegen, Dr. HARTUNG, im Rheinland, und mit dem habe ich über diesen Nachlaß korrespondiert und er hat mir auch die Krankengeschichte von Radetzki zugeschickt. Also das existiert alles in den Nachlässen von dem Dr. HARTUNG.
Sp.: Einen schöneren Rahmen zu meinen Ausführungen könnte ich nicht erhalten. Danke Herr K.
Wir wollen jetzt weiterlesen: §178.

„§178: Es wird sich zwar wohl zuweilen treffen, daß diese, mit sorgfältiger Beobachtung des homöopathischen Gesetzes gewählte Arznei, die passend ähnliche künstliche Krankheit zur Vernichtung des gegenwärtigen Uebels darreiche, welches um desto eher möglich war, wenn diese wenigen Krankheitssymptome sehr auffallend, bestimmt, und von seltener Art oder besonders ausgezeichnet (charakteristisch) sind."

Sp.: Das ist sehr wichtig! Denn nicht nur der Organismus als ganzes ist fähig, seine Individualität auszudrücken, sondern auch der Tumor. Der Tumor hat auch seine Individualität. Nicht alle Tumoren sind gleich. Und wenn man Krebs behandelt, muß man suchen die Individualität des Krebses. Und die Individualität dieses Krebses war die blaue Farbe, war, daß er das Auge befallen hat, war, daß er ein Venennetz gehabt hat, daß er brennende, reißende, stechende Schmerzen mit Jucken gehabt hat, und daß er leicht geblutet hat. Das sind, bezogen auf Krebs, niemals Lokalsymptome. Das sind §153-Symptome, im Sinne von HAHNEMANN, auffallende, sonderliche, weil sie diesen Krebs charakterisieren. Also, wir müssen beim Krebs das Individuelle suchen. Und nicht uns stürzen auf die Gesamtheit der Symptome, wie bei den anderen chronischen Krankheiten. Die sind seltener, die Fälle, wo man mit der Totalität ... – die muß man sowieso immer einholen – aber nicht immer gelingt es, mit der Totalität das Mittel für den Krebs zu suchen. Das werden wir noch weiter ausführen.
Wißt ihr noch diesen Fall von Sarkom, den ich gebracht habe letztes Jahr, da in Bad Imnau, Osteosarkom, von CARLETON? Den er geheilt hat mit Rhus toxicodendron? Die meisten von euch haben gesucht die Totalität der Symptome, und niemand ist gekommen auf Rhus-t. Aber er hat nur genommen drei Symptome. Er hat genommen: Sarkom am Bein, besser durch Bewegung, schlimmer durch Ruhe, und es war drauf eine rote Zeichnung mit so Ausstrahlungen wie Speichen eines Velos. Und diese drei Symptome haben auf Rhus-t. geführt, und er hat das Sarkom mit Rhus-t. geheilt. Wißt ihr noch? Er hat im Krebs die Individualität gesehen. Und die ganzen Symptome – und ihr habt ja gesucht eine Stunde lang – haben niemals auf Rhus tox geführt. So muß man vorgehen.
Lesen wir bitte weiter.

„§179: Im häufigern Falle aber kann die hier zuerst gewählte Arznei nur zum Theil, das ist, nicht genau passen, da keine Mehrzahl von Symptomen zur treffenden Wahl leitete.
§180: Da wird nun die, zwar so gut wie möglich gewählte, aber gedachter Ursache wegen nur unvollkommen homöopathische Arznei, bei ihrer Wirkung gegen die ihr zum Theil analoge Krankheit – eben so wie in obigem (§162) Falle, wo die Armuth an homöopathischen Heilmitteln die Wahl allein

unvollständig ließ – Nebenbeschwerden erregen, und mehrere Zufälle aus ihrer eignen Symptomenreihe in das Befinden des Kranken einmischen, *die aber doch zugleich, obschon bisher noch nicht oder selten gefühlten Beschwerden der Krankheit selbst sind*; es werden Zufälle sich entdecken oder sich in höherm Grade entwickeln, die der Kranke kurz vorher gar nicht oder nicht deutlich wahrgenommen hatte."

Sp.: Eben, HAHNEMANN sagt – und das macht uns viel Mut, viel Mut – man gibt oft nicht das sehr richtige Mittel als erstes. Man gibt ein Simile und dieses Simile wird dann aber Symptome produzieren, die uns auf das Simillimum hinweisen. Und vergessen wir nicht, daß diese Paragraphen sich speziell auf die Q-Potenzen beziehen, in diesem *Organon* VI. Wir beobachten solche Dinge auch mit Einzelschuß, Hochpotenzen, aber viel langsamer, viel unauffälliger. Mit den Q-Potenzen sieht man diese Entwicklung viel rasanter, viel schneller, was er da beschreibt. Das ist ganz wichtig. Zu diesem Paragraph gehört auch der nächste, der das Bild abrundet:

„§181: Man werfe nicht ein, daß die jetzt erschienenen Nebenbeschwerden und neuen Symptome dieser Krankheit auf Rechnung des eben gebrauchten Arzneimittels kämen. Sie kommen von ihm[1)]; es sind aber doch immer nur solche Symptome, zu deren Erscheinung *diese* Krankheit und in *diesem* Körper auch für sich schon fähig war, und welche von der gebrauchten Arznei – als Selbsterzeugerin ähnlicher – bloß hervorgelockt und zu erscheinen bewogen wurden. Man hat mit einem Worte, den ganzen, jetzt sichtbar gewordenen Symptomen-Inbegriff für den, der Krankheit selbst zugehörigen, für den gegenwärtigen wahren Zustand anzunehmen und ihn hienach ferner zu behandeln.

[Anm.: 1) Wenn nicht ein wichtiger Fehler in der Lebensordnung, eine heftige Leidenschaft, oder eine stürmische Entwickelung im Organismus, Ausbruch oder Abschied des Monatlichen, Empfängniß, Niederkunft u.s.w. davon Ursache war.]"

Sp.: Das ist sehr wichtig! Nehmen wir an, wir geben einem Patienten Arsenicum album Q 1. Und jetzt unter der Behandlung nach einigen Tagen erscheinen Furunkel in der Inguina. Was würdet ihr denken? Jetzt seid ihr in eurem *studio* [= Praxis], zu Hause … Ja?

T.: Ich würde sagen, daß das alte Beschwerden des Patienten sind.

Sp.: Und wenn es nicht alte sind ?

T.: Dann würde ich sie so einsortieren wie jetzt.

Sp.: Und Sie haben das Repertorium gar nicht geschaut. Zuerst schaut man im

Repertorium, nicht? Wenn ein Symptom kommt, schaut man im Repertorium. Die zweite Antwort ist ganz richtig, die Sie machen, aber der erste Schritt ist: im Repertorium schauen. Furunkel in der Inguina, das findet man unter: *Abdomen; Hautausschläge; Furunkel; Inguina.*
Also: ich gebe Ars. Q1 und nach zwei Tagen kommen Furunkel in der Inguina. Das ist eine praktische Frage jetzt.
Was steht dort in dieser Rubrik?
T.: Arsenicum album.
Sp.: Arsenicum album. Jetzt, welche Gedanken gehen durch eure Köpfe?
T.: Arzneimittelprüfung.
Sp.: Und wie finden Sie heraus, ob es eine Arzneimittelprüfung ist?
T.: Indem man bei HAHNEMANN nachliest, in der Arzneimittellehre.
Sp.: Ja, gut, ja es steht Arsen in der Rubrik *Furunkel in der Inguina*, es ist ein Prüfungssymptom von Arsen. Jetzt möchte ich wissen, ob es in der Arzneimittelprüfung ist, oder etwas anderes. Wie kann ich das wissen?
T.: Wie es dem Patienten sonst geht.
Sp.: Wie es dem Patienten sonst geht? Es geht ihm nicht schlecht, wie vorher. Und jetzt, was ist die nächste Frage?
T.: Ist das ein Auftreten alter Symptome?
Sp.: Sehr gut. Ja. Wenn das ein altes Symptom ist, dann gehört es einfach zur Entwicklung der Krankheit, [das] ist gut. Wenn es ein neues Symptom ist, obwohl es zu Arsen gehört, muß man nachher nach einem neuen Mittel suchen, das auch in dieser Rubrik steht. Sehen Sie, da stehen andere Mittel. Dann hat uns Arsen hervorgelockt die Symptome eines anderen Mittels. So praktisch ist es mit den Q-Potenzen, sehr praktisch. Man gibt die Q-Potenzen, [es] kommt ein Symptom heraus. Frage: ist es ein altes Symptom? Repertorium schauen zuerst, nicht? Ja, es ist ein altes Symptom. Und was machen wir, wenn es ein altes Symptom ist?
T.: Weiter machen.
Sp.: Ich würde eine Pause einschalten. Es könnte auch eine Spätverschlimmerung sein. HAHNEMANN versteht unter Spätverschlimmerung, wenn alte Symptome, weswegen der Patient uns konsultiert hat, – und in Klammern sage ich: und die er eventuell vergessen hat, – wieder auftreten. Das bedeutet, der Organismus ist jetzt gesättigt worden mit dem Mittel, man schaltet eine Pause ein und wenn man sieht, daß jetzt Besserung folgt, bedeutet [es]: die Kur war gut und es braucht eine Pause dazwischen. Wenn ein altes Symptom, weswegen der Patient uns konsultiert hat, auftritt. Das ist beim Krebsbehandeln sehr wichtig, weil da geht es um Entwicklungen von Tagen, nicht von Monaten, wie bei der C-Behandlung [mit C-Potenzen]. Da gibt man Q-Potenzen und dann

sieht man rasant, wie sich etwas Neues entwickelt. Und je nachdem, wie wir das interpretieren, kommt es zu einer guten Kur oder zum Mißerfolg. Man muß die theoretischen Grundlagen sehr gut beherrschen. Ja?

T.: Was ist, wenn das alte Symptom, das wiederauftritt, empfindlich stört? Das alte Symptom, das auftritt, darf ja nur in abgeschwächter Form ... oder sollte nur in abgeschwächter Form auftreten. Was ist, wenn das Allgemeinbefinden ganz erheblich eingeschränkt ist, unter Wiederauftreten des alten Symptoms?

Sp.: Wenn ein altes Symptom auftritt, das sehr, sehr lästig ist?

T.: Ja, aber wenn es stärker auftritt, als es früher da war. Einfach, Patientin sagt: „Ja, das kenn' ich von früher, aber so habe ich es noch nie gehabt“ ?

Sp.: Ja, das ist schon ein bißchen verdächtig – so lästig. Wenn man nicht weiß so recht, was geschieht, am besten, man macht ein Stop mit dem Mittel und man wartet ein bißchen. Nicht so stur weitergeben.

T.: Wie lange wartet man?

Sp.: Wenn eine Spätverschlimmerung kommt, dann wartet man, bis die Symptome wiederkommen. Ja, und dann fängt man wieder an mit der Kur. Bei chronischen Krankheiten haben wir gesehen, wir fahren [gut] mit C-Potenzen. Bei Krebs, wenn es pressiert, können wir mit Q-Potenzen weiterfahren. Und je häufiger die Gaben der Q-Potenzen sind, um so schneller treten dann die Symptome auf. D.h., wenn man nur einmal am Tag Q-Potenzen gibt, nachher [ver]geht einige Zeit, bis die [Symptome] kommen. Wenn man, wie wir es jetzt in der Klinik machen – wir experimentieren ein bißchen, wir müssen herausfinden, wie diese Dynamik ist – dreimal am Tag [eine Q-Potenz] gibt, nachher ist es möglich, daß nach einem Tag schon neue Symptome kommen, die uns zeigen: das Mittel war nicht richtig. Man muß außerordentlich beobachten den Patienten, man kann keine Stunde verlieren im Beobachten. Deswegen kann man solche Fälle nur in der Klinik behandeln. Zuhause verpaßt man alle diese Sachen in der Ambulanz, wenn man mit Q-Potenzen arbeitet.
Gut, lesen wir bitte weiter.

„§182: So leistet die, wegen allzu geringer Zahl anwesender Symptome hier fast unvermeidlich unvollkommene Wahl des Arzneimittels, dennoch den Dienst einer Vervollständigung des Symptomen-Inhalts der Krankheit und erleichtert auf diese Weise die Auffindung einer zweiten, treffender passenden, homöopathischen Arznei.“

Sp.: Ja, in dieser Hinsicht muß ich sagen, jetzt haben wir nicht viel Erfahrung, aber was wir gesehen haben von den Q-Potenzen, das ist ja unglaublich! Das geht so schnell, die Entwicklung, nicht? Man gibt das Mittel, es stimmt nicht,

und prompt ist ein Symptom da. Und dann weiß man, jetzt müssen wir nach etwas Besserem schauen. Dann gibt man das Nächstbessere und dann vielleicht geht es langsam besser. Das heißt, wenn der Organismus ein Medikament braucht, erträgt er auch relativ gut dreimal täglich ein Mittel. Nicht immer, manchmal darf man nur einmal geben, oder nur bei Bedarf. Aber, wenn das Mittel falsch ist, kommen sehr schnell neue Symptome raus.
Ja, lesen wir weiter.

„§183: Es muß also, sobald die Gabe der ersten Arznei nichts Vortheilhaftes mehr bewirkt, (wenn die neu entstandenen Beschwerden, ihrer Heftigkeit wegen, nicht eine schleunigere Hülfe heischen – was jedoch, bei der Gaben-Kleinheit homöopathischer Arznei und in sehr langwierigen Krankheiten fast nie der Fall ist), wieder ein neuer Befund der Krankheit aufgenommen, es muß der *Status morbi*, wie er jetzt ist, aufgezeichnet, und nach ihm ein zweites homöopathisches Mittel gewählt werden, was gerade auf den heutigen, auf den jetzigen Zustand paßt, welches um desto angemessener gefunden werden kann, da die Gruppe der Symptome zahlreicher und vollständiger geworden ist.[1)]

Anm.: 1) Wo der Kranke (was jedoch höchst selten in chronischen, wohl aber in acuten Krankheiten statt findet) bei ganz geringen Symptomen sich dennoch sehr übel befindet, so daß man diesen Zustand mehr der Betäubtheit der Nerven beimessen kann, welche die Schmerzen und Beschwerden beim Kranken nicht zur deutlichen Wahrnehmung kommen läßt, da tilgt Mohnsaft diese Betäubung des innern Gefühls-Sinnes und die Symptome der Krankheit kommen in der Nachwirkung deutlich zum Vorschein."

Sp.: Ja. Wiederum erwähnt HAHNEMANN, daß, wenn das Mittel neue Symptome hervorgebracht hat, oder wenn die Krankheit nicht heilt, nachher gibt man das neue Mittel. Und das kann man machen nur – ich wiederhole es – wenn man Q-Potenzen verwendet, nur wenn man tägliche Visite macht. Es wäre noch besser zweimal am Tag, wenn man häufig Q-Potenzen gibt, weil das Bild sich so schnell ändert. Bei C-Potenzen ist [es] anders. Man gibt z.B. eine XM und erst gegen Ende der XM-Wirkung, oder in der Mitte, kommen neue Symptome heraus. Das kommt so unscheinbar raus. Mit Q-Potenzen geht [es] viel schneller. Das ist der Vorteil, aber der Nachteil ist die ganz genaue Beobachtung des Patienten. Wir sprechen jetzt von Krebsfällen, nicht? Wo alles schnell geht. Wenn eine Metastase im Wachsen ist, da kann man nicht warten wochenlang, da muß man handeln, etwas Gutes geben. Das war dazu …
Und dann sagt HAHNEMANN, wenn [der Patient] gar nicht reagiert, quasi als Reaktionsmittel empfiehlt er Opium. Aber, das gibt man ja nicht stur, nicht? Wenn man davon weiß, von der Fußnote, in Fällen, die so nicht reagieren, dann

wird man entdecken plötzlich die Opiumsymptome beim Patient und dann gibt man ihm eine Gabe Opium C30 und dann wirken die Mittel danach besser.
Gut. Lesen wir nun weiter.

„§184: Und so wird ferner, nach vollendeter Wirkung jeder Arznei, wenn sie nicht mehr passend und hülfreich befunden wird, der Zustand der noch übrigen Krankheit den übrigen Symptomen gemäß jedesmal von Neuem aufgenommen, nach dieser gefundenen Gruppe von Zufällen, eine abermals möglichst passende, homöopathische Arznei ausgesucht und so fort bis zur Genesung.
§185: Unter den einseitigen Krankheiten nehmen die sogenannten *Local-Uebel* eine wichtige Stelle ein, worunter man, an den äußern Theilen des Körpers erscheinende Veränderungen und Beschwerden begreift, woran wie man bisher lehrte, diese Theile allein erkrankt sein sollten, ohne daß der übrige Körper daran Theil nehme – eine theoretische, ungereimte Satzung, die zu der verderblichsten arzneilichen Behandlung verführt hat.“

Sp.: Ja. Und da machen die Chirurgen natürlich viele Mißgriffe, nicht? Daß [sie] alles, was auf der Oberfläche ist, wegoperieren. Was HAHNEMANN geschrieben hat, hat ewige Gültigkeit. Man kann diesen Mann immer nur bewundern. Wenn etwas nach außen erscheint, man darf es nie chirurgisch berühren, nicht?
Lesen wir weiter und wir werden das noch genauer erläutern.
Es geht nicht nur um die Unterdrückungen von Hautausschlägen, wie wir gesehen haben bei der Psorabehandlung. Es geht nicht nur um die Unterdrückung von Ausfluß bei Frauen, wie wir gesehen haben bei der Sykosisbehandlung. Es geht auch um das Herausschneiden von Tumoren, die an der Haut erscheinen. Egal ob gut- oder bösartig. HAHNEMANN hat uns [da] einen ungeheuren Schatz gegeben. Das müssen wir auswendig studieren, diese Dinge. Lesen wir weiter:

„§186: Diejenigen sogenannten *Local-Uebel*, welche erst ganz kürzlich bloß von einer äußern Beschädigung entstanden sind, scheinen noch am ersten den Namen *örtlicher Übel* zu verdienen. Dann müßte aber auch die Beschädigung sehr geringfügig seyn, und wäre sonach ohne besondere Bedeutung. Denn, von außenher dem Körper zugefügte Uebel, von nur irgend einiger Beträchtlichkeit, ziehen schon den ganzen lebenden Organism in Mitleidenheit; es entstehen Fieber u.s.w. …“

Sp.: Jetzt kommt praktisch die chirurgische Indikation in der Homöopathie, in diesem Paragraphen. Wir haben zwei Stellen, wo HAHNEMANN die chirurgischen

Indikationen gibt, die auch heute noch Gültigkeit haben. Das ist in der Fußnote zu §7 und in diesem Paragraphen. Da stehen die Fälle, die man chirurgisch behandeln muß, fast alles andere braucht keine chirurgische Intervention. Lesen wir mal, was er sagt:

„ …Es beschäftigt sich mit dergleichen die Chirurgie, jedoch mit Recht nur in so fern, als an den leidenden Theilen eine mechanische Hülfe anzubringen ist, wodurch die äußern Hindernisse der, durch die Lebenskraft einzig zu erwartenden Heilung, mechanisch vertilgt werden können, z.B. durch Einrenkungen, Wundlippen vereinigende Heft-Nadeln und Binden, mechanische Hemmung und Stillung der Blutflüsse aus geöffneten Arterien, Ausziehung fremder, in die lebenden Teile gedrungener Körper, Öffnung einer Körperhöhlung, um eine belästigende Substanz herauszunehmen, oder um den Ergießungen ausgetretener oder gesammelter Flüssigkeiten einen Ausgang zu verschaffen, die Aneinanderfügung der Bruch-Enden eines zerbrochenen Knochens und Befestigung ihres Aufeinander-Passens durch schicklichen Verband, u.s.w. Aber wo bei solchen Beschädigungen der ganze lebende Organism, *wie stets*, thätige *dynamische* Hülfe verlangt, um in den Stand gesetzt zu werden, das Werk der Heilung zu vollführen, z.B., wo das stürmische Fieber von großen Quetschungen, zerrissenem Fleische, Flechsen und Gefäßen durch innere Arznei zu beseitigen ist, oder wo der äußere Schmerz verbrannter oder geätzter Teile homöopathisch hinweggenommen werden soll, da tritt das Geschäft des dynamischen Arztes und seine homöopathische Hülfe ein.
§187: Ganz auf andre Art aber entstehen diejenigen, an den äußern Theilen erscheinenden Uebel, Veränderungen und Beschwerden, die keine Beschädigung von außen zur Ursache haben oder nur von kleinen äußern Verletzungen veranlaßt worden sind; diese haben ihre Quelle in einem innern Leiden. …“

Sp.: Also alles, was nicht zu §186 gehört und an der Oberfläche erscheint, ist Ausdruck eines inneren Leidens des Menschen. Es hat nichts zu tun mit örtlicher Entstehung.
Lesen wir bitte weiter.

„ …Sie für bloß örtliche Uebel auszugeben und bloß oder fast bloß mit örtlichen Auflegungen oder andern ähnlichen Mitteln gleichsam wundärztlich zu behandeln, wie die bisherige Medicin seit allen Jahrhunderten that, war so ungereimt, als von den schädlichsten Folgen.
§188: Man hielt diese Uebel für bloß örtliche und nannte sie deshalb *Local-Uebel*, gleichsam an diesen Theilen ausschließlich stattfindende Erkrankungen,

woran der Organism wenig oder keinen Theil nehme, oder Leiden dieser einzelnen, sichtbare Theile, wovon, so zu sagen, der übrige lebende Organism nichts wisse.[1])

Anm.: 1) Eine von den vielen verderblichen Hauptthorheiten der alten Schule.

§189: Und dennoch ist schon bei geringem Nachdenken einleuchtend, daß kein (ohne sonderliche Beschädigung von außen entstandenes), äußeres Uebel ohne innere Ursachen, ohne Zutun des ganzen (folglich kranken) Organism entstehen und auf seiner Stelle verharren, oder wohl gar sich verschlimmern kann. Es könnte gar nicht zum Vorschein kommen, ohne die Zustimmung des ganzen sonstigen Befindens und ohne die Theilnahme des übrigen lebenden Ganzen (d.i. des, in allen andern, empfindenden und reizbaren Theilen des Organism waltenden Lebens-Princips); ja dessen Emporkommen läßt sich, ohne vom ganzen (verstimmten) Leben dazu veranlaßt zu sein, nicht einmal denken, so innig hängen alle Theile des Organisms zusammen und bilden ein untheilbares Ganzes in Gefühlen und Thätigkeit. Keinen Lippen-Ausschlag, kein Nagelgeschwür giebt es, ohne vorgängiges und gleichzeitiges inneres Uebelbefinden des Menschen."

Sp.: Das ist so wichtig! Das ist Medizin des dritten Jahrtausends. So fortschrittlich. Alles, was an die Haut kommt, eine Zyste, ein kleiner Tumor, eine Warze, ein Umlauf, alles hat zu tun mit einer Krankheit des inneren Menschen. Und wenn diese kleinen Dinge auftreten und man sich sehr bemüht um das Verständnis von dem, was da geschieht, kann man schwierigere Dinge vermeiden, die später auftreten könnten. Das ist echte Krebsprophylaxe. Wir bewegen uns da jetzt in der Krebsprophylaxe drin.
Ein kleines Beispiel. Das habe ich in Baden letzthin erzählt. Ein Mann, der war bei mir, ich habe ihn behandelt mit Lycopodium, er hatte schlimme Migräne und die ist verschwunden. Dann kam er von Zeit zu Zeit, und eines Tages kam er zu mir und zeigte mir in den Haaren da so eine große braune Warze, flach, es war so warzig, flach, braun. Und hat gesagt: Ja wenn ich schon da bin – er hat seine Frau begleitet – zeige ich Ihnen das. Und ich hatte ihm schon viel Lycopodium gegeben. Und diese Warze hat sich nie gerührt. Und dann habe ich mir gedacht, was könnte das sein. Und habe ich mich hingesetzt und die ganze Krankengeschichte studiert und dann habe ich gesehen, daß Zeichen für Thuja drin waren. Dann habe ich ihm Thuja 10.000 gegeben und ihn bestellt 40 Tage später. Die Warze war immer noch gleich. Habe ich gedacht, ja nu, jetzt kommen wieder die Kopfschmerzen. Und dann habe ich ihm Lycopodium wieder gegeben und nach 40 Tagen kam er wieder und die Kopfschmerzen und die

Warze waren weg. Komplett weg. Wenn ich das nicht beachtet hätte, er hätte einen Thujazustand in sich getragen und ein Thujazustand ist sehr gefährlich. Wenn ein Mensch einen Thujazustand hat – es kommt sehr oft entweder von unterdrückter Gonorrhöe oder von Pockenimpfungen, die nicht angegangen sind oder übermäßig reagiert haben – wenn ein Mensch das in sich trägt, er trägt den Boden für ein Karzinom. Und so man hätte sagen können, ja nun, diese Warze sieht man nicht, lassen wir sie wo sie ist. Aber das wäre keine Therapie gewesen. Egal was auftritt auf der Haut, wenn etwas auftritt, es stimmt etwas nicht drin im Körper.
Lesen wir bitte weiter.

„§190: Jede ächt ärztliche Behandlung eines, fast ohne Beschädigung von außen, an äußern Theilen des Körpers entstandenen Uebels, muß daher auf das Ganze, auf die Vernichtung und Heilung des allgemeinen Leidens, mittels innerer Heilmittel gerichtet seyn, wenn sie zweckmäßig, sicher, hülfreich und gründlich seyn soll."

Sp.: Ja, man unterstreiche dreimal: „innerer Heilmittel"! Lesen wir bitte weiter.

„§191: Unzweideutig wird dieß durch die Erfahrung bestätigt, welche in allen Fällen zeigt, daß jede kräftige, innere Arznei gleich nach ihrer Einnahme bedeutende Veränderungen, so wie in dem übrigen Befinden eines solchen Kranken, so insbesondere im leidenden äußern, (der gemeinen Arzneikunst isoliert scheinenden) Theile, in einem sogenannten *Local-Uebel* selbst der äußersten Stellen des Körpers verursacht und zwar die heilsamste Veränderung, die Genesung des ganzen Menschen, unter Verschwindung des äußern Uebels (ohne Zuthun irgend eines äußern Mittels), wenn die innere, auf das Ganze gerichtete Arznei passend homöopathisch gewählt war."

Sp.: Sehr gut. Ich bringe ein praktisches Beispiel aus dem schönen Buch von BURNETT: *Heilbarkeit von Tumoren durch Arzneimittel*. Es heißt: „Lymphom hinter dem Ohr". Sehen wir, was er da gemacht hat. Für diejenigen, die das Büchlein haben, *Heilbarkeit von Tumoren durch Arzneimittel,* ist es auf Seite 123. Also, wir haben solche Dinge, die im Laufe der Behandlung auftreten, nicht? So Knoten hinter den Ohren. Irgendwo Lipome. Warzen, die irgendwo versteckt sind. Das hat alles seine Bedeutung.
Lesen wir mal, was BURNETT gemacht hat:

[J. C. BURNETT: *Die Heilbarkeit von Tumoren durch Arzneimittel*, 1893, Müller & Steinicke, 1991, S. 123, Kapitel XXV
Lymphom hinter dem Ohr – Vaccinosis und Psora]

„Am 1. April 1886 wurde ein kleines Mädchen von neun Jahren zu mir gebracht, um sie in bezug auf die allgemeine Gesundheit zu beraten, aber auch besonders wegen eines kleinen glandulären Tumors hinter dem linken Ohr. Zart als Baby, wurde sie später kräftig; in der Folgezeit wurde sie dünn und taub, und vor zwei Jahren brachte man sie zu einem Ohrenspezialisten, der ihr Teile der Mandeln herausschnitt und sie noch später ganz heraus nahm. Die Taubheit wurde besser, aber die Patientin selbst wurde sehr krank. Sie wurde an die See verschickt, wo sie sich erholte.

Nun brachte sie Frostbeulen hervor ‚und alles bei ihr geht in Eiter über.'

Hinter dem linken Ohr findet sich ein kleiner Knoten – vermutlich glandulär – von der Größe einer großen Haselnuß. Akne der Haut. Anorexie. Einmal geimpft.

Verordnung: Thuja C 30, in seltenen Gaben.

11. Mai: Knoten hinter dem Ohr kleiner; die Haut heilt sehr schlecht, aber ist nicht mehr ganz so eitrig.

Verordnung: Psorinum C 30, in seltenen Gaben.

30. September: Gesund; kein Knoten, und sie ist schön rundlich."

Sp.: Ja. Wir wollen da nicht diskutieren, jetzt, um diese Verordnungen. Es geht darum, daß man ein inneres Mittel gibt und dann verschwindet ein Tumor an der Oberfläche und es geht dem Patienten gut. Man weiß, man hat etwas sehr Gutes erreicht. Man hat wirklich die Wurzel gepackt, weil man hat nicht äußerlich behandelt, man hat etwas drinnen gegeben. Und jetzt geht der Tumor weg und dem Menschen geht es besser. Er hat die Chance genützt, dieses Lymphom hinter dem Ohr, um wieder Gesundheit herzustellen in diesem Menschen.

Es ist möglich, man gibt ihm ein Konstitutionsmittel, sagen wir, und der Tumor verschwindet nie. Da ist etwas noch nicht ganz in Ordnung. Man ist noch nicht am Boden [an]gekommen mit der Heilung. Diese Dinge muß man ernst nehmen, das ist Krebsprophylaxe. Und nicht wegschneiden, zum Chirurg schicken. Da hat man eine Chance verpaßt, für immer!

[Pause]

Sp.: Lesen wir bitte weiter.

[Samuel HAHNEMANN, *Organon der Heilkunst*, 6. Auflage, 1921, Haug, 1996]
„§192: Dies geschiehet am zweckmäßigsten, wenn bei Erörterung des Krankheitsfalles, nächst der genauen Beschaffenheit des Local-Leidens, zugleich alle im übrigen Befinden bemerkbaren und vordem, beim Nichtgebrauch von Arzneien bemerkten Veränderungen, Beschwerden und Symptome in Vereinigung gezogen werden, zum Entwurfe eines vollständigen Krankheits-Bildes, ehe man ein, dieser Gesammtheit von Zufällen entsprechendes Heilmittel unter den nach ihren eigenthümlichen Krankheitswirkungen gekannten Arzneien sucht, um darunter eine homöopathische Wahl zu treffen."

Sp.: Danke. Wer hat gemerkt, welcher Satz speziell wichtig ist in diesem Paragraphen? Bei HAHNEMANN ist natürlich alles wichtig, aber da ist ein Satz, der unsere Aufmerksamkeit speziell verdient. Wer möchte sich äußern? §192.
T.: „ … nächst der Beschaffenheit des Local-Leidens …"
Sp.: Sehr gut, da sieht man die erfahrenen Kliniker, hat sofort gemerkt: „ … nächst der genauen Beschaffenheit des Local-Leidens …". Also: man muß die genaue Beschaffenheit des Lokalleidens anschauen, wie beim Tumor von vorher. Und jetzt, zur Übung, ein kleiner Fall wieder, wo es sehr darauf ankommt, daß man das erfaßt:

[J.T. KENT, *Minor Writings*, 1885, Haug 1987, S. 341. *Epithelioma.*]
Es geht um ein Epitheliom, also alles Krebsfälle. „Epitheliom auf dem linken Oberlid. Die Schuppen, die sich von diesem Epitheliom lösen, alle drei oder vier Wochen sind dunkelrot. Es entstehen Fissuren und es blutet im Frühling, einmal im Jahr. Manchmal pulsiert es drin. Das Lid ist dick und verhärtet. Kein einziges Konstitutionssymptom konnte ermittelt werden." Und derjenige, der das sagt, ist James Taylor KENT. Also, wir können ihm glauben.
Was für ein Mittel hat er gegeben? Sucht die Rubriken, begründet das schön.
Nach HAHNEMANN, wenn wir so ein Epitheliom mit inneren Mitteln geheilt haben, haben wir den ganzen Menschen geheilt.
[Nach kurzer Repertorisation durch die Teilnehmer]
Wollen wir es gemeinsam versuchen? Die Übung, wo ich nachher lange warten werde, kommt am Nachmittag. Dann, bis die Lösung eurerseits kommt, sage ich nichts, aber heute morgen helfe ich ein bißchen, weil es mehr Fälle [sind], um die Paragraphen zu erläutern. Welches sind die guten Rubriken in diesem Fall? HAHNEMANN sagt, man soll das Lokal-Übel genau anschauen, nicht? Was ist gut dabei?
T.: Risse im Oberlid.
Sp.: Risse im Oberlid.

T.: Die Periodizität.

Sp.: Ja, die Periodizität. Vielleicht frappiert noch ... ich schreibe auf: die Risse – die sind auch da. Gut. Risse, blutig, im Oberlid. Ja, Periodizität ...

T.: Einmal im Jahr.

Sp.: Sehr gut! Das ist der Schlüssel, der uns erlaubt, den Fall zu lösen. Es ist klar, es kommt im Frühling, es hat zwei Periodizitäten in diesem Fall. Bei jeder Fallösung gehört eine gewisse Kunst, da. Und die Kunst ist, jedes Symptom auszuquetschen, so viel wie möglich. Deswegen in der Auskunft: im Frühling immer wieder, sind zwei Auskünfte. Einmal im Jahr, Periodizität jährlich und im Frühling. Beides nehmen! Nur diese Sache erlaubt uns, eine klare Mitteldiagnose zu machen. Frühling. Was noch? ... Was haben wir gelernt beim vorherigen Fall?

T.: Epitheliom.

Sp.: Sehr gut. Und wo?

T.: Am Lid.

Sp.: Am Augenlid. Das ist auch ein auffallendes Symptom, daß gerade das Augenlid befallen wird. Deswegen: Krebs, und speziell Epitheliom, – jetzt ist [es] nicht mehr ein Fungus, sondern ein Epitheliom, – am Augenlid. Schauen wir mal diese Rubriken, ob wir zu was kommen.

Nehmen wir die Rubrik: *eyes; cancer / Augen; Krebs*; *epithelioma*; *Augenlid*, ist irgend etwas da? Was für Mittel stehen da, bei Epitheliom des Augenlids?

T.: Hydr., Lach., Phyt., Thuj.

Sp.: Conium, im COMPLETE, nicht? Conium, Ranunculus bulbosus.

T.: Und Sepia, als Nachtrag von KENT.

Sp.: Sepia? Gut ... also, sehr gut. Jetzt nehmen wir Periodizität jeden Frühling: *Generalities; periodicity* ... oder: nicht *periodicity*, Entschuldigung: *seasons; spring* im COMPLETE, oder *generalities; spring* im [Repertorium] GENERALE.

Was steht jetzt? Wer hat die Rubrik im COMPLETE? *Frühling*.

T.: Lachesis und Conium.

Sp.: Lachesis und Conium, sehr gut. Bleibt, wenn wir die Periodizität ...

T.: Und Sepia als Nachtrag.

Sp.: Sepia – sehr gut. Jetzt nehmen wir die Periodizität jährlich, *periodicity; annually*.

T.: Nur Lachesis.

Sp.: Nur Lachesis! Das wollten wir ja. Nur Lachesis.

Und jetzt, wie hat KENT Lachesis dosiert, er hat nicht die Q-Potenzen gekannt. Es war in 1885, das war die Zeit, wo KENT seine Skala noch nicht hatte. Er hat einfach irgend etwas gegeben. Er hat Lachesis 4M gegeben, 4000.

Und dann hat er das sieben Monate lang wirken lassen und der Tumor ist komplett verschwunden. Lachesis 4M sieben Monate – komplette Heilung. Und der Tumor hat bestanden mehrere Jahre schon, wurde immer größer. Also keine Spontanheilung. „Several years of standing“ heißt es in der Einleitung dieses Falles. So, seht ihr, HAHNEMANN hat uns schon den Schlüssel in die Hand gegeben. Heute können wir das lesen, diesen Schlüssel, dank der Autoren, die später gekommen sind.

[Samuel HAHNEMANN, *Organon der Heilkunst*, 6. Auflage, 1921, Haug, 1996]
„§193: Durch diese bloß innerlich gegebene Arznei (und wenn das Uebel erst kürzlich entstanden war, oft schon durch die erste Gabe) wird dann der gemeinsame Krankheitszustand des Körpers, mit dem Local-Uebel zugleich aufgehoben, und letzteres mit ersterem zugleich geheilt, zum Beweise, daß das Local-Leiden einzig und allein von einer Krankheit des übrigen Körpers abhing und nur als ein untrennbarer Theil des Ganzen, als eins der größten und auffallendsten Symptome der Gesammtkrankheit anzusehen war.“

Sp.: Erst in modernen Zeiten beginnen die Schulmediziner zu sagen, daß der Krebs eine Krankheit des ganzen Organismus ist. Das kommt immer mehr jetzt, in der Schulmedizin. Man liest überall Artikel, auch im LANCET, vor einiger Zeit, stand ein Artikel, wo sie die Hypothese aufgeworfen haben, daß Krebs wahrscheinlich eine Krankheit des ganzen Menschen ist – das ist ja verrückt – und HAHNEMANN hat das schon vor 200 Jahren gesagt. Lesen wir das bitte weiter.

„§194: Weder bei den schnell entstehenden, acuten Local-Leiden, noch bei den schon lange bestandenen örtlichen Uebeln, ist es dienlich, ein äußeres Mittel, und wäre es auch das specifische und, innerlich gebraucht, homöopathisch heilsame, äußerlich an die Stelle einzureiben oder aufzulegen; selbst dann nicht, wenn es innerlich zugleich angewendet würde; denn die acuten topischen Uebel (z.B. Entzündung einzelner Theile, Rothlauf u.s.w.), die nicht durch verhältnißmäßig eben so heftige, äußere Beschädigung, sondern durch dynamische oder innere Ursachen entstanden waren, weichen am sichersten und gewöhnlich ganz allein, den, dem gegenwärtigen äußerlich und innerlich wahrnehmbaren Befindens-Zustande homöopathisch angemessenen, innern Mitteln, aus dem allgemeinen Vorrathe geprüfter Arzneien gewählt; weichen sie ihnen nicht völlig, bleibt an der leidenden Stelle und im ganzen Befinden, bei guter Lebensordnung, dennoch ein Rest von Krankheit zurück, den die Lebenskraft zur Normalität wieder zu erheben nicht im Stande ist, so war (wie nicht selten) das acute Local-Uebel ein Produkt auflodernder, bisher im Innern schlummernder Psora, welche im Begriff ist, sich zu einer offenbaren, chronischen Krankheit zu entwickeln."

Sp.: Und jetzt kommt etwas ganz, ganz Wichtiges: §195. Er sagt, wenn man dieses akute Leiden da behandelt hat, – und wir können anstelle von akutem Leiden immer das Krebsleiden [hinstellen], – wenn das Krebsleiden nicht ganz heilt, dann bedeutet [das], dahinter ist eine Psora. Und was kommt jetzt da für ein Paragraph?

„§195: In solchen, nicht seltenen Fällen, muß dann, nach erträglicher Beseitigung des acuten Zustandes, gegen die noch übrig gebliebenen Beschwerden und die, dem Leidenden vorher gewöhnlichen, krankhaften Befindes-Zustände zusammen, eine angemessene, antipsorische Behandlung gerichtet werden (wie in dem Buche *von den chronischen Krankheiten* gelehrt worden), um eine gründliche Heilung zu erzielen. Bei chronischen Local-Uebeln, die nicht offenbar venerisch sind, ist ohnehin die antipsorische, innere Heilung vorzugsweise erforderlich."

Sp.: Sehr gut. Was bedeutet dieser Paragraph im Zusammenhang mit der Krebsbehandlung? Es bedeutet einfach, daß wenn wir einen Fall behandelt haben, wie diesen da am Auge mit Carbo animalis und Thuja, daß möglicherweise nachher die Psora langsam rauskommt. Das war ja eine einseitige Krankheit. Das Tumorgewächs ist etwas, was ein Eigenleben hat. Und jetzt behandeln wir den, er geht weg und nachher kommt die Psora heraus. Schluß mit den Worten: einen schönen Fall von CARLETON bringe ich euch, der das sehr schön demonstriert. Einer der schönsten Fälle, die ich gesehen habe. CARLETON war ein Chirurg, ich spreche noch von ihm. Ein wesentlicher Mann in der Krebsbehandlung, ein Amerikaner. Und der hat Krebse behandelt und wegtherapiert mit homöopathischen Mitteln. Es gibt nicht viele solcher Leute. Und mit Hochpotenzen, nicht? Nur mit Hochpotenzen hat er gearbeitet. Jetzt bringe ich einen der schönsten Fälle. Es ist ein Magenkarzinom. Und ich erzähle euch nur die Mittel, damit ihr seht, wie er vorgegangen ist, damit man diesen Paragraphen besser versteht.
Also, erstes Mittel: Chelidonium majus. Er hat gegeben die C 100.000 alle fünf Minuten. Einen Löffel aus dem Glas, alle fünf Minuten. Aber, nach ein paar Wochen hat er gesehen, daß das nicht genügt. Es kommt ein typisches Bild von Arsen heraus. Und jetzt gibt er die 200 alle zwei Stunden aus dem Glas. Arsen 200. Also, er arbeitet schnell, nicht? Er rennt gegen die Zeit. Und jetzt kommt aber das Bild von Belladonna sehr gut heraus mit diesem Arsen. Diese Paragraphen von HAHNEMANN sind wunderbar. Das ist nicht eine Pfuscherei-

Kur, das ist eine Kunst-Kur, was er macht, geleitet vom Glauben an diese Paragraphen. Jetzt kommt das Bild von Lycopodium heraus, 200, auch häufig gegeben. Aber, Lycopodium bringt ein wunderschönes Bild von Carbo animalis heraus. Eine Einzeldosis 100.000. Da verschwinden alle Schmerzen, alle Beschwerden, aber nur für drei Wochen. War auch nicht alles, es war nur wieder ein Simile! Und jetzt, was für ein Bild kommt heraus? Ein schönes Phosphorbild. Und jetzt gibt er eine 200 und die hält nur sechs Tage. Auch nur ein Simile, aber es geht dem Patienten immer besser, immer besser, nicht? So besiegt man den Krebs, nicht mit theoretischen Spekulationen. Und jetzt kommt erneut das Bild von Carbo animalis heraus. Er gibt wieder Carbo animalis, wieder Fortschritt. Und jetzt kommt das Bild von Carbo vegetabilis heraus, Carbo vegetabilis. Und jetzt endlich, endlich kommt das Bild von Sulphur heraus. Jetzt langsam wird das Karzinom vernichtet und jetzt kommt die Psora heraus, die Mutter, aus welcher das Karzinom entstanden ist. Sulphur 100.000, und als Beweis, daß das richtig war, kehrt die alte Neuralgie zurück, die er vor Jahren hatte und die mit Schmerzmitteln behandelt wurde. Und da gibt er Zincum, nach vier Monaten nach Sulphur 100.000, Zincum 100.000 und da verschwindet die Neuralgie vollkommen. Dem Patienten geht es immer besser. Und jetzt bekommt er wieder Hunger um 11.00 Uhr und heiße Füße im Bett. Und da bekommt er wieder Sulphur 100.000. Und die Kur ist beendet.
Das hat HAHNEMANN gemeint. Man gebe die Mittel auf Grund der Symptome. Und CARLETON begründet bei jeder Mittelgabe genau, warum er das Mittel gegeben hat. Er hat Chelidonium gegeben, weil es dieses typische Gürtelgefühl im rechten Hypochondrium war, mit Ausstrahlung zur rechten Scapula. Er hat Belladonna gegeben, weil diese und jene Symptome [da] waren. Bei jedem Mittel hat genau das Mittelbild dieses Arzneimittels vorgelegen. Und so hat er einen schweren Magenkrebs besiegt und diesen Menschen zur vollen Gesundheit geführt.
Für Leute, die zu puristisch sind und die meinen, man könne mit einem Heilmittel allein Krebs heilen, da ist kein Erfolg mehr. So muß man Krebs heilen, so wie es CARLETON gemacht hat. Und wie HAHNEMANN uns erklärt hat theoretisch, nicht? Er hat uns die theoretischen Grundlagen gegeben.
T.: Warum war es richtig, bei der Neuralgie noch einmal Zincum zu geben, wenn es doch ein altes Symptom war?
Sp.: Es ist so, daß diese Neuralgie drei Monate nach dem Sulphur CM aufgetreten ist, da war die Sulphur-Wirkung vorbei und es stand ein sehr schönes Zincum-Bild da. Es war nicht in der Sulphur-Wirkung drin, was gekommen ist. [Er] ist jetzt plötzlich in den Zustand zurückversetzt worden, wo die Neuralgie da war. Die war sehr schmerzhaft, die hat persistiert, die ist nicht

vorüber gegangen, nicht? Und dann hat er Zincum gegeben. Und der Beweis, daß es richtig war, war, daß die Neuralgie schnell verging und es dem Patienten immer besser ging. Und dann kam wieder einmal das Bild von Sulphur heraus. Ich will jetzt diese Kuren nicht à tout pris verteidigen, ich meine, vielleicht hat er auch einen Fehler gemacht, aber die Tatsache ist, daß er einen Magenkrebs wegtherapiert hat, daß am Schluß ein gesunder Mensch dasteht! Solche Leute brauchen wir, die Dinge tun!
Das war zu diesem Paragraphen. Ist noch eine Frage? Wir lesen bitte weiter.

„§196: Es könnte nun zwar scheinen, als ob die Heilung solcher Krankheiten beschleunigt würde, wenn man das, für den ganzen Inbegriff der Symptome als homöopathisch richtig erkannte Arzneimittel nicht nur innerlich anwendete, sondern auch äußerlich auflegte, weil die Wirkung einer, an der Stelle des Local-Uebels selbst angebrachten Arznei, eine schnellere Veränderung darin hervorbringen könnte."

Sp.: Es geht jetzt um die wichtige Frage, ob man auch äußerlich Mittel drauf tun darf oder nicht. Eli JONES z.B., in der Frühzeit seiner Therapie, hat diese escharotischen Pasten appliziert, auf die Tumoren. Im Alter nachher hat er beschrieben, daß er diese Methode immer mehr verlassen hat, weil er gesehen hat, daß die inneren Mittel einfach die wirkliche Heilung bewerkstelligen. Hören wir, [was] HAHNEMANN sagt.

„§197: Diese Behandlung ist aber nicht nur bei den Local-Symptomen, die das Miasm der Psora, sondern auch bei denen, die das Miasm der Syphilis, oder der Sykosis zum Grunde haben, durchaus verwerflich, denn *die neben dem innern Gebrauche gleichzeitige, örtliche Anwendung des Heilmittels, bei Krankheiten welche ein stetiges Local-Uebel zum Haupt-Symptome haben,* führt den großen Nachteil herbei, daß durch eine solche örtliche Auflegung, dieses Hauptsymptom (Local-Uebel[2]) gewöhnlich früher aus den Augen verschwindet, als die innere Krankheit vernichtet ist und uns nun mit dem Scheine einer völligen Heilung täuscht, wenigstens uns die Beurtheilung, ob auch die Gesammtkrankheit durch den Beigebrauch der innern Arznei vernichtet sey, durch die vorzeitige Verschwindung dieses örtlichen Symptoms erschwert und in einigen Fällen selbst unmöglich macht."

Sp.: Ja. HAHNEMANN sagt: Es ist so schade – wenn wir einen Tumor an der Haut haben: etwas, was wir sehen – warum will man etwas applizieren äußerlich? Das ist dann ganz wertvoll. Den Tumor können wir messen und wir können feststellen, ob unsere Therapie Erfolg hat oder nicht. Wenn der Tumor verschwindet, hat die Therapie Erfolg. Wenn der Tumor stationär bleibt, eventuell hat die Therapie Erfolg. Wenn der Tumor wächst, die Therapie hat keinen Erfolg, ist das Mittel falsch. Und deswegen wenn man das örtlich behandelt mit escharotischen Pasten, man beraubt sich eines ganz wichtigen Verlaufsparameters. Das darf man also nicht. Eli JONES hat es ja nur in seiner Not gemacht, im Anfang seiner Praxis. Lesen wir bitte weiter.

„§198: Die *bloß örtliche Anwendung* der von innen heilkräftigen Arznei, auf die Local-Symptome chronisch miasmatischer Krankheiten, ist aus gleichem Grunde durchaus verwerflich; denn ist das Local-Uebel der chronischen Krankheit bloß örtlich und einseitig aufgehoben worden, so bleibt nun die, zur völligen Herstellung der Gesundheit unerläßliche innere Cur, im ungewissen Dunkel; das Haupt-Symptom (das Local-Uebel) ist verschwunden und es sind nur noch die andern, unkenntlichem Symptome übrig, welche weniger stetig und bleibend, als das Local-Leiden und oft von zu weniger Eigenthümlichkeit und zu wenig charakteristisch sind, als daß sie noch ein Bild der Krankheit in deutlichem und vollständigem Umrisse darstellen sollten.“

Sp.: Dieser Paragraph ist sehr wichtig, nicht nur in Bezug auf Dinge, die man mißt und sieht, sondern überhaupt beim Krebs. Wenn ein Krebskranker zu uns kommt, hat er eine Liste von Symptomen. Und wenn man diesen Patienten zum Chirurgen schickt oder in die Klinik, werden diese Symptome alle wegradiert. Und so haben wir keine Ahnung mehr, welches Mittel auf diese Symptome Einfluß haben könnte. Deswegen mein Vorschlag: für die Leute, die große Angst haben und trotzdem eine chirurgische Therapie wollen, ins Spital oder in die Ambulanz. Man gibt ein Mittel, man schaut, ob die Beschwerden, die der Patient hat, verschwinden und dann sagt man: Jetzt gehen Sie in Ruhe ihre Operation machen, und wenn er vom Spital rauskommt, fährt man sofort mit dem selben Mittel weiter.
Beispiel: Wir hatten eine Patientin jetzt in der Klinik mit einem Rektumkarzinom. Wir haben die Symptome aufgenommen. Wir haben gesehen, daß sie Kopfschmerzen hatte, Husten und ein Brennen im linken Unterbauch. Und dann haben wir das Mittel gesucht und [in] Q-Potenz gegeben, dreimal täglich. Sie hat es wunderbar ertragen. Nach vier, fünf Tagen hat sie gesagt: Ja ich habe fast keinen Schmerz mehr im linken Unterbauch, der Kopfschmerz ist verschwunden, mir geht es gut. Dann haben wir gesagt: Jetzt gehen Sie ruhig ihre Operation machen, eventuell wollen Sie noch eine Chemotherapie machen. – Weil die ganze Familie drückt sehr auf diese arme Frau. Macht nichts, wir geben das

Mittel zusammen mit der Chemotherapie und mit der Operation und nach der Chemotherapie und ich bin sicher, die Chancen werden viel besser zum Überleben. Also: auch bei manifesten Krebskranken nicht erschrecken. Die ruhig bestellen in die Praxis, genaue Symptome aufnehmen, schauen, was für ein Mittel paßt, man gibt dieses Mittel und wenn es gut wirkt auf die Beschwerden, nachher kann der Patient eventuell die Operation machen, und nachher fahren wir so fort. Und ich glaube, damit tun wir schon einen riesigen Dienst am Patienten, einen riesigen Dienst! Es werden die Statistiken der Krebssterblichkeit sicher gebessert, wenn alle den Mut haben, das zu tun.
Das war zu diesem Paragraphen 198. Gehen wir zum nächsten.

„§199: Wenn nun vollends das, der Krankheit homöopathisch angemessene Heilmittel, zu der Zeit noch nicht gefunden war[1)], als das örtliche Symptom durch ein beizendes, oder austrocknendes äußeres Mittel, oder durch den Schnitt vernichtet ward, so wird der Fall wegen der allzu unbestimmten (uncharakteristischen) und unsteten Erscheinung der noch übrigen Symptome noch weit schwieriger, weil, was die Wahl des treffendsten Heilmittels und seine innere Anwendung bis zum Punkte der völligen Vernichtung der Krankheit noch am meisten hätte leiten und bestimmen können, nämlich das äußere Hauptsymptom, unserer Beobachtung entzogen worden ist."

Sp.: Ja, das ist ganz klar. Durch Operation und Schmerzmittel und alles ist das ganze Bild verändert. Wir können schon noch das Konstitutionsmittel des Patienten suchen, aber das nützt nicht viel, in den meisten Fällen, um einen Rückfall des Karzinoms zu verhüten. Es gibt Fälle wo es nützt, das Konstitutionsmittel, aber es gibt Fälle, wo es nicht nützt, wo man das Krebsmittel geben müßte. Fahren wir fort.

„§200: Wäre es bei der innern Cur noch da, so würde das homöopathische Heilmittel für die Gesammtkrankheit haben ausgemittelt werden können, und wäre dieses gefunden, so würde bei dessen alleinigem, innerm Gebrauche, die noch bleibende Gegenwart des Local-Uebels zeigen, daß die Heilung noch nicht vollendet sey; heilte es aber auf seiner Stelle, und unangetastet von irgend einem äußern, zurücktreibenden Mittel, so bewiese dieß überzeugend, daß das Uebel bis zur Wurzel ausgerottet und die Genesung von der gesammten Krankheit bis zum erwünschten Ziele gediehen sey. Ein unschätzbarer, unentbehrlicher Vortheil um zu vollkommner Heilung zu gelangen."

Sp.: Das ist wahr! Ich habe euch schon ein paarmal erwähnt, von dieser Frau mit dem Basaliom an der Wange, die ich in Kur bekommen habe. Ich habe das Mittel gegeben, drei, vier, fünf Dosen von Sulphur – das war ein Sulphur-Fall _ und nachher das Basaliom ist verschwunden, und jetzt sind schon fünf, sechs Jahre vergangen, und diese Frau braucht immer noch Sulphur. Seht ihr, wie schön! Also durch die Kur dieses Basaliom … Die ganzen Verwandten haben gesagt, man muß das operieren, man muß das wegschneiden, und sie hatte schon viele Mittel probiert, sie war schon bei vier, fünf Homöopathen gewesen, man hatte dies, jenes probiert, aber das Basaliom wuchs und wuchs. Zum Glück, das war ein großer Freund dieser Frau, dieses Basaliom! Es hat allen gezeigt, daß das gute Mittel noch nicht gegeben ist. Und so konnte man suchen. Wenn man das weggeschnitten hätte, man wäre niemals mehr auf Sulphur gekommen. Also, wenn man diese Frau gesehen hat, man würde nie an Sulphur denken. Das war die eleganteste Frau, die ich je gesehen habe. Elegant und raffiniert … ich meine, Sulphur kann auch so sein, aber das ist nicht das, was in unseren Köpfen rumgeht. Und so, dieses Basaliom hat geholfen dieser Frau, daß sie gesund wurde bis zur Wurzel. Wenn ihr nur das nach Hause mitnehmt, habt ihr schon sehr viel mitgenommen. Diese äußeren Übel mit inneren Mitteln behandeln, bis sie verschwinden. Lesen wir bitte weiter.
Das ist auch ein ganz wichtiger Paragraph: warum produziert unser Körper Tumore? Warum produziert er Krebse? Lesen wir, was HAHNEMANN sagt.

„§201: Offenbar entschließt sich (instinktartig) die menschliche Lebenskraft, wenn sie mit einer chronischen Krankheit beladen ist, die sie nicht durch eigene Kräfte überwältigen kann, zur Bildung eines Local-Uebels an irgend einem äußern Theile, bloß aus der Absicht, um, durch Krankmachung und Krankerhaltung dieses zum Leben des Menschen nicht unentbehrlichen äußern Theils, jenes außerdem die Lebensorgane zu vernichten und das Leben zu rauben drohende, innere Uebel zu beschwichtigen und, so zu sagen, auf ein stellvertretendes Local-Uebel überzutragen, es dahin gleichsam abzuleiten. Die Anwesenheit des Local-Uebels, bringt auf diese Art die innere Krankheit vor der Hand zum Schweigen, ohne sie jedoch weder heilen, noch wesentlich vermindern zu können[1]. …“

Sp.: Das ist ein neuer Gedanke: ein Tumor, der entsteht, um das Leben eines Menschen zu retten. Also, es entsteht diese Sache da an der Oberfläche. [Es] ist der letzte Hilfeschrei der Natur, um dieses Leben zu retten. Also nicht unterdrükken! Behandeln, innerlich behandeln. Wenn man es wegschneidet, nachher beweist uns ja die Praxis, daß [es] oft rasant bergabwärts geht. Lesen wir weiter.

„ …Anm.: [1]) Die Fontanellen des Arztes alter Schule thun etwas Aehnliches; sie beschwichtigen als künstliche Geschwüre zu den äußern Theilen mehrere innere chronische Leiden, doch nur für eine sehr kurze Zeit, (so lange sie noch einen, dem kranken Organism ungewohnten, schmerzhaften Reiz verursachen,) ohne sie heilen zu können, schwächen aber auf der andern Seite und verderben den ganzen Befindens-Zustand weit mehr, als die instinktartige Lebenskraft durch die meisten ihrer veranstalteten Metastasen thut.

Indessen bleibt immer das Local-Uebel weiter nichts, als ein Theil der Gesammtkrankheit, aber ein, von der organischen Lebenskraft einseitig vergrößerter Theil derselben, an eine gefahrlosere (äußere) Stelle des Körpers hin verlegt, um das innere Leiden zu beschwichtigen. …"

Sp.: Die Natur produziert immer solche Dinge, die dazu bestimmt sind, so wenig wie möglich Gefahr für den Menschen zu produzieren. So wenig wie möglich Gefahr! Also, wenn ein Tumor entsteht irgendwo, bedeutet [das], das ist die weniger gefahrvolle Situation als etwas anderes, was latent im Körper ist. Wenn man das entfernt, kann das andere losgehen. Lesen wir bitte weiter.

„ …Es wird aber, wie gesagt, durch dieses, die innere Krankheit zum Schweigen bringende Local-Symptom, von Seiten der Lebenskraft für die Minderung oder Heilung des Gesammt-Uebels so wenig gewonnen, daß im Gegentheile dabei das innere Leiden dennoch allmälig zunimmt und die Natur genöthigt ist, das Local-Symptom immer mehr zu vergrössern und zu verschlimmern, damit es zur Stellvertretung für das innere, vergrößerte Uebel und zu seiner Beschwichtigung noch zureiche. Die alten Schenkelgeschwüre verschlimmern sich, bei ungeheilter, innerer Psora, der Schanker vergrössert sich bei noch ungeheilter, innerer Syphilis und die Feigwarzen vermehren sich und wachsen, so lange die Sykosis nicht geheilt ist, wodurch die letztere immer schwieriger und schwieriger zu heilen wird, so wie die innere Gesammtkrankheit mit der Zeit von selbst wächst."

Sp.: Jawohl. Zu diesem Paragraphen wollen wir einen interessanten Fall aus dem Buch von BURNETT wieder lesen. Seite 124. Also aus dem Buch *Die Heilbarkeit von Tumoren durch Arzneimittel: Talgiger Tumor der Kopfhaut*. Das sind diese Atherome da.

[BURNETT, *Die Heilbarkeit von Tumoren durch Arzneimittel*, 1893, Müller & Steinicke, 1991, S. 124. *Talgiger Tumor der Kopfhaut*]
„Eine verheiratete Dame, Mutter von drei Kindern, kam gegen Ende des Jahres 1887 in meine Behandlung wegen einer großen Zahl von Leiden. Sie näherte sich

dem Alter von fünfzig Jahren und hatte doppelseitig Katarakt. Wenn ich sage, daß sie wegen einer Anzahl von Leiden kam, dann ist das nicht ganz das, was ich meine: ich sollte besser sagen, daß sie – obwohl sie an einer Anzahl von Beschwerden litt – wegen des Katarakts zu mir kam und fast Angst hatte, daß ich nebenbei oder zufällig noch etwas anderes heilen könnte. Es gab da einen ziemlich großen Grützbeutel auf der Kopfhaut der Dame, der schließlich auf meine Behandlung verschwand. Sie hatte sehr viele Mittel von mir bekommen; ihr Gesamtzustand besserte sich langsam, sie wurde viel kräftiger, ihr Haar, das sehr dünn gewesen war, wuchs wieder, und im Herbst 1889, während sie Acidum uricum C 5 nahm, verschwand der Grützbeutel, nachdem er aufgebrochen war und abgesondert hatte. ...“

Sp.: Also: Acidum uricum. Auf dieses Mittel hin ist dieses Atherom verschwunden. Und es ist sehr interessant, wenn man liest, was jetzt folgt.

„ ...Diese Grützbeutel sind sehr seltsame Dinge, und geben mir biologisch schwere Rätsel auf. Zum Beispiel: warum folgen Nierenkrankheiten, wenn man sie mit Gewalt entfernt? ...“

Sp.: Also, wenn man diese Atherome exzidiert, wie die Chirurgen sagen, folgen Nierenkrankheiten. Wir haben also gesehen, er hat die Frau geheilt mit Acidum uricum, nicht? Das hat sehr viel mit der Niere zu tun. Also, was folgt noch, wenn man Atherome entfernt, sagt BURNETT?

„ ...Warum sind Grützbeutelträger so anfällig für Schmerzen und Parese? ...“

Sp.: Paresen! Also ein Mensch der das bekommt, steht vor der Möglichkeit einer Nierenkrankheit oder einer Parese ... – Also, [es] ist die letzte Warnung. Man soll das niemals rausexzidieren. Es kann nichts passieren, wenn man Glück hat, aber es kann das eintreten, das sind die Beobachtungen von BURNETT. Lesen wir weiter.

„ ...Zur Zeit studiere ich eine Anzahl von ihnen mit großem Interesse; und obwohl ich sie nicht selten heile, kann ich nicht sagen, daß ich sie verstehe. Talgige Zysten von verschlossenen Ausgängen der Talgdrüsen sind nur die trockenen Knochen der Sache.“

Sp.: Er will damit sagen, das ist nur die Spitze des Eisberges, nicht? Das sind diese lokalen Dinge. Lesen wir bitte weiter, §202.

[Samuel HAHNEMANN, *Organon der Heilkunst*, 6. Auflage 1921, Haug, 1996]

„§202: Wird nun von dem Arzte der bisherigen Schule, in der Meinung er heile dadurch die ganze Krankheit, das Local-Symptom durch äußere Mittel örtlich vernichtet, so ersetzt es die Natur durch Erweckung des innern Leidens und der vorher schon neben dem Local-Uebel bestandenen, bisher noch schlummernden übrigen Symptome, das ist, durch Erhöhung der innern Krankheit – in welchem Falle man dann *unrichtig* zu sagen pflegt, das Lokal-Übel sey durch die äußern Mittel *zurück* in den Körper oder auf die Nerven *getrieben* worden.

§203: Jede äußere Behandlung solcher Local-Symptome, um sie, ohne die innere miasmatische Krankheit geheilt zu haben, von der Oberfläche des Körpers wegzuschaffen, also den Krätz-Ausschlag durch allerlei Salben von der Haut zu vertilgen, den Schanker äußerlich wegzubeizen und die Feigwarze einzig durch Wegschneiden, Abbinden oder glühendes Eisen auf ihrer Stelle zu vernichten; diese bisher so allgewöhnliche, äußere, verderbliche Behandlung, ist die allgemeinste Quelle aller der unzähligen, benannten und unbenannten, chronischen Leiden geworden, worüber die Menschheit so allgemein seufzet; sie ist eine der verbrecherischsten Handlungen, deren sich die ärztliche Zunft schuldig machen konnte, und gleichwohl war sie bisher die allgemein eingeführte und wurde von den Kathedern als die alleinige gelehrt."

Sp.: Ja. Wenn man noch einmal dieses Prinzip sich vor Augen führt: alles was die Natur tut, ist, um den Menschen aus einem gefährlichen Zustand in einen weniger gefährlichen zu führen. Wenn man das begriffen hat, dann hätte man eine viel größere Achtung von allen dem, was im Körper geschieht. Man würde nichts mehr unterdrücken. Wenn ich die Krankengeschichten untersuche von den Patienten, die kommen mit schwersten Leiden, es ist immer eine große Reihe von Unterdrückungen vorgegangen. Es waren zuerst rezidivierende Anginen, die wurden operiert. Dann sind Nasenpolypen gekommen, dann wurden die auch operiert, dann ist irgendwo ein Ausfluß aufgetreten, das hat man unterdrückt und auf einmal ist eine seltene Autoimmunkrankheit da. Mit großer Regelmäßigkeit stellt man fest in diesen schweren Krankheiten: Unterdrückungen, Unterdrückungen, Unterdrückungen – Wegoperieren, Wegoperieren. Das ist nie ein Weg, der zur Heilung führt. Und wir homöopathischen Ärzte sollten deswegen die Angst verlieren, wenn wir solche Sachen vor uns finden und uns vorstellen: jetzt die Natur hat das produziert, ich versuche das zu verstehen und nach meinem besten Wissen und Gewissen mit innerlichen Mitteln zu behandeln. Damit schadet man am wenigsten. Das ist eine sichere Sache. Ich kann sagen, daß die schlimmsten Verläufe von Melanomen, die ich gesehen habe, sind solche, die operiert wurden. Also, ich habe Verläufe gesehen, die schrecklich waren. Ein Fleck an der Hand, wegoperiert und nach vier Monaten am ganzen Körper braune Knollen wie Fäuste – Tod in kürzester Zeit. Lesen wir bitte weiter.

„§204: Wenn wir alle langwierigen Uebel, Beschwerden und Krankheiten, welche von einer anhaltenden, ungesunden Lebensart abhängen, (§77) so wie jene unzähligen Arznei-Siechthume (s. §74), welche durch unverständige, anhaltende, angreifende und verderbliche Behandlung oft selbst nur kleiner Krankheiten, durch Aerzte alter Schule entstanden, wegrechnen, so rührt der größte Theil der übrigen chronischen Leiden, von der Entwickelung genannter drei chronischen Miasmen: der innern Syphilis, der innern Sykosis, vorzüglich aber und in ungleich größerm Verhältnisse, von der innern Psora her. …"

Sp.: Das haben wir gesehen bei diesem Feldmarschall, die Sykosis. Was HAHNEMANN schreibt, man hat das Gefühl, er hat für alle Ewigkeit geschrieben. Ich wiederhole es immer wieder, aber ich staune! Je weiter ich gehe in meinen klinischen Erkenntnissen, mit meinen bescheidenen, um so mehr staune ich, daß ein Mensch so für alle Zukunft etwas schreiben konnte. Das ist unglaublich! Woher ist das gekommen, weiß man nicht, kann man wohl nur erahnen. Lesen wir bitte weiter.

„ …Jedes dieser Miasmen war schon im Besitze des ganzen Organism, und hatte ihn schon in allen seinen Theilen durchdrungen, ehe dessen primäres, stellvertretendes und den Ausbruch verhütendes Local-Symptom (bei der Psora der Krätz-Ausschlag, bei der Syphilis der Schanker oder die Schooßbeule und bei der Sykosis die Feigwarze) zum Vorschein kam. …"

Sp.: Er erwähnt immer die Zeichen der drei Grundmiasmen, aber wir können ohne Probleme auch hinschreiben: alles, was an die Oberfläche kommt. Egal ob es jetzt Condylome seien oder ein Schanker oder eine Krätze. Eben alles, was an die Oberfläche kommt, ist Ausdruck einer inneren Krankheit.

„ …Werden nun diesen Miasmen, ihre genannten, stellvertretenden, und das innere Allgemeinleiden beschwichtigenden Local-Symptome, durch äußere Mittel geraubt, so müssen unausbleiblich, die, vom Urheber der Natur jedem bestimmten, eigenthümlichen Krankheiten bald oder spät zur Entwickelung und zum Ausbruche kommen, und so all das namenlose Elend, die unglaubliche Menge chronischer Krankheiten verbreiten, welche das Menschengeschlecht seit Jahrhunderten und Jahrtausenden quälen, deren keine so häufig zur Existenz gekommen wäre, hätten die Aerzte diese drei Miasmen, ohne ihre äußern

Symptome durch topische Mittel anzutasten, bloß durch die innern homöopathischen, für jede derselben gehörigen Arzneien gründlich zu heilen und im Organismus auszulöschen sich verständig beeifert. (m. s. Anm. zu §282)"

Sp.: Es ist einfach so! Und wenn wir auch nur diesen Satz mitnehmen nach Hause, es hat sich schon gelohnt: daß die Krankheiten sind entstanden oder sehr angefacht worden durch dieses ständige Operieren, Unterdrücken. Wenn wir das begriffen haben, wir tun es einfach nicht mehr. Und so können wir unendlich Gutes für die Bevölkerung tun. Nicht mehr operieren! Nicht mehr schicken zum Chirurgen, wenn es nicht unbedingt nötig ist. Man nehme immer diese zwei Paragraphen, wo HAHNEMANN uns sagt, was nötig ist, zum Chirurgen zu schicken. Lesen wir bitte weiter.

„§205: Der homöopathische Arzt behandelt nie eines dieser Primär-Symptome der chronischen Miasmen, noch eines ihrer sekundären, aus ihrer Entwicklung entsprossenen Uebel durch örtliche (weder durch äußere dynamisch wirkende[1) ...“

Sp.: Ja, und jetzt kommt diese Fußnote, die ich sehr interessant finde, weil HAHNEMANN zeigt uns, daß diese Paragraphen sich auch auf Krebs beziehen. Sehr schön, jetzt kommt es endlich heraus. Lesen wir es.

> „ ...Anm.: 1) Ich kann daher z.B. nicht zur örtlichen Ausrottung des sogenannten Lippen- oder Gesichts-Krebses (einer Frucht weit entwickelter Psora? nicht selten mit Syphilis in Vereinigung?) durch das kosmische Arsenik-Mittel rathen, nicht nur weil es äußerst schmerzhaft ist und öfters mißlingt, sondern mehr deshalb weil, wenn ja dieses Mittel die Körperstelle von dem bösen Geschwüre örtlich befreiet, das Grund-Uebel doch hiedurch nicht zum kleinsten Theile vermindert wird, die Lebens-Erhaltungs-Kraft also genöthigt ist, den Heerd für das innere große Uebel an eine noch edlere Stelle (wie sie bei allen Metastasen thut) zu versetzen, und Blindheit, Taubheit, Wahnsinn, Erstickungs-Asthma, Wasser-Geschwulst, Schlagfluß u.s.w. folgen zu lassen. Diese zweideutige, örtliche Befreiung der Stelle von dem bösen Geschwüre, durch das topische Arsenik-Mittel, gelingt aber obendrein nur da, wo das Geschwür noch nicht groß, und wo es nicht venerischen Ursprungs, die Lebenskraft auch noch sehr energisch ist; aber eben in dieser Lage der Sache ist auch die innere, vollständige Heilung des ganzen Ur-Uebels noch ausführbar. ...“

Sp.: Und jetzt kommt diese Fußnote wo man sieht dasselbe, was BURNETT geschrieben hat. Lesen wir es nochmals, das ist sehr interessant.

> „ ...Eine gleiche ist, ohne vorgängige Heilung des inwohnenden Miasms, die Folge des, bloß durch den Schnitt weggenommenen Gesichts- oder Brust-Krebses und der Ausschälung der Balg-Geschwülste; ...“

Sp.: Also die Ausschälung der Atherome. Auch wenn man das ausschält folgen schlimme Folgen. Das hat HAHNEMANN schon geschrieben und BURNETT nachher beobachtet. Ja, und das ist häufig, diese Atheromgeschichte, es ist nicht selten. Das ist eine häufige Krankheit. Ja.

> „... es erfolgt etwas noch Schlimmeres darauf, wenigstens wird der Tod beschleunigt. Dies ist unzählige Male der Erfolg gewesen; aber die alte Schule fährt doch bei jedem neuen Falle in ihrer Blindheit fort, gleiches Unglück anzurichten.

[Fortsetzung §205] noch durch mechanische) Mittel, sondern heilt, wo sich die einen oder die andern zeigen, einzig nur das große, ihnen zu Grunde liegende Miasm, wovon dann auch (wenn man einige Fälle von veralteter Sykosis ausnimmt) sein primäres, so wie seine secundären Symptome von selbst mit verschwinden; der homöopathische Arzt hat es aber, da dergleichen vor ihm nicht geschah und er leider meist die Primär-Symptome[2)] von den bisherigen Ärzten schon äußerlich vernichtet findet, jetzt mehr mit den secundären, d.i. den von den Ausbrüchen und der Entwicklung dieser inwohnenden Miasmen herrührenden Uebeln, am meisten aber mit den, aus innerer Psora entfalteten, chronischen Krankheiten zu thun. Ich selbst habe mich beflissen deren innere Heilung, so viel ein einzelner Arzt nach vieljährigem Nachdenken, Beobachtung und Erfahrung sie an den Tag zu bringen vermochte, in meinem Buche von den chronischen Krankheiten darzulegen, worauf ich hier verweise."

Sp.: Vielen Dank. Also – es ist nicht eine leichte Lektüre, dieses *Organon*, aber es steht das Wichtigste drin, was man wissen muß, wenn man Krebs behandelt. Klar, es ist das Skelett, es ist die Urform, die Urprinzipien, aber es ist ganz rein, wasserklar. Man kann sich an die halten, jederzeit. Später sind Nachfolger gekommen, die einfach Nebenwege gegangen sind, ein bißchen Sackgassen, und so ... aber jeder hat ein bißchen beigetragen, daß man weiterkommt. Aber HAHNEMANN, der hat eine klare Grundlage geschaffen. Deswegen war es unsere Pflicht, das zu lesen, diese Paragraphen. Und die muß man immer wieder meditieren.
Jetzt wollen wir aber noch die Punkte in anderen Schriften von HAHNEMANN erwähnen, wo er von Krebs redet. Die werde ich euch einfach so diktieren, ihr könnt selber nachher ein bißchen nachlesen.
Im Band I, *Chronische Krankheiten*, auf Seite 9. Da erwähnte er, wie er nach 12-jährigem Studium zur Ansicht gekommen ist, daß die meisten Krankheiten psorischen Ursprungs sind und er zählt dann eine ganze Liste von Krankheiten [auf], die dazu gehören. Und er erwähnt wiederum die größten Balg-Geschwülste, also wiederum die Atherome, die Knochengeschwülste, die Hypersarkosen. Das

ist alles auf Seite 9 erwähnt.
Auf Seite 17 wiederum eine Liste der Produkte der manifesten Psora, darunter Geschwüre, Krebse.
Auf Seite 20 wiederum so eine Liste, Produkte der Psora, Geschwüre, Krebse. Ich erwähne einfach alle Seiten, wo von Krebs die Rede ist und ihr könnt es nachlesen bei HAHNEMANN.
Auf Seite 86: die ausbrechende Psora, da erwähnt er: „eine harte, sich vergrößernde und verhärtende Drüse mit Stichschmerz in einer der Brüste“, und die Fußnote ist sehr interessant: „Haben wohl die verschiednen Abarten von sogenannten Brustkrebse einen andern Grund als dieses Psora-Siechthum?“
Dann, Seite 98 erwähnt er das wieder.
Seite 99, das ist: die Symptome der manifesten Psora. Er sagt: „Knochengeschwüre, Skirrhen, Lippen-, Wangen-Krebs, Brustkrebs, Mutterkrebs, Blutschwamm“ Alles einfach Symptome der manifesten Psora, alle diese Krebse.
Und zum Zeigen, daß HAHNEMANN sehr fortschrittlich war, erwähnt er noch die psychische Genese und die anderen Dinge, die Krebs auslösen können, oder fördern können. Wer hilft mir da ein bißchen bei der Lektüre? Auf Seite 139. Ist das Mikrofon bei jemand von euch vielleicht, der lesen möchte? Seite 139, Band I., *Chronische Krankheiten*.
Und diese Dinge, die HAHNEMANN sagt, sollte man alle sehr unterstreichen, sind alle wichtig, nur er schreibt so kondensiert, daß es schwer ist die Wichtigkeit von jedem einzelnen Wort mitzunehmen. Das ist sehr eine Synthese, was er schreibt. Er ist nicht weitschweifig. Ja, lesen wir bitte das.

[S. HAHNEMANN, *Die chronischen Krankheiten*, Bd. I, 1828 / 2. Aufl. 1835, Haug, 1995, S. 139]
„Ich gehe nun zu den übrigen, möglichst zu meidenden *Hindernissen* der Heilung chronischer Krankheiten über.
Diejenigen Ereignisse im Menschen-Leben, welche im Stande sind, die sich bloß durch einige der oben angegebenen Zeichen vom gesunden Zustande abweichender Unbäßlichkeiten verrathende, also nur noch latente und im Inneren schlummernde Psora zum Ausbruch in offenbare, chronische Krankheiten zu bringen, eben diese Ereignisse vermögen, wenn sie dem schon chronisch Kranken begegnen, seine Krankheit nicht nur zu erhöhen und schwieriger heilbar, sondern auch, wenn sie in hohem Grade ihn bestürmen, dieselbe unheilbar zu machen, im Fall die üble Lage desselben sich nicht plötzlich zu seinem Besten verändert.
Doch sind solche Ereignisse von sehr verschiedner Natur und daher auch von

sehr verschiednem Grade nachteiligen Einflusses.
Uebermäßige Strapatzen, ..."

Sp.: Das ist bei der Krebsbehandlung sehr wichtig, übermäßige Strapazen. Wenn man jemanden mit einem Krebs hat, und der setzt sich übermäßigen Strapazen aus, da kann für einen Krebskranken, z.B. mit Knochenmetastasen, ein langer Spaziergang schon eine übermäßige Strapaze sein. Es gibt einen sehr schönen Fall bei SCHLEGEL, wo eine Frau auf dem Weg der Heilung war, dann hat sie die Böden und die Fenster zu Hause geputzt, und dann hatte sie einen schweren Rückfall, und sie war nicht mehr zu retten. Also, wenn jemand schwer krank ist, muß er sich schonen. SCHLEGEL sagt, er soll sich hinlegen zur Ruhe, viele Stunden im Tag. Das ist ganz wichtig, speziell bei Krebs: nicht überanstrengen. Sonst ist die ganze Kur umsonst dann. Weiter.

„ ...Arbeit in Sümpfen, große Beschädigungen und Verwundungen des Körpers, Uebermaß von Kälte oder Hitze und selbst der unbefriedigte Hunger der Armuth und ihre ungesunden Nahrungsmittel u.s.w. vermögen bei weitem nicht so sehr das im Hinterhalte der Verborgenheit lauernde, fürchterliche Siechthum der Psora zum Ausbruche bedeutender chronischer Krankheiten zu bringen, folglich auch weniger die schon vorhandene, chronische Krankheit zu verschlimmern; ja mit weit weniger Beeinträchtigung der Gesundheit kann der unschuldige Mensch 10 Jahre in der Bastille oder auf der Galeere körperlich qualvoll verleben, als etliche Monate, bei aller körperlichen Bequemlichkeit, in einer unglücklichen Ehe oder mit einem nagenden Gewissen. ..."

Sp.: Eben, wenn eine unglückliche Ehe ist, oder ein nagendes Gewissen, das arbeitet sehr stark gegen die Heilung. Das sind zwei der Haupthindernisse überhaupt: ein nagendes Gewissen und eine unglückliche Ehe. Also, wenn man jemanden mit Krebs kurieren will, muß man das schleunigst ändern. Schleunigst! [Heiterkeit im Saal]
Ich erzähle euch einen Fall: es war eine Frau, die ich auch mit Lycopodium behandelt habe, und die lief sehr gut. Und dann, auf einmal bekommt sie einen Knoten, nach der Lycopodium 100.000, in der linken Brust. Und da bin ich sehr erschrocken. Und ich habe mich in dieser Zeit mit der Theorie von HAMER auseinandergesetzt, dank dem Hinweis eines Kollegen, der da ist, Dr. G., und ich habe ein bißchen bei Dr. HAMER gelesen, was bei dieser rechtsseitigen Frau dieser Knoten in der linken Brust bedeutet. Und dann bin ich zu ihr gegangen und habe mit ihr gesprochen und sie sagte, daß sie einen sehr großen Konflikt hätte in ihrer Ehe. Und dieser Konflikt paßte genau zu dem, was HAMER sagte.

Und dann habe ich den Mann und die Frau gerufen, und die Frau hatte einfach nicht den Mut wegzugehen, sie hatte den Mut nicht, und beide waren unglücklich. Und dann habe ich sie beide gerufen und ihrem Mann gesagt, wenn er seine Frau liebe, müsse er jetzt für den Moment weggehen. Das ist der letzte Akt seiner Liebe, den er zeigen kann. Und die Frau war sehr erleichtert, er ist weggegangen und nach zwei Wochen war der Knoten komplett verschwunden. Komplett verschwunden!
Seht ihr? Also was HAHNEMANN schreibt, hat ewigen Wert. Das Mittel war gut, aber dieser riesige Konflikt hat diesen Tumor entstehen lassen. Es genügte, diese Situation zu verändern, um den Tumor zum Verschwinden zu bringen. Unglaublich! Ohne Psychotherapie, ohne nichts. Sie hat eine ungeheure Erleichterung erfahren, diese Frau. Und der Mann auch. Und der Tumor ist weg gewesen. Lesen wir bitte weiter.

„ …Im Innern bis dahin schlummernde Psora, die dem Günstling des Fürsten den Schein fast blühender Gesundheit verstattete, entfaltet sich schnell zu einem chronischen Leiden des Körpers oder verstimmt seine Geistes-Organe zum Wahnsinn, wenn er, durch Glücks-Wechsel von seiner glänzenden Höhe gestürzt, nun der Verachtung und der Dürftigkeit unterliegt. …"

Sp.: Jetzt kommt etwas, was man in der Praxis öfters beobachtet.

„ …Der jählinge Todesfall des einzigen Sohnes zieht der schon psorisch kränkelnden, zärtlichen Mutter eine unheilbare Lungen-Eiterung oder einen Brustkrebs zu, der schon psorisch hysterischen, gefühlvollen Jungfrau verschmähete Liebe eine Melancholie.
Wie schwer, wie selten vermag da die beste antipsorische Kur etwas zum Besten dieser Unglücklichen auszurichten!
Doch die häufigste Aufregung der schlummernden Psora zu chronischer Krankheit, so wie die häufigste Verschlimmerung schon vorhandener chronischer Uebel im Menschen-Leben entsteht von Gram und Verdruß.
Ununterbrochener Kummer oder Aergerniß erhöhet ja selbst die kleinsten Spuren noch schlummernder Psora gar bald zu größern Symptomen und entwickelt sie dann unvermuthet zum Ausbruche aller erdenklichen chronischen Leiden gewisser und öfterer, als alle andere nachtheilige Einflüsse im gewöhnlichen Menschen-Leben auf den Organism, wie denn beide eben so gewiß und oft die schon vorhandenen Uebel verstärken.
So wie der gute Arzt sich's schon zum Vergnügen macht, zur Beförderung einer nicht mit solchen Hindernissen befangenen Kur zu veranstalten, daß das Gemüth

des Kranken möglichst erheitert und Langeweile von ihm abgehalten werde, so wird er auch hier um so mehr die Verpflichtung in sich fühlen, alles anzuwenden, was in dem Bereiche seines Einflusses auf den Kranken und seine Angehörigen und Umgebungen liegt, um Gram und Aergerniß von seinem Kranken zu entfernen. Dieß wird, dieß muß ein Haupt-Gegenstand seiner Sorgfalt und Menschen-Liebe seyn.
Sind aber des Kranken Verhältnisse hierin nicht zu bessern, hat er nicht so viel Philosophie, Religion und Herrschaft über sich selbst, alle Leiden und Schicksale, woran er nicht Schuld ist, und die zu ändern nicht in seiner Macht steht, geduldig und gelassen zu ertragen, stürmt Gram und Verdruß unabänderlich auf ihn ein, ohne daß der Arzt im Stande ist, dauernde Entfernung dieser größten Zerstörungs-Mittel des Lebens zu bewirken, so sage er sich lieber von der Behandlung der chronischen Krankheit los*) und überlasse den Kranken seinem Schicksale, weil selbst durch die meisterhafteste Führung der Kur mit den ausgesuchtesten und dem Körper-Leiden angemessensten Heilmitteln nichts, gar nichts Gutes bei irgend einem chronisch Kranken unter fortwährendem Kummer und Verdrusse auszurichten ist, wo der Lebens-Haushalt durch stete Angriffe auf das Gemüth zerstört wird. Die Fortsetzung des schönsten Baues ist thöricht, wenn der Grund des Gebäudes täglich, obwohl nur allmählich von anspülenden Wellen untergraben wird. …

[*) Der Kranke müßte denn wenig oder gar keine Ursache zu seinem Grame oder Kummer, oder fast gar keine Veranlassung zu Ärgerniß von außen her haben, folglich mehr auf seine Gemüths-Krankheit zu behandeln seyn mit den, auch seiner übrigen chronische Krankheit angemessenen antipsorischen Mitteln — Fälle, die nicht nur heilbar, sondern oft sogar leicht heilbar zu seyn pflegen.]“

Sp.: Es ist natürlich klar, daß man nicht die Leute ihrem Schicksal überläßt, aber HAHNEMANN, glaube ich, hat es so kraß formuliert, um zu zeigen, was für ein Feind Kummer und Gram für die Führung einer chronischen Kur sind. Das sind die größten Feinde und wenn man sich nicht darum bemüht, das irgendwie weg zu tun, dann ist es schwierig, sehr schwierig. Entweder der Patient hat die Kraft, aus sich heraus einen Sinn in dem zu finden und versucht, daraus irgendwie etwas Gutes zu ziehen, oder aber er läßt ein sinnloses Leiden über sich ergehen, das ist einfach sehr zerstörerisch. Es kommt noch ein letzter Punkt, den ich erwähnen möchte – etwas, das man nicht [tun] soll – und dann können wir gehen. Lesen wir noch diesen letzten Punkt da.

„ …Fast ebenso sehr nahe und oft noch näher der Unheilbarkeit kommen diejenigen chronischen Krankheiten vorzüglich der Großen und Reichen, wenn diese schon einige Jahre, nächst dem Gebrauche mehrer mineralischer Bäder, durch die Hände verschiedener, *oft vieler* allöopathischer Ärzte gegangen sind, welche alle modige Kurarten, alle aus England, Frankreich oder Italien ruhmredig angepriesene Mittel, alle stark wirkende Vielgemische übergeschäftig an ihnen durchprobirt hatten."

Sp.: Ja, die Bäder, nicht? Das darf man auch nicht machen. Wenn jemand nicht Sulphur als Konstitutionsmittel hat, soll man ja nicht Schwefelquellen besuchen und dort baden. Das ist gefährlich. Das habe ich mehrere Male beobachtet in meiner Praxis. Ich hatte eine Patientin, die hatte eine Schizophrenie und die ist sehr gut geworden mit der Homöopathie. Und dann ist sie nach Abano gegangen und hat ein Bad dort genommen und sie hat wieder einen Schub nach fünf / sechs Jahren Kur bekommen. Und ich hatte die größte Mühe, sie wieder in Ordnung zu bekommen. Das ist auch wichtig, das ist nicht eine Bagatelle.
Gut, für heute morgen reichts. Guten Appetit. [Applaus]

[Pause]

Sp.: Wir wollen heute anhand eines Falles praktisch üben, was wir gehört haben. Dieser Fall ist in zwei Teile getrennt. Es gibt die Erstanamnese, das sind die ersten zwei Blätter, und nur mit diesen zwei Blättern sollt ihr euch heute beschäftigen. Die anderen Blätter lassen wir. Das ist nachher der Verlauf, das interessiert uns heute überhaupt nicht. Also jeder versucht anhand dieser Information ein Mittel herauszufinden für diese Frau mit Brustkarzinom. Das ist also ein Fall, den ich 10 Jahre lang beobachtet habe, deswegen habe ich gewagt, ihn da zu bringen. Diejenigen, die das Mittel gefunden haben, kommen nachher nach vorne, und wir schauen zusammen. Wenn einige den Fall gelöst haben, besprechen wir ihn gemeinsam.

* * *

Fall:

„F.E., eine 45-jährige Frau, konsultiert mich am 5.1.87 wegen eines bösartigen Tumors der rechten Brust.

Sie ist Witwe seit 15 Jahren. Ihr Mann ist an Herzinfarkt gestorben.
Sie litt sehr nach dessen Tod.
Hat 3 Kinder: 19, 17, 15, drei Buben.
Zwei Aborte zwischen dem 2. - 3. Monat.
Sie ist Hausfrau.
Erzählt jetzt spontan:

Ich komme wegen eines Brusttumors rechts. Merkte an der rechten Brust so [etwas] wie eine Einsenkung.
Machte die letzte Kontrolle vor zwei Jahren und der Arzt hatte damals die Mammographie verordnet. Ich machte sie aber leider ein Jahr später.
Bei Dr. P. Er sagte es sei ein Sterntumor.
Wenn er zu degenerieren beginnt, hat er eine maligne Tendenz.
Nach der Biopsie riet man zur sofortigen Operation. Darauf verzichtete ich. Es war am 17.12.1986.
Sie hat aschgraue Haare und blaue Augen.
Ich wollte schon früher wegen meiner großen Nervosität kommen.
Ich bin nicht eine Hysterikerin, aber ich ertrage fast nichts mehr, so gereizt bin ich.
Seit immer, aber in letzter Zeit spüre ich es besonders.
Der Arzt achtet nicht besonders auf diese Nervosität.
Die Menses ist regelmäßig.
Vor den Geburten sehr starke Kopfschmerzen vor der Regel.
Habe auch Schmerzen vom Sacrum bis zur Inguina ausstrahlend.
Nach den Geburten regelmäßige Menses, so 28 Tage.
Ich litt viel an Magenschmerzen.
Appendektomie mit 20 Jahren.
1964-66 hatte ich immer Magenschmerzen bis man ein Stück Magen und Darm wegen Gastroduodenalulcus wegoperierte.
Zwei Kaiserschnitte: beim ersten Kind hatte ich einen spastisch kontrahierten Muttermund.
Als Mädchen litt ich viel an Hunger.
Ich war ohne Vater, war kein Wunschkind.
Man gab mich in ein Kollegium und dort hungerte ich, weil es nicht genug zu essen gab und so ging ich in den Schweinestall und suchte dort Reste zum Essen.
Da hatte ich dann eine Infektion am linken Bein.
Man wollte sogar operieren, mit normaler Kost heilte es spontan.
Litt auch an konvergierendem Strabismus.
Hatte die üblichen Kinderkrankheiten. Viele Unfälle. Alle Fingernägel gewechselt wegen Unfällen.
Hatte immer eine Kugel am Kopf, nach einem Hieb. Es war ein Fettkügelchen.
Nach dieser Operation keine Kopfschmerzen.
Spüre das Wetter sehr. Wenn es windet, sind die Nerven gespannter.
Aber bei Wind würde ich dauernd schlafen.
Ich beobachte, daß sie eher optimistisch ist, redet gerne. Erzählt offen. Keine

Tränen, auch beim Erzählen.
Bei der ersten Geburt tiefes Hämoglobin.
Auch bei der zweiten Geburt immer Neigung zu tiefem Hb.
Zweite Schwangerschaft war infiziert, man mußte dann operieren.
Bei der letzten Schwangerschaft war ich am Ende, so tief mit dem Hämoglobin, da machte man viele Eisenspritzen und Transfusionen.
Jede weitere Schwangerschaft war immer schlimmer.
Während der Schwangerschaft nahm ich dann ab, aber sehr große, gespannte Brüste.
Man machte mir auch Spritzen um die Milch zu stoppen, weil sie zu wenig nahrhaft gewesen wäre.
Vor zwei Jahren starke Allergie, generalisiert am Vorderkörper und an den Extremitäten.
Ging dann zu Dr. G., anschließend machte ich Akupunktur. Es verschwand dann.
Sehr viele kleine Warzen am Handrücken als Mädchen.
Hühneraugen an den Füßen, weil ich enge Schuhe trage.
Herpes nur bei Überanstrengung.
Kleiner, brauner Fleck am Sacrum.
Mein Bub hat nach einem Schreck bis 11-jährig bettgenäßt.
Habe manche merkwürdigen Träume mit Schweiß und Gefühl von Atemnot.
Erwache dann wie aus einem Schreck aus Träumen. Gegen 3.00 Uhr.
Die Natur habe ich immer gerne gehabt, ich beobachte viel, meine Gedanken entspannen sich dabei.
Adaptiere ziemlich gut, auch an die Jahreszeiten.
Auch sommers, wenn alle trinken, trinke ich fast nichts.
Rückenkälte vor Schnee.
Sonne sehr gerne, kann unter der prallen Sonne schlafen.
Wenn gespannt, dann kalte Hände und Unterschenkel.
Es ist eine nervöse Spannung.
Schwitze, wenn verspannt.
Bei Widerständen oder wenn ich mich halten muß.
Schwitze an den Händen und unter den Achseln, so säuerlich.
Gewitter spüre ich im voraus.
Sehr entspannt bei Gewitter.
Sehr gerne unter dem Wasser, wenn es stark regnet.
Als Mädchen war ich ein richtiger Bub, spielte immer mit den Buben, eher rauhe Spiele.
Rauche nicht, finde ich dumm.

Ich arbeite in einem Restaurant jetzt.
Habe eine Beziehung angefangen, damit ich auch auf meine Rechnung komme.
Kann nicht frühstücken. Gerne Kaffee.
Espresso gut ertragen.
Schwarztee macht mich ruhelos, auch eine Abneigung dagegen.
Durst ist eher wenig, leide nicht darunter.
Auch wenn ich Spaziergänge mache. Kann mit Mühe ein Deziliter Wasser trinken.
Wein roh kann ich nicht trinken, es stört mich.
So süße Likörs nicht gerne.
Auch Cognac oder Whisky gar nicht gerne.
Im allgemeinen esse ich alles mögliche.
Siedfleisch kann ich nicht verdauen.
Luganighe (Schweinswürste), Luganighette, wenn gesottet nicht verdaut, wenn in Öl gebacken gut ertragen. Reis, Spaghetti, Kartoffeln gerne. Gemüse gerne roh. Mache selber einen Garten, manchmal nehme ich das Gemüse so roh. Spüre ich ein Verlangen.
Gekochte Bohnen blähen. Esse ich selten.
Austern und Meeresfrüchte sehr gerne. Erdbeeren sehr gerne.
Bier indifferent.
Milch vor der Operation sehr viel getrunken, jetzt etwas Mühe.
Starkes Verlangen nach Süßigkeiten.
Wenn ich nervös bin, esse ich viel Süßes.
Schokolade, Biscuits, Bonbons. Es ist ein Verlangen.
Essig nach der Magenoperation weggelassen.
Gerne kaltes Wasser beim Schwimmen.
Zuhause gerne warmes Bad gemacht.
Dusche lauwarm oder kalt.
In den Bergen wach und lebendig.
Am Meer fühle ich mich entspannt, ruhig.
Geschlossene Kragen stören, es scheint mich zu ersticken.
Lieber weite Kleidung.
Gute Wundheilung.
Nasenbluten sehr wenig.
Alleinsein und Gesellschaft gut ertragen.
Wenn traurig lieber alleine, weil niemand helfen kann.
Traurig selten, nur wenn ich an meinen Mann denke.
Sonst eher Optimist von Natur.
Könnte stundenlang den Sonnenuntergang schauen oder jemand der spaziert.

Weinen aus Zorn.
Wenn ich einen großer Kummer habe, kann ich nicht weinen.
Wenn ich gestochen werde, dann ist es mehr eine Zornreaktion, die ich habe.
Als der Mann starb, fiel alles zusammen.
Ich mußte anfangen zu arbeiten, viele Schulden.
Trost macht zornig.
Bin sehr besitzergreifend.
Ich kann jemanden sehr lieben, kann aber auch eine Person von meinem Leben ausschließen.
Ich bin ganz gleichgültig in diesen Momenten, Eifersucht betreffend.
Ich sehe immer eine Lösung in jeder Situation.
Sehr mutig im Charakter, habe kaltes Blut.
Später kann ich vielleicht zittern.
Widerspruch kann sehr stören, aber mich auch kalt lassen.
Keine Angst vor dem Tod. Ich sah mehrere Menschen sterben, und jeder starb anders.
Schon als Mädchen sah ich Großmutter und Großvater sterben und sah andere sterben, aber ohne Probleme.
Saures nicht, Gewürztes nicht.
Fettes nicht gerne. Bin nicht so ein Fleischfresser, aber gerne rohe Leber oder rohes Fleisch manchmal. Sonst Fleisch gut gekocht.
Am liebsten Reis, Kartoffel und Spaghetti.
Gerne Früchte vom Baum gepflückt.
Fisch ziemlich gerne, alternativ zum Fleisch.
Eier sehr gerne, eher wenig Salz.
Käse gerne.
Schlafstellung beim Einschlafen rechts, dann lande ich immer auf dem Bauch.
Lieber harte Unterlage zum Schlafen, wegen dieser Unfälle.
Wenn ich Rückenschmerzen habe, bleibe ich eine ganze halbe Stunden auf dem Boden.
Wenn ich erwache, keine schlechte Laune.
Erwache aus Alpträumen so um 3 Uhr.
Erwache wie aus einem Schreck, aus Träumen des Tagesgeschehens.
Schreckliche Dinge ergreifen tief.
Ich kann Gewaltszenen im Fernsehen nicht schauen.
Menarche zwischen 14 - 15 Jahren.
28 Tage. Dauert maximal 3 Tage.
Vor Menses Übelkeit, leicht.
Wenn ein Widerspruch ist oder etwas nicht geht, explodiere ich, vor Menses

zunehmend.
Während Menses bin ich ruhiger.
Schmerzhafter Coitus, vor allem in den Eierstöcken. Zeitweise.
Stehe um 6.15 Uhr auf.
Dann fange ich an zu arbeiten, eher langsam.
Im Winter muß ich wieder ins Bett gehen.
Um 7.20 stehe ich zum zweiten Mal auf und mache den Haushalt, dann gehe ich in das Restaurant und helfe ein bißchen überall bis 11.00 Uhr, anschließend gehe ich nach Hause und bereite das Essen.
Mache die Arbeiten in Ruhe. Die Kinder helfen.
Wenn ich Lust habe, gehe ich ins Restaurant, sonst sticke ich oder lese ein Buch oder mache etwas Haushalt, dann bereite [ich] das Abendessen.
Bleibe bei den Kindern, bis sie schlafen gehen.
Wenn ich mich nicht sehr müde fühle, gehe ich wieder ins Restaurant zum Helfen.
Sehr gerne sticken, häkeln, Socken stricken.
Sehr gerne Garten gemacht.
Uterus retroflexus.
Gewicht 60-64 Kg, ziemlich konstant.
Sehr neugierig, gerne Naturwissenschaften. Gute Intelligenz.
Sie will sich noch überlegen, ob sie sich operieren läßt oder nicht.
Am nächsten Tag telefoniert sie, daß sie gerne die Operation machen möchte und anschließend meine Behandlung.
Ich schicke ihr Arnica.
Am 9.1.87 wird der Tumor im Gesunden entfernt, dann rechte Axilla ausgeräumt und zusätzliche Chemotherapie CMF i.v. und L-PAM p.o. (welche von der Patientin nicht eingenommen wird.)
Am 9.2.87 meldet sich die Patientin.
Was schicke ich?“

* * *

[Nach einer längeren Bearbeitungszeit durch die Teilnehmer:]
Sp.: Einige Kollegen haben es gelöst. Ja, die Kollegen, die sich mit der Homöopathie beschäftigen, die haben alle dasselbe Mittel gebracht. […], eine gute Übung ist im Lösen von chronischen Fällen, aber eben noch nicht im Lösen von Krebsfällen. Wir wollen diesen Fall jetzt genau durchnehmen und die Symptome hierarchisieren, wie wir schon andere Male geübt haben und dann sehen wir, auf welches Mittel wir kommen. Wir fangen vielleicht bei Dr. J. an, er liest die ersten paar Sätze und dann sagt er, was für Symptome er da drin

findet. Zuerst lesen und dann, wenn Sie Symptome sehen, schreiben wir die auf.

„F.E., eine 45-jährige Frau, konsultiert mich am 5.1.87 wegen eines bösartigen Tumors der rechten Brust.
Sie ist Witwe seit 15 Jahren. Ihr Mann ist an Herzinfarkt gestorben.
Sie litt sehr nach dessen Tod.
Hat 3 Kinder: 19, 17, 15, drei Buben.
Zwei Aborte zwischen dem 2. - 3. Monat.
Sie ist Hausfrau. …“

Sp.: Sehr gut. Jetzt, haben wir irgendwelche Symptome? Also an erster Stelle kommen die auffallenden Symptome [I], an zweiter Stelle die gut beobachteten Geistes- und Gemütssymptome [II], dann die Allgemeinsymptome [III]. Wenn eine klare Ursache ist, an vierter Stelle [IV], und die Lokalsymptome [V].
Jetzt, was für Symptome haben wir da in diesen paar Sätzen?
T.: Wenn sie schwer gelitten hat nach dem Tod ihres Mannes, dann ist das vielleicht schon bemerkenswert.
Sp.: Was soll ich hinschreiben?
T.: Kummer nach dem Tod des Mannes.
Sp.: Kummer nach Tod des Mannes, gut. Ja, bei *Geistes-* und *Gemütssymptomen*.
Andere Symptome?
T.: Zwei Aborte.
Sp.: Zwei Aborte, wohin tun wir die?
T.: *Allgemeines*.
Sp.: Damit es *Allgemein* … wer hat gesagt *Allgemein*? Wieviele Dinge braucht es, damit etwas *Allgemein* ist?
T.: Drei.
Sp.: Drei, ja. Wenn wir drei Aborte hätten, würden wir sagen: Tendenz zu Aborten. Zwei reichen noch nicht, um diese Rubrik *Rezidivierende Aborte* zu nehmen. Immer, wenn wir etwas so Allgemeines nehmen, drei Dinge, sonst ist einfach … wir engen uns zu sehr ein. Noch etwas anderes?
T.: […] Schwangerschaftssymptome unter III. […]
Sp.: Ja, Allgemeinsymptome, nicht?
T.: Ein Abort ist kein Schwangerschaftssymptom?
Sp.: Schon, wir haben diese Rubrik *Rezidivierende Aborte*, möchten Sie die schon nehmen ab dem zweiten Abort? Wenn wir es nehmen nach dem dritten ist es ganz sicher, nicht? Dann sind wir sicher: ja, diese Rubrik dürfen wir verwenden.

Ja, weitere Symptome?
T.: Tumor in der Brust.
Sp.: Ja, Tumor in der Brust, wo tun wir das?
T.: [Zu] I.
Sp.: Zu I. Tumor in der Brust zu Eins. Wer ist für Lokal [V]? Und wer ist für I? Wenn ich so den Saal überblicke — Lokal.
T.: […]
Sp.: Haben Sie Sich erinnert? Gut, ich habe gewartet, daß jemand reklamiert. Ich schreibe einfach was ihr wollt. [Lachen]. Ja, die Tendenz zu Tumoren mindestens bei III. Wenn der Tumor schon so lokal wäre, wie heute morgen beim Augentumor – wir sind da in einem Fall, wo wir nicht wissen, ob wir mit der Totalität der Symptome noch ein Mittel rauskriegen, das fähig ist, den Tumor zu heilen oder ob wir uns schon auf die Tumorsymptome stürzen müssen – wenn der Krebs so einseitig wäre, würde ich dann den Tumor zuoberst tun und danach die Symptome des Tumors. Aber da möchte ich doch versuchen, noch eine Totalität zu finden und sehen, was geschieht.
Und das habe ich dann gesehen, was da geschieht. Das werden wir alle sehen. Also: Tumor der Brust mindestens bei III, alle Neigungen zu Tumoren, Fibromen, Warzen – allgemeine Tendenzen, nicht? Schreiben wir es mal da: Tumor der Brust. Gut.
Noch eine Frage da hinten? Mikrofon.
T.: […]
Sp.: Diese Frau kommt wegen des Tumors zu uns, nicht? Es ist die Hauptbeschwerde.
T.: […]
Sp.: Ja, wenn sie rezidivierende Aborte hätte, würde ich das vielleicht nehmen, wenn sie drei Aborte hätte. Bis zwei kommen die Frauen immer noch nicht und reklamieren, erst wenn es dann beim dritten nicht klappt kommen sie und sagen: Jetzt muß ich aber etwas machen. Ja, wenn Sie wollen können wir die Rubrik nehmen, ich will da keine Haarspalterei machen. Ich versuche so viel wie möglich Sicherheit in meinen Rubriken zu nehmen, und wenn ich die Rubrik erst nehme, wenn eine Sache dreimal passiert ist, dann bin ich viel sicherer, als wenn ich bei zwei Sachen schon die Rubrik nehme, nicht? Das sind relativ kleine Rubriken, relativ scharfe, und so enge ich mich sehr ein, von vornherein.
T.: Darf ich noch einmal fragen, wieso der Tumor zu III kommt?
Sp.: Das wiederhole ich noch einmal: alle Tumoren, Fibrome, Tendenzen Warzen zu bekommen, das sind allgemeine Tendenzen des Körpers. Und so tun wir es bei III, das ist eine Erfahrung, die wir so übernommen haben und die bewährt sich. Das sind nicht nur so lokale Dinge. Ja. Noch etwas?

„ …Ich komme wegen eines Brusttumors rechts. Merkte an der rechten Brust so etwas wie eine Einsenkung. …“

Sp.: Wenn [da] also ein Tumor ist mit einer Einsenkung in der Brust, da können wir unseren Spezialisten fragen, ich glaube, da ist immer Bösartigkeit dahinter, oder fast immer. Was sagen Sie?
T.: Es ist nicht immer so, aber es ist ein wichtiger Hinweis, daß ein Tumorgeschehen abläuft.
Sp.: Eben, wenn so eine Einsenkung ist. In wieviel Prozent der Fälle ist es nicht bösartig, wenn so eine Senkung ist, Ihrer Erfahrung nach?
T.: Ich würde sagen halb und halb.
Sp.: Halb und halb? Fibrome machen auch so eine Einziehung?
T.: Ja, vielleicht ein bißchen weniger.
Sp.: Es ist gut, das zu wissen.
T.: Aber man sieht es nicht so oft.
Sp.: Es ist nicht so oft, nicht? Die Fälle, die ich hatte, wo die Haut so eingebuchtet wurde, bis jetzt waren alles bösartige Fälle. Aber eben, wir hören, daß es nicht immer sein muß, das ist sehr interessant.
Gut. Lesen wir weiter.

„ …Machte die letzte Kontrolle vor zwei Jahren und der Arzt hatte damals die Mammographie verordnet. Ich machte sie aber leider ein Jahr später.
Bei Dr. P. Er sagte es sei ein Sterntumor. …“

Sp.: Ein Sterntumor, d.h. man sieht ein Zentrum mit so Ausstrahlungen.

„ …Wenn er zu degenerieren beginnt, hat er eine maligne Tendenz. …“

Sp.: Also: nicht [nur] „maligne“, sondern „sehr maligne“ sollte es heißen. Das könnt ihr hinschreiben, sie haben eine sehr maligne [Tendenz], diese Art Tumoren, wenn sie zu degenerieren beginnen.

„ …Nach der Biopsie riet man zur sofortigen Operation. Darauf verzichtete ich. Es war am 17.12.1986.
Sie hat aschgraue Haare und blaue Augen. …“

Sp.: Haben wir irgendwelche Symptome?
T.: Allenfalls vielleicht die blauen Augen als so ein Hinweis, aber das kommt dann ganz bei den konstitutionellen Sachen weiter unten. Sonst sehe ich nichts.

T.: …aschgraue Haare…
Sp.: Aschgraue Haare. Was soll ich machen?
Ich höre Nein und Ja im Saal, und wenn man so ein Gejammer hört, ist [es] besser man schreibt nichts hin. [Lachen]. Sonst sind die Hälfte der Leute unzufrieden. Also, wir schreiben nichts hin. Nur deutliche Sachen, wo alle zufrieden sind.
Noch etwas, Ch.? Nichts mehr. Gut, dann lesen wir bitte weiter.

„ …Ich wollte schon früher wegen meiner großen Nervosität kommen.
Ich bin nicht eine Hysterikerin, aber ich ertrage fast nichts mehr, so gereizt bin ich.
Seit immer, aber in letzter Zeit spüre ich es besonders.
Der Arzt achtet nicht besonders auf diese Nervosität. …“

Sp.: Ja, danke. Haben wir irgendwelche Symptome?
T.: Nervös …
Sp.: Keine speziellen Symptome, nicht? Diese Nervosität, ja. Aber diese Nervosität, diese Ängste muß man sehr ernst nehmen, das habe ich schon letztes Jahr gesagt. Wenn ein Patient sagt, er habe Krebsangst, das ist sehr ernst zu nehmen. Sehr ernst. Die Leute, die große Krebsangst haben, die haben die Neigung einen Krebs zu entwickeln. Das werdet ihr sehen, wenn ihr die Fälle gut beobachtet. Deswegen, wenn jemand diese Angst hat, nicht sagen, das sei Hysterie und das sei Hypochondrie, und sofort die Rubrik *hypochondrische Angst* nehmen. Die kann man eventuell auch nehmen, aber sehr ernst nehmen. Ja, lesen wir weiter.

„ …Die Menses ist regelmäßig.
Vor den Geburten sehr starke Kopfschmerzen vor der Regel.
Habe auch Schmerzen vom Sacrum bis zur Inguina ausstrahlend.
Nach den Geburten regelmäßige Menses, so 28 Tage.
Ich litt viel an Magenschmerzen.
Appendektomie mit 20 Jahren. …“

Sp.: Gut.
T.: Kopfschmerzen vor der Menses.
Sp.: Prima, wohin tun wir das?
T.: Unter III.
Sp.: Unter III, Allgemeinsymptom. Also: *Kopfweh vor Menses*.
T.: Und wahrscheinlich, wenn ich es richtig lese, sind diese Schmerzen im

Sacrum auch vor der Menses, oder?
Sp.: Schmerzen im Sacrum vor der Menses. Was soll ich schreiben?
T.: Schmerzen vor der Menses. Sacrum [-Schmerzen vor] Menses gibt es zwar nicht, die Rubrik, aber Rückenschmerzen vor der Menses gibt es wohl.
Sp.: Wir schreiben einfach Sacrumschmerzen vor Menses. Wohin ausstrahlend?
T.: In die Inguina.
Sp.: Ja, zur Inguina.
T.: Die Magenschmerzen sind sicherlich wichtig, aber das wird ja noch weiter unten als Ulcus …
Sp.: Das kommt nachher noch, wir werden das noch genug würdigen.
T.: […]
Sp.: Das ist eine gute Frage. Also, weil es sich zur Inguina erstreckt, ist es ein auffallendes Symptom. Aber bei diesen Mensesschmerzen, das ist oft quasi wie ein Lokalsymptom. Einmal hat man Glück und dann findet man das richtige Mittel gerade in so einer Rubrik, aber das würde ich nicht überbetonen, alle diese Mensesschmerzen da.
T.: Können Sie die Frage bitte wiederholen, wir konnten sie nicht verstehen, hier hinten.
Sp.: Ich habe leider nichts begriffen. [Lachen]
Die Frage? Ja. Ob man diese Mensesschmerzen mit Ausstrahlung zur Inguina nicht nach I. nehmen soll, wegen der Erstreckung. Auffallende Erstreckung, deswegen auffallendes Symptom. Und ich habe geantwortet, diese Mensesschmerzen soll man nicht überbetonen, die sind sehr oft quasi wie ein Lokalsymptom. Weiter bitte.

„ …1964-66 hatte ich immer Magenschmerzen bis man ein Stück Magen und Darm wegen Gastroduodenalulcus wegoperierte.
Zwei Kaiserschnitte: beim ersten Kind hatte ich einen spastisch kontrahierten Muttermund.
Als Mädchen litt ich viel an Hunger.
Ich war ohne Vater, war kein Wunschkind.
Man gab mich in ein Kollegium und dort hungerte ich, weil es nicht genug zu essen gab und so ging ich in den Schweinestall und suchte dort Reste zum Essen.
Da hatte ich dann eine Infektion am linken Bein.
Man wollte sogar operieren, mit normaler Kost heilte es spontan. …“

Sp.: Gut, danke. Haben wir irgendwelche Symptome?
T.: Spastisch kontrahierter Muttermund.

Sp.: Bei der Geburt, ja. Da muß man ein bißchen aufpassen, weil nicht immer die Mittel, die bei der Geburt in Frage kommen, nachher auch das Mittel des Patienten sind. Es kommt manchmal vor, daß bei der Geburt ist ein Mittel indiziert, für irgendeine Störung, z.B. eine Plazentablutung, da braucht es vielleicht Cantharis. Und wenn wir das überbetonen, nachher später, kommen wir vom guten Mittel weg. Also ein bißchen aufpassen mit diesen Akutsymptomen während der Geburt und aus der Geburtszeit.
Was haben wir noch für Symptome?
T.: Eventuell die Infektion am linken Bein.
Sp.: Diese Infektion. Die war natürlich geschwächt, oder? Durch diese schlechte Nahrung und sie hat irgendwelche Infektion, ich weiß nicht was für eine, bekommen. Was haben wir noch für Symptome?
T.: Das Gastroduodenalulcus.
Sp.: Duodenalulcus, wohin tun wir das?
T.: III?
Sp.: Zwischen III und V. Tun wir's zu V, ein Magenulcus.
Es ist natürlich so, daß wir später schon gerne hätten, daß unsere Mittel auch diese Pathologie hat, oder? Aber wir wollen es nicht überbetonen. Noch etwas?
T.: Chronischen Hunger.
Sp.: Also als Kind hat sie Hunger gehabt, nicht das ganze Leben. Manche haben das als Auslöser für die jetzige Krankheit genommen. Seht ihr, wie wichtig es ist, die Lehre von HAHNEMANN zu verstehen? Sie hat gehungert als Kind und jetzt bekommt sie einen Krebs im Alter. Aber HAHNEMANN, was hat er gesagt, was ist die Ursache des Krebses? Es ist die … Psora, und deswegen sollen wir diesen weit zurückliegenden, entfernten Auslösern nicht zuviel Gewicht geben, nicht? Als Kind hat sie gehungert und jetzt, *Folgen von Hunger* nehmen? Dieser Brustkrebs? Das ist ja zu 90% Psora, und dann gibt es noch gewisse Kräfte, die das in eine bestimmte Bahn hineinlenken. Die Psoratheorie muß man bis ins Blut verstehen, damit man nicht diese Dinge überbewertet. Das meiste ist Psora.
Ja, noch was? … Lesen wir bitte weiter.

„ …Litt auch am konvergierenden Strabismus.
Hatte die üblichen Kinderkrankheiten. Viele Unfälle. Alle Fingernägel gewechselt wegen Unfällen.
Hatte immer eine Kugel am Kopf, nach einem Hieb. Es war ein Fettkügelchen. Nach dieser Operation keine Kopfschmerzen.
Spüre das Wetter sehr. Wenn es windet, sind die Nerven gespannter.
Aber bei Wind würde ich dauernd schlafen. …"

Sp.: Gut.
T.: Man könnte eventuell den konvergierenden Strabismus nehmen.
Sp.: Hatte sie früher, ja, wo würden wir das tun?
T.: Bei V.
Sp.: Ja, jetzt in diesem Fall würde ich es bei V tun, weil ich möchte nicht jetzt gewisse Dinge überbetonen. *Konvergierender Strabismus.* Gut, andere Symptome?
T.: Und dieses Fettkügelchen, das wird wohl ein Atherom sein, schätze ich.
Sp.: Nach einem Schlag, nicht? Also – wir wollen daraus keine große Sache machen.
Ja, noch etwas?
T.: Wind verschlechtert.
Sp.: Wind, jawohl, sie spürt das Wetter sehr. Also *Wind verschlechtert*, wo tun wir das?
T.: Zu III.
Sp.: III, ja, Wind verschlechtert. Gut.

„ ...*Ich beobachte, daß sie eher optimistisch ist, redet gerne. Erzählt offen. Keine Tränen, auch beim Erzählen.*
Bei der ersten Geburt tiefes Hämoglobin.
Auch bei der zweiten Geburt immer Neigung zu tiefem Hb.
Zweite Schwangerschaft war infiziert, man mußte dann operieren.
Bei der letzten Schwangerschaft war ich am Ende, so tief mit dem Hämoglobin, da machte man viele Eisenspritzen und Transfusionen.
Jede weitere Schwangerschaft war immer schlimmer.
Während der Schwangerschaft nahm ich dann ab, aber sehr große, gespannte Brüste. ...“

Sp.: Gut, haben wir irgendwelche Symptome?
T.: Schwangerschaftsanämie.
Sp.: Ja, Anämie in der Schwangerschaft ist zwar physiologisch zum Teil, das wissen viele Ärzte nicht und dann, wenn die Anämie kommt, denken sie, es ist alles ... man muß sofort Eisen geben. Es gibt die physiologische Schwangerschaftsanämie, da braucht man nichts zu geben, wenn der Hb nicht zu sehr sinkt. Aber bei ihr war es ein chronisches Problem und wurde immer schlimmer. Und Dr. KÜNZLI hat uns erzählt, wenn jemand Neigung zu chronischer Anämie hat, geht es in Richtung Karzinom. Deswegen muß die Anämie mit guter Therapie hochkommen, das Hb, sonst sind wir nicht auf der guten Spur, wenn wir jemand behandeln, und das Hb geht nie hoch, bleibt immer tief. Ja, Anämie, das können

wir auch bei V hintun.
Noch was? … Gut, lesen wir weiter.

„ …Man gab mir auch Spritzen um die Milch zu stoppen, weil sie zu wenig nahrhaft gewesen wäre.
Vor zwei Jahren starke Allergie, generalisiert am Vorderkörper und an den Extremitäten.
Ging dann zu Dr. G., anschließend machte ich Akupunktur. Es verschwand dann.
Sehr viele kleine Warzen am Handrücken als Mädchen.
Hühneraugen an den Füßen, weil ich enge Schuhe trage.
Herpes nur bei Überanstrengung.
Kleiner, brauner Fleck am Sacrum.
Mein Bub hat nach einem Schreck bis 11-jährig bettgenäßt. …“

Sp.: Ja, haben wir Symptome?
T.: Ja, also diesen kleinen braunen Fleck würde ich mal beachten da, das ist sicherlich ein gutes Symptom.
Sp.: Wo soll ich das hinschreiben? Wo würden Sie es hinschreiben?
T.: Es kommt darauf an, wie groß er ist. Also sicherlich sehr auffallend, ein brauner Fleck, irgendwo.
Sp.: Schon …
T.: Ja, dann würde ich ihn nach I tun.
Sp.: Nach I. Warum nach I?
T.: Weil es nicht jeder hat.
Sp.: Genau, es frappiert uns, dieser kleine braune Fleck am Sacrum. [Unruhe im Saal]. Noch etwas?
T.: Rezidivierender Herpes …
Sp.: Aber nur bei Überanstrengung. Wollen wir es nehmen. Würden Sie es nehmen?
T.: Weil es gibt viele Menschen, die sich anstrengen und überanstrengen und keinen Herpes entwickeln. Also die Neigung zu Fieberbläschen ist auch sehr auffallend, finde ich.
Sp.: Ja, wo tun wir das?
T.: Würde ich auch nach I tun.
Sp.: Wir sind zufrieden mit …
T.: III.
Sp.: Ja. *Herpes rezidivierend*. Gut. III ist auch eine gute Stellung.
T.: Und dann haben wir noch die Warzen.

Sp.: Warzen, wo gehören die?
T.: Zu III.
Sp.: Ja, *Warzen* als Mädchen *am Handrücken*.
Ja, Sie haben eine schöne Beute gemacht jetzt. Noch was? … Lesen wir bitte weiter.

„ …Habe manche merkwürdige Träume mit Schweiß und Gefühl von Atemnot.
Erwache dann wie aus einem Schreck aus Träumen. Gegen 3.00 Uhr.
Die Natur habe ich immer gerne gehabt, ich beobachte viel, meine Gedanken entspannen sich dabei.
Adaptiere ziemlich gut, auch an die Jahreszeiten.
Auch sommers wenn alle trinken, trinke ich fast nichts.
Rückenkälte vor Schnee.
Sonne sehr gerne, kann unter der prallen Sonne schlafen. …"

Sp.: Gut.
T.: Erwachen, wie aus Schreck.
Sp.: Wo würden Sie das tun?
T.: Zu III.
Sp.: Ja, Schlafsymptome. Also, *Erwachen wie aus Schreck*. Was noch?
T.: Die Durstlosigkeit.
Sp.: Gut, das ist eine riesige Rubrik. Was ist noch frappierend?
T.: Die merkwürdigen Träume mit Schweißneigung.
Sp.: Ja, *Träume mit Schweiß*. Wohin tun wir das?
T.: Kommt darauf an, wie ausgeprägt es ist, aber …
Sp.: Ausgeprägt.
T.: … wenn es sehr ausgeprägt ist, zu I, sonst zu III.
Sp.: Frappiert schon, Träume mit Schweiß. Also sie erwacht aus Träumen ganz verschwitzt. Schreiben wir es bei II. [Lachen] Träume sind jetzt im COMPLETE bei *Mind*, so haben wir die Sache geregelt. Ich meine, sie schwitzt, weil diese Träume irgendwie eine Emotion auslösen, ich habe da nicht weiter gebohrt.
Was noch? Ist noch nicht fertig.
T.: Dann das Gefühl von Atemnot im Traum.
Sp.: Ja, *Atemnot beim Erwachen. Träume mit Schweiß* und *Gefühl von Atemnot beim Erwachen*, hätte ich schreiben sollen. *Atemnot beim Erwachen*, so ein Schlafsymptom, wiederum. Bei III da, alle diese Schlafsymptome. Ja. Noch etwas?
T.: Dann die Kälte der Hände und Unterschenkel, vielleicht bei Erregung, ich weiß nicht was das heißt: gespannt.

Sp.: Ja, kalte Hände und Unterschenkel, das ist nicht so klar, lassen wir es mal weg. Nächster bitte.
Da ist eine Frage dahinten.
T.: Erwachen 3.00 Uhr?
Sp.: Diese Erwachenszeiten da bringen im großen und ganzen selten etwas, gebt nicht zuviel Wert auf diese Erwachenszeiten im Repertorium. Ja?
T.: Rückenschmerzen vor Schnee.
Sp.: Sehr gut, ja, Rückenschmerzen vor Schnee. Eigenartig. Rückenkälte, ja, ist eigenartig. Was wollen wir damit machen?
T.: Bei I.
Sp.: Bei I? Warum?
T.: Weil es auffällt. [...]
Sp.: Also, diese Rückenkälte vor Schnee ist nicht ein seltenes Symptom in der Praxis, und nachher nehme ich einfach: *vor Schnee verschlimmert.* Das ist nicht so selten, das habe ich schon viele Male gehört, also: *vor Schnee verschlimmert.* [also bei III] Sie ist so wetterfühlig sowieso, sie spürt wenn das Wetter kommt. Ja, weiter.

„ ...Wenn gespannt dann kalte Hände und Unterschenkel.
Es ist eine nervöse Spannung.
Schwitze, wenn verspannt.
Bei Widerständen oder wenn ich mich halten muß.
Schwitze an den Händen und unter den Achseln, so säuerlich.
Gewitter spüre ich im voraus.
Sehr entspannt bei Gewitter.
Sehr gerne unter dem Wasser, wenn es stark regnet. ...“

Sp.: Haben wir irgendwelche Symptome da?
T.: Der Schweiß.
Sp.: Bei Erregung, es ist so ein nervöses Schwitzen dann.
T.: An den Händen und unter den Achseln.
Sp.: Ja, so säuerlich, wenn sie verspannt ist, das ist auch ein häufiges Symptom in der Praxis, es ist nicht etwas Spezielles. Etwas anderes?
T.: Gewitter, das Spüren des Gewitters im voraus.
Sp.: Sehr gut, sie spürt Gewitter im voraus, *vor Gewitter verschlimmert*, wo schreiben wir das? ... Allgemeinsymptom, nicht? Witterungseinflüsse. Also, *Gewitter verschlimmert* ... nein, *vor Gewitter*, Entschuldigung. Gut. Noch was? Lesen wir bitte weiter.

„ …Als Mädchen war ich ein richtiger Bub, spielte immer mit den Buben, eher rauhe Spiele.
Rauche nicht, finde ich dumm.
Ich arbeite in einem Restaurant jetzt.
Habe eine Beziehung angefangen, damit ich auch auf meine Rechnung komme.
Kann nicht frühstücken. Gerne Kaffee.
Espresso gut ertragen.
Schwarztee macht mich ruhelos, auch eine Abneigung dagegen.
Durst ist eher wenig, leide nicht darunter.
Auch wenn ich Spaziergänge mache. Kann mit Mühe ein Deziliter Wasser trinken.
Wein roh kann ich nicht trinken, es stört mich.
So süße Likörs nicht gerne.
Auch Cognac oder Whisky gar nicht gerne.
Im allgemeinen esse ich alles mögliche.
Siedfleisch kann ich nicht verdauen. …"

Sp.: Gut. Haben wir Symptome?
T.: Vielleicht könnte man in Klammern *vermännlichte Mädchen …*
Sp.: *Vermännlichte Mädchen …* „ich war ein richtiger Bub". Also spielte immer mit den Buben. Schreiben wir es einfach hin. Sie wohnt nämlich in einem großen Dorf, wo es auch viele Mädchen gibt. Deswegen ist es schon etwas, was … sie selber hat das spontan gesagt, sie spielte immer mit den Buben. Wer tut das in der Regel, immer mit den Buben spielen? Sepia, ja. Sepia-Mädchen ziehen diese Jeans an, mit diesen Trägern da und sind mit den Buben auf den Bäumen, spielen Fußball, ganz aktiv. Es ist schön zum Zuschauen …
Lesen wir bitte weiter.
T.: Die Auffälligkeit, wie sie ihre Beziehung beschreibt.
Sp.: Ja natürlich, wir haben noch nicht den Text fertiganalysiert. Ja?
T.: Ich finde es auffällig, wie sie es beschreibt, ihre neue Beziehung.
Sp.: Was soll ich da aufschreiben, was ist Ihnen aufgefallen?
T.: Daß es anscheinend nur um die sexuelle Beziehung geht, und nicht um die emotionale Beziehung.
Sp.: Naja, das hat sie nicht gesagt. Sie hat gesagt: „Damit ich auf meine Rechnung komme." Vielleicht redet sie gern mit dem Freund. Wir wissen es nicht, wir dürfen nicht Sachen hineininterpretieren, nicht? Vielleicht ist es so, aber wir wissen es nicht ganz sicher. Man muß aufpassen, daß wir gar nichts interpretieren. Sie haben aber recht, Sie sind schon ein erfahrener homöopathischer Arzt und haben schon geahnt, daß es in diese Richtung geht. Und

tatsächlich ist es so, ja. Gut, noch was da?
T.: Vielleicht, daß das Frühstück verschlimmert, aber das ist nicht weiter [...] Ob sie jetzt Übelkeit hat, oder Schmerzen, jedenfalls sie kann nicht frühstücken. Man könnte noch nehmen *Frühstück verschlechtert.*
Sp.: Diese Übelkeit nach dem Frühstück, kann nicht frühstücken, ist zu wenig klar, [denn] ich weiß nicht warum.
T.: Schwarztee.
Sp.: Schwarztee, ja, *Schwarztee verschlimmert* und *Abneigung.*
T.: Espresso verträgt sie.
Sp.: Espresso verträgt sie und Schwarztee verschlimmert, das ist auffallend, ja. Die Verschlimmerungen und Abneigungen gehören zu Allgemeinsymptomen, bei III. Noch was? ... Lesen wir bitte weiter.

„ ...Luganighe (Schweinswürste), Luganighette, wenn gesottet nicht verdaut, wenn in Öl gebacken gut ertragen. Reis, Spaghetti, Kartoffeln gerne. Gemüse gerne roh. Mache selber einen Garten, manchmal nehme ich das Gemüse so roh. Spüre ein Verlangen.
Gekochte Bohnen blähen. Esse ich selten.
Austern und Meeresfrüchte sehr gerne. Erdbeeren sehr gerne.
Bier indifferent.
Milch vor der Operation sehr viel getrunken, jetzt etwas Mühe.
Starkes Verlangen nach Süßigkeiten.
Wenn ich nervös bin, esse ich viel Süßes.
Schokolade, Biscuits, Bonbons. Es ist ein Verlangen. ...“

Sp.: Gut. Gibt es irgendwelche Symptome?
T.: Also diese Würste verträgt sie nicht, wenn sie gekocht sind. Die Bohnen blähen.
Sp.: Gekochte Bohnen blähen, ja. Bohnen blähen, können wir nehmen – wo?
T.: Bei III.
Sp.: Ja, Bohnen blähen ... [Raunen] Was ist diese Unzufriedenheit im Hintergrund?
T.: Ist doch ganz normal.
Sp.: Wer hat das gesagt? Ist normal? Haben Sie das auch? [Lachen]. Heute abend in die Rubrik schauen. Ihr Mittel! *Bohnen verschlimmern.*
T.: [...]
Sp.: Also ein Herr hat mich gerettet, vielen Dank. Wenn Sie die homöopathischen Mittel nehmen werden Sie sehen, daß diese Unverträglichkeit nachher verschwindet. Das ist nicht normal, ein gesunder Körper erträgt alles, aber heute

die meisten Menschen sind leberkrank und deswegen vertragen sie nicht die Bohnen, das sind die ersten Symptome der Leberkrankheit, Bohnen, Zwiebeln, alle diese Sachen. Ja, noch etwas?

T.: Das Süßverlangen.

Sp.: Ja, sehr gut, wo tun wir das?

T.: Auch bei III.

Sp.: Bei III: *Süßverlangen*, *Süß, desire* bei einer 45jährigen Frau, die sagt, ich habe ein richtiges Verlangen nach Süßem, ist ein Symptom.

T.: Verlangen rohe Speisen.

Sp.: *Verlangen rohe Speisen* ist ein bißchen zu viel. Sie arbeitet im Garten so gern und hie und da nimmt sie vielleicht eine Karotte aus dem Boden und ißt das mit Freude. Ich möchte das sehen, ob es wirklich so ist. Zu kleine Rubriken, zu kleine Rubriken. Noch was?

Und die Verlangen sind viel weniger wichtig als die Abneigungen, ausgenommen, es ist etwas sehr Auffallendes. Lesen wir weiter, bitte.

„ …Essig nach der Magenoperation weggelassen.
Gerne kaltes Wasser beim Schwimmen.
Zuhause gerne warmes Bad gemacht.
Dusche lauwarm oder kalt.
In den Bergen wach und lebendig.
Am Meer fühle ich mich entspannt, ruhig.
Geschlossene Kragen stören, es scheint mich zu ersticken.
Lieber weite Kleidung.
Gute Wundheilung.
Nasenbluten sehr wenig. …"

Sp.: Jawohl, danke. Haben wir Symptome?

T.: Hier würde ich eigentlich den Kragen … das Ersticken bei geschlossenem Kragen …

Sp.: Ja, wo würden Sie das tun?

T.: Das würde ich eigentlich noch zu den Allgemeinsymptomen nehmen.

Sp.: Allgemeinsymptom … seid ihr alle einverstanden?

T.: Zu I.

Sp.: I, warum I? Auffällig durch die Intensität, wie es ausgedrückt wird: Gefühl zu ersticken mit einem geschlossenen Kragen, nicht? Gefühl zu ersticken.

T.: Aber sie kommt sicher aus Österreich und da ist ja ein bißchen Struma auch … Da würde ich das schon fast als Allgemeinsymptom betrachten, wenn sie aus Österreich kommt. [Lachen]

Sp.: Warum? Was ist in Österreich los?
T.: Ich denke, es ist vielleicht doch mit der Struma …
Sp.: Gibt es viele Leute, die das sagen?
T.: Ja, ich denke, die Struma in Österreich ist ja sicherlich mehr …
Sp.: Ah, in Österreich ist viel Struma?
T.: Ja, wurde so gesagt… [Lachen]
Sp.: Ja, wenn sie Struma hätte, dann wäre dieses Symptom nutzlos, das ist sehr wichtig. Wenn jemand eine Struma hat, kann man nicht das Symptom nehmen *Kragen nicht ertragen*. Das darf man gar nicht nehmen. Aber sie hat keine Struma.
T.: Hat keine? Gut.
Sp.: Also: *Erstickungsgefühl durch enge Kragen.*
T.: Daß sie sich am Meer ruhig und entspannt fühlt.
Sp.: Am Meer ruhig und entspannt, was für ein Symptom ist das?
T.: Besserung am Meer.
Sp.: *Besserung am Meer*? Dann müßten wir alle diese Rubrik verwenden, oder viele: am Meer fühlen sich die meisten Leute ruhig und entspannt, nicht? Man ist ja in den Ferien, die schöne Landschaft, Süden – ist kein Symptom, ausgenommen, jemand hat Migräne oder Asthma und dann sagt er: Ich gehe ans Meer und das Asthma verschwindet. Ich gehe ans Meer und die Migräne verschwindet. Dann ist das ein Symptom, das am Meer bessert, aber so eine allgemeine Besserung am Meer, das ist normal, sonst würde man nicht ans Meer gehen. Die meisten Menschen gehen ans Meer, weil sie sich dort besser fühlen. Das ist wichtig! Noch was?
T.: Das kalte Baden im Meer, also beim Schwimmen im kalten Wasser.
Sp.: Ja, das habe ich gerne, wenn jemand sagt, Schwimmen kaltes Wasser, zuhause warmes Wasser, Dusche lauwarm oder kalt. Wenn sich alles widerspricht, nachher … ist kein Symptom. Lesen wir bitte weiter.

„ …Alleinsein und Gesellschaft gut ertragen.
Wenn traurig lieber alleine, weil niemand helfen kann.
Traurig selten, nur wenn ich an meinen Mann denke.
Sonst eher Optimist von Natur.
Könnte stundenlang dem Sonnenuntergang zuschauen, oder jemandem der spaziert.
Weinen aus Zorn.
Wenn ich einen großen Kummer habe kann ich nicht weinen. …“

Sp.: Gut.
T.: Ich finde da nicht so viel Auffälliges drin.
Sp.: Ja, gerade …
T.: Weil es sich so ein bißchen widerspricht, so Weinen aus Zorn, und bei Kummer eben nicht weinen können, das ist nicht so deutlich, daß man daraus ein klares Symptom machen könnte – finde ich.
Sp.: Also, sollen wir jemand zu Hilfe rufen?
T.: […]
Sp.: Wie? … besonders auffällig? Wer hat das gesagt? Ja, darf ich eine Frage stellen? Haben Sie schon eine Praxis?
T.: Nein.
Sp.: Nein, das macht nichts, ich will Sie nicht irgendwie … ich will nur den Unterschied zeigen, wenn jemand viele Jahre praktiziert und jemand noch nicht lange praktiziert, in der Beurteilung der Symptome, nicht? Wie man vorsichtig ist.
T.: Ich finde es insofern auffällig, weil ich denke, die Frau hätte genügend zu weinen und sie scheint schon grundsätzlich schlecht zu weinen. Also, sonst hätte sie wahrscheinlich vor dem Kummer, den sie in ihrem Leben schon erlebt hat, pausenlos geweint, also …
Sp.: Es ist einfach so, wenn man am Anfang der homöopathischen Karriere steht, und man hört: *kann nicht weinen bei Kummer*, springt man sofort auf dieses Symptom. Wir machen es [jetzt auch so]. *Kann nicht weinen bei Kummer*. M. hat uns gewarnt, Du hast keine Schuld mehr am weiteren.
T.: Danke. Da kommt was, was ich viel auffälliger finde …
Sp.: *Kann nicht weinen aus Kummer*. Und was noch? … Weint aber aus …?
T.: Zorn.
Sp.: Ja. *Weint aus Zorn*. Ich habe das, als diese Patientin mir das gesagt hatte, einfach so genommen, weil ich bin gewohnt, Naturerscheinungen so zu nehmen, wie sie mir präsentiert werden. Erst, wenn ich merke, daß das Mittel nicht gut tut, beginne ich dann wieder zu analysieren. Ja, das sind schöne, deutliche Symptome. Ich habe keine Suggestivfragen gestellt. Das sind ziemlich spontane Äußerungen. Ich habe relativ vorsichtig gefragt. Weiter.

„ …Wenn ich gestochen [ital. = verletzt, geärgert] werde, dann ist es mehr eine Zornreaktion, die ich habe.
Als der Mann starb, fiel alles zusammen.
Ich mußte anfangen zu arbeiten, viele Schulden.
Trost macht zornig.
Bin sehr besitzergreifend.

Ich kann jemanden sehr lieben, kann aber auch eine Person von meinem Leben ausschließen. ...“

Sp.: Ja, haben wir irgendwelche Symptome?
T.: Eventuell Abneigung, oder Ablehnung gegenüber Trost, das macht sie eben zornig.
Sp.: Ja, *Trost macht zornig*. Das ist schon etwas frappierend. *Trost macht zornig*, bei *Geistes*- und *Gemütssymptome*, [II.] *Trost macht zornig*. In der Regel, wenn man jemanden tröstet, dann beruhigt sich die Person. Und wenn sie hingegen zornig wird, das ist frappierend. Noch etwas? ... Nichts mehr? Gut, lesen wir weiter.

„ ...Ich bin ganz gleichgültig in diesen Momenten, Eifersucht betreffend.
Ich sehe immer eine Lösung in jeder Situation.
Sehr mutig im Charakter, hat kaltes Blut.
Später kann ich vielleicht zittern.
Widerspruch kann sehr stören, aber mich auch kalt lassen.
Keine Angst vor dem Tod. Ich sah mehrere Menschen sterben, und jeder starb anders.
Schon als Mädchen sah ich Großmutter und Großvater sterben und sah andere sterben, aber ohne Probleme. ...“

Sp.: Ja?
T.: Wie ist dieses „kalte Blut“ zu verstehen? ... Kaltblütig, gefühllos, oder ...
Sp.: Entschuldigung, ist vielleicht eine Redewendung im Italienischen. Hat „sangue fredo“ bedeutet mutig, reagiert bei so ... ist eine wortwörtliche Übersetzung aus dem Italienischen, also kaltblütig sagt man auf deutsch, oder?
T.: Mutig ist ja positiv und kaltblütig wäre dann negativ ausgedrückt.
Sp.: Kaltblütig, nein, das ist etwas ganz anderes. Ein Mensch einfach ... es gibt Leute, wenn etwas passiert, nehmen wir an man geht mit einem Kind spazieren, es fällt einen Abgrund hinunter, sie sind gelähmt, sie können nichts mehr machen. Es gibt andere, die springen sofort hin und können das Kind nehmen und reagieren, und nachher kommt ein Schock. Und die [Patientin] gehört zur zweiten Kategorie.
T.: Besonnen oder so.
Sp.: Einfach, sie reagiert sofort, nicht? Sangue fredo, d.h. sie verliert nicht die Kontrolle über die Situation. Beherrscht.
T.: Widerspruch kann sehr stören.
Sp.: Ja, *Widerspruch verschlimmert*, das ist auch so ein Symptom, ein Geistes-

und Gemütssymptom. *Widerspruch verschlimmert.*
T.: Aber auch im Gegenteil.
Sp.: Sehr gut, eben, zum Glück gibt es eine Korrektur. Wenn jemand sagt Widerspruch verschlimmert einmal und einmal nicht, soll man es gar nicht nehmen. Nur deutliche Sachen soll man nehmen. Ja, noch was?
T.: Also ihr Verhalten dem Tod gegenüber, also daß ihr das Sterben sehen nichts ausmacht.
Sp.: Ist das pathologisch? Das müßte man sich fragen ob es pathologisch ist, daß man Angst vor dem Tod hat, oder keine. Das müßten wir in einer separaten Sitzung analysieren. Sie hat keine Angst vor dem Tod. Sie hat gesehen, sie starben ohne Probleme, die Großeltern und so. Das ist eher natürlich.
Ja, Nächster bitte.

„ …Saures nicht, Gewürztes nicht.
Fettes nicht gerne. Bin nicht so ein Fleischfresser, aber gerne rohe Leber oder rohes Fleisch manchmal. Sonst Fleisch gut gekocht.
Am liebsten Reis, Kartoffel und Spaghetti.
Gerne Früchte vom Baum gepflückt.
Fisch ziemlich gerne, alternativ zum Fleisch.
Eier sehr gerne, eher wenig Salz. …"

Sp.: Danke, welche Symptome haben wir da?
T.: Gerne rohe Leber.
Sp.: Ja eben, das ist … Gerne rohe Leber, aber wie heißt das? … „Gerne rohe Leber oder rohes Fleisch" – „manchmal"! Sie arbeitet im Restaurant, manchmal ist die rohe Leber da und sie nimmt ein bißchen in die Finger und tut's in den Mund. Ist das ein Verlangen nach roher Leber? Dürfen wir das so nehmen? Verlangen nach Fleisch, rohem Fleisch und roher Leber bedeutet, wenn jemand das so mit dem Löffel ißt, oder … Nicht nur bißchen, manchmal. Noch was? … Was ist aber deutlich?
T.: Wenig Salz.
Sp.: Gut, wenig Salz ist nicht pathologisch.
T.: Zum Merken.
Sp.: Zum Merken, ja. Was hat sie aber nicht gerne? … Fett. Fett nicht gern, ja. Fettabneigung. [Raunen im Saal] Das sind die Leute, die jedes Stücklein Fett vom Fleisch wegschneiden. Die meisten Menschen, wenn sie ein Steak essen, sie essen ein Steak, und wenn eben ein Streifen drin ist, achten sie nicht so drauf, aber es gibt solche, die schneiden jedes Stücklein Fett heraus und legen es so auf die Seite, das ist dann schon auffallend. Sie haben eine sehr ausgeprägte

Abneigung gegen Fett.
T.: Aber die Schweinswürste…
Sp.: Luganighe, Luganighette, wenn gesotten nicht verdaut: eben, auch dort verdaut sie es nicht.
T.: […]
Sp.: Sie meinen, man sollte nehmen eher Verschlimmerung, als Abneigung?
T.: […]
Sp.: Ja, Sie haben recht, diese Schweinewürste ißt sie, aber sie verträgt sie nicht. Ja, eher Verschlimmerung durch Fettes. *Fett, Abneigung* und *Verschlimmerung* schreiben wir, so Verschlimmerung eher. Zu eurem Trost möchte ich aber sagen, daß, wenn ich die Rubriken analysiere, *Fettverschlimmerung* und *Fettabneigung* nehme ich immer beide zusammen. Ja?
T.: […] sie ißt ja fette Sachen […]?
Sp.: Ja, sie ißt, aber sie verträgt sie nicht, sehen Sie oben?
T.: […] wenn in Öl gebacken gut vertragen…
Sp.: Öl gebacken … Aha, ja, ja, Frau V., Sie haben komplett recht, ja, also wegstreichen. Ja, man muß kritisch sein, das ist sehr schön, nicht? Gebackenes Fett erträgt sie gut und dann sagt sie, sie erträgt es nicht, nein. Gut, lesen wir weiter.

„ …Käse geht.
Schlafstellung beim Einschlafen rechts, dann lande ich immer auf dem Bauch.
Lieber harte Unterlage zum Schlafen, wegen dieser Unfälle.
Wenn ich Rückenschmerzen habe bleibe ich ganze halbe Stunden auf dem Boden.
Wenn ich erwache keine schlechte Laune.
Erwache aus Alpträumen so um 3.00 Uhr.
Erwache wie aus einem Schreck aus Träumen des Tagesgeschehens.
Schreckliche Dinge ergreifen tief.
Ich kann Gewaltszenen im Fernsehen nicht schauen. …“

Sp.: Ja, gut.
T.: Also, ich würde die harte Unterlage zum Schlafen nehmen.
Sp.: Gut, also wohin tun wir das?
T.: Unter III, eventuell unter I …
Sp.: III, also*, hartes Bett*, schreiben wir. Was noch?
T.: Schlafstellung, beim Einschlafen rechts …
Sp.: *Rechte Seite…*
T.: … bzw. Bauch.

Sp.: *Bauchlage*. Sehr gut.
T.: Also, mit den Alpträumen, das hatten wir vorher schon.
Sp.: Haben wir schon alles. Ja?
T.: Wenn die harte Unterlage nach den Unfällen [...]?
Sp.: Da kommt wiederum die erfahrene Ärztin und fragt, wenn die harte Unterlage erst nach den Unfällen gekommen ist, kann man das nehmen?
T.: [...]
Sp.: Eben, dann kann man es nicht so nehmen. Seht ihr, ich will nur zeigen, <u>wie</u> delikat eine Anamnese ist. Diese Anamnese ist voller Fallen, voller Fallen! Und wenn jemand einen Unfall mit Bänderzerrungen gehabt hat braucht er Rhus toxicodendron. Nachher verlangt er nach harter Unterlage. Aber das ist nur, weil er Rhus-t. braucht, das hat nichts mit seiner Konstitution zu tun. Und wir mischen diese Symptome nachher hinein in die Konstitutionsanamnese und so kommen wir auf ein falsches Mittel. Man muß <u>sehr</u> achtsam sein!
T.: Ich würde die Rechtsseitenlage auch streichen, weil die nur beim Einschlafen [...]
Sp.: Gut, also, wenn jemand sagt, daß er immer rechts einschläft und sich nachher auf den Bauch dreht, dann nehme ich diese zwei Rubriken. Wenn er immer rechts einschläft und sich nachher auf den Bauch dreht, nehme ich diese gerne. Wenn es <u>immer</u> so ist! Wenn er hingegen sagt, mal rechts, mal links, und so, da würde ich nichts nehmen. Gut. Noch was? Noch ein Symptom?
T.: Eventuell noch mit den schrecklichen Dingen, je nachdem wie stark das ist, weil ...
Sp.: *Schreckliche Dinge ergreifen tief*, das habe ich schon in der Repertoriumssprache in der Anamnese geschrieben, ja. Bei II. *Schreckliche Dinge ergreifen tief.*
T.: Und der nächste Satz mit dem Fernsehen entspricht dem ja ungefähr dann auch: kann keine Gewaltfilme sehen.
Sp.: Ja eben, das ist eine Bestätigung vom Gesagten.
Jetzt ist es halb fünf, müssen wir da die Pause machen, Herr H.?
T.: [...]
Sp.: Fertig machen? Gerne. Ich mache es auch lieber fertig. Lesen wir weiter.

„ ...Menarche zwischen 14 und 15 Jahren.
28 Tage. Dauert maximal 3 Tage.
Vor Menses Übelkeit, leicht.
Wenn ein Widerspruch ist oder etwas nicht geht, explodiere ich, vor Menses zunehmend.
Während Menses bin ich ruhiger.

Schmerzhafter Coitus, vor allem in den Eierstöcken. Zeitweise.
Stehe um 6.15 Uhr auf.
Dann fange ich an zu arbeiten, eher langsam.
Im Winter muß ich wieder ins Bett gehen.
Um 7.20 stehe ich zum zweiten Mal auf und mache den Haushalt, dann gehe ich in das Restaurant und helfe ein bißchen überall bis 11.00 Uhr, anschließend gehe ich nach Hause und bereite das Essen.
Mache die Arbeiten in Ruhe. Die Kinder helfen.
Wenn ich Lust habe, gehe ich ins Restaurant, sonst sticke ich oder lese ein Buch oder mache etwas Haushalt, dann bereite ich das Abendessen.
Bleibe bei den Kindern, bis sie schlafen gehen.
Wenn ich mich nicht sehr müde fühle, gehe ich wieder ins Restaurant zum Helfen.
Sehr gerne sticken, häkeln, Socken stricken.
Sehr gerne Garten gemacht. …"

Sp.: Danke.
T.: Diese Übelkeit vor den Menses.
Sp.: Übelkeit vor Menses, ja, bei den III-Symptomen. Was noch?
T.: Leichte Übelkeit.
Sp.: Ah, leichte Übelkeit, leichte – also wegstreichen, habe ich verstanden. Dann nur die Wünsche äußern.
T.: Eine Besserung während der Menses. Sie sagt, sie ist ruhiger während der Menses.
Sp.: Reizbar vor Menses, also bei Widersprüchen explodiert sie schneller vor Menses, ist irgendwie sensibler, oder? Dieses Symptom: „explodiere ich": *Reizbarkeit vor Menses*, ja? II, *Reizbar vor Menses*. Gut, noch was?
T.: Dieses Ruhigersein während der Menses, meinst Du das allgemein, daß es ihr da besser geht?
Sp.: Welches Symptom? Menses bessert?
T.: Während Menses bin ich ruhiger.
Sp.: Ja, einfach Allgemeinsymptom, Menses bessert. Prima. Noch was?
T.: Schmerzhafter Koitus…
Sp.: Ja, schmerzhafter Koitus, wohin tun wir das?
T.: Bei III.
Sp.: Einsersymptom [I], ist ein auffall… Wie bitte? Nicht Einser? Da spricht der Spezialist, jetzt will ich hören. Was ist Ihre Begründung?
T.: Das kommt häufiger vor als eine Einziehung an der Brust.
Sp.: Wie eine Einziehung an der Brust? Das glaube ich, aber ist das bei allen

Personen so?
T.: Sie hat ja einen Ovarialschmerz…
Sp.: Eben, Ovarialschmerz während Koitus. Ja, da müssen wir schon genauer werden, wenn wir wollen. Ovarialschmerz während Koitus, das ist schon etwas frappierend.
T.: Aber wenn es nur ab und zu ist, so ist es während der Eisprungzeit völlig normal […].
Sp.: Während der Eisprungzeit. Aber sie sagt nicht, daß es nur während der Eisprungzeit ist.
T.: Sie sagt nur: ab und zu.
Sp.: Schmerzhafter Koitus, zeitweise.
T.: […] weglassen.
Sp.: Weglassen? Gut, einverstanden. Ja, ja, so muß man vorgehen auch in der Praxis, wenn Zweifel sind und … weglassen! Nächstes.
T.: […]
Sp.: Also, Herr Dr. T. sagt, daß viele Frauen sagen, vor der Menses sind sie gereizt und wenn die Menses einsetzt, nachher sind sie ruhiger. Und jetzt, was machen wir damit? Sie sagt, sie „explodiert", sagt ein Kollege. Was soll ich daraus entnehmen?
T.: […]
Sp.: Nicht jede Frau hat Neigung zu „Explosionen" vor Menses.
T.: […] die Besserung während Menses wegstreichen.
Sp.: Die Besserung während Menses. Warum soll ich es wegstreichen?
T.: Weil ich das nur in dem Zusammenhang mit dem „Explodieren" sehe, vorher, während der Periode wird es wieder besser.
Sp.: [Seufzt] Aha, also wo ist das genau? Gut, also *Menses bessert* allgemein tun wir weg.
Ich bin sehr froh um diese Kritik. So wird der Fall immer schöner, wenn man kritisiert, wenn man wegschneidet, wenn man analysiert, anstatt alles so hinzuschreiben. Nächstes.

„ …Uterus retroflexus.
Gewicht 60-64 Kg, ziemlich konstant.
Sehr neugierig, gerne Naturwissenschaften. Gute Intelligenz.
Sie will es sich noch überlegen, ob sie operiert oder nicht.
Am nächsten Tag telefoniert sie, daß sie gerne die Operation machen möchte und anschließend meine Behandlung.
Ich schicke ihr Arnica.
Am 9.1.87 wird der Tumor im Gesunden entfernt, dann rechte Axilla ausgeräumt

und zusätzliche Chemotherapie CMF i.v. und L-PAM p.o. (welche von der Patientin nicht eingenommen wird)
Am 9.2.87 meldet sich die Patientin.
Was schicke ich? …"

Sp.: Eben, vor zehn Jahren war ich noch sehr zurückhaltend, das heißt, ich hatte nicht den … ich habe nicht so Mut gemacht, aktiv. Ich habe mehr geschaut, was der Mensch machen will, ich habe ihm zugehört, ob er Ängste hat oder nicht. Ich habe gesagt, ich bin bereit ihn homöopathisch zu behandeln. Und so haben die Leute bei mir nicht so eine gewisse Sicherheit gespürt. Und dann hat sie beschlossen, doch die schulmedizinische Therapie zuerst zu machen.
Heute, wenn ich merke, daß der Patient wirklich nicht unbedingt die Operation und die Chemotherapie will, dann werde ich ein bißchen aktiver, indem ich sage: Doch, ich glaube, wir können es schon riskieren. Wir messen einfach den Tumor, wir geben das Mittel, dann messen wir wieder, wenn er nicht wächst, dann ist es ein gutes Zeichen. – So. Und ich gebe den Frauen mehr Mut bei Brusttumoren. Und da hat die Frau das nicht gehört, und so hat sie, obwohl sie sicher eine Patientin gewesen wäre, die gerne die Homöopathie allein gemacht hätte, nicht die Stütze gehabt und sie hat mir telefoniert am nächsten Tag, sie wolle zuerst die Operation machen.
Gut. Bevor wir die Analyse und das weitere Vorgehen besprechen machen wir jetzt die Pause, oder? [Applaus]

* * *

Tafelanschrift:

I. *Brauner Fleck am Sacrum
*Erstickungsgefühl durch engen Kragen

II. Kummer nach Tod des Mannes
Träume mit Schweiß
Spielte als Mädchen immer mit Buben
Kann nicht weinen aus Kummer, weint aus Zorn
Trost macht zornig
Schreckliche Dinge ergreifen tief
Reizbar vor Menses

III. Tumor in der Brust
Kopfschmerz vor der Menses

Sacrumschmerzen vor Menses, zur Inguina ausstrahlend
Wind <
Herpes, rez.
Warzen Handrücken als Mädchen
Erwachen wie von Schreck
Atemnot beim Erwachen
Vor Schnee < ; vor Gewitter <
Schwarztee < + Abneigung
Bohnen blähen
Verlangen Süß
~~Fett< + Abneigung~~
(~~Hartes Bett)~~ Unfall!
rechte Seite, Bauchlage
~~Übelkeit vor Menses~~

V. Magenulcus
Konvergierender Strabismus
Anämie

* * *

[Pause]

Sp.: […] Symptom jetzt zu repertorisieren?
T.: Nach §153.
Sp.: §153, gut, das sind diese Symptome. Aber jetzt wollen wir noch viel feiner analysieren. Innerhalb der verschiedenen Schubladen, nach welchem Kriterium wähle ich die Symptome?
T.: Nach der Sicherheit.
Sp.: Nach der Sicherheit, nicht? Es soll ein sicheres Symptom sein, klar, deutlich, ich soll nicht daran zweifeln. Und jetzt, wenn ich diese Liste schaue, was sind sichere Symptome? Unter den §153-Symptomen, welche sind sichere Symptome? *Brauner Fleck am Sacrum*, sind die sicher oder unsicher?
T.: Sicher.
Sp.: Ja, vorläufig sicher. Also machen wir einen Stern hin. Ist noch ein sicheres Symptom in diesen Einsersymptomen da? Ist *Erstickungsgefühl durch enge Kragen* ein sicheres Symptom? Ich habe die Frau gesehen in der Praxis und die hat einen Ausschnitt gehabt da vorne, nicht? Wenn eine Person eine Kette trägt, darf man diese Rubrik überhaupt nicht mehr verwenden. Ja, bei jeder Art Kette

soll man diese Rubrik nicht mehr nehmen. Aber sie hatte keine Ketten, sie hatte einen tiefen Ausschnitt und dazu sagte sie, daß sie ein Erstickungsgefühl hat durch enge Kragen. Ist das ein Symptom oder ist es keines? [Zustimmendes Raunen der Teilnehmer]

Gut, jetzt kommen die Geistes- und Gemütssymptome schon. Wir machen eine erste riskante Geschichte, wir nehmen diese zwei Symptome und schauen was herauskommt. Jetzt, unsere Frage ist, gibt es eine Rubrik für braune Flecken am Sacrum ? Wer hat sie gefunden? Wer hat die Rubrik *Braune Flecken am Sacrum* gefunden? Kommen Sie bitte sie zeigen. Was für ein Repertorium ist das? Das COMPLETE, eh! [Lachen]. Also: im COMPLETE, das gibt es sicher auch in anderen Repertorien, unter *Rücken; Farbe; braune Flecken.* [*Back*]; *discoloration; brown spots*. Können Sie die Mittel diktieren, die es dort gibt?

T.: Sepia und Thuja.

Sp.: Sepia und Thuja allein! Und jetzt, welches von diesen zwei hat ein Erstickungsgefühl durch enge Kleidung? Schauen wir die Rubrik *Innerer Hals; choking from clothing. Erstickung; Kleidung, durch enge Kleidung*. Was stehen dort für Mittel? Wer hat die Rubrik gefunden? Was steht dort?

T.: Agaricus, Ambra, Apis, Belladonna, Cactus, Cenchris als Nachtrag, Chelidonium, Elaps, Glonoinum, Kali-bi., Kali-c., Lachesis und Sepia.

Sp.: Also Thuja fällt weg, es bleibt Sepia. Jetzt machen wir die Kontrolle. Kann Sepia stimmen? Wir schauen jetzt natürlich alle anderen Symptome durch. Kann nicht weinen aus Kummer, das findet man unter *Gemüt; Traurigkeit; Weinen; kann nicht weinen / Mind; sadness; weeping; cannot weep*.

T.: Nat-m. dreiwertig.

Sp.: Sehr gut, es steht Natrum muriaticum und wir haben gelernt, überall wo Natrum muriaticum steht, können wir Sepia dazu denken – gut.

Spielt immer mit den Buben, haben wir gesagt, ist ein typisches Sepia-Symptom.

Kummer nach Tod des Mannes – Ja, es stirbt der Ehepartner, Kummer, finde ich, ist normal, nicht?

Träume mit Schweiß, das findet man unter *Schlaf; Träume mit Schweiß*, unter *Schlaf / Sleep; dreaming; perspiration, with.*

T.: Sepia dreiwertig.

Sp.: Sepia dreiwertig, sehr gut. *Sleep; dreaming; perspiration, with.*

Trost macht zornig, unter *Gemüt; anger from consolation / Zorn durch Trost.*

Jetzt, sie hat eine Verschlimmerung <u>vor</u> Gewitter, <u>vor</u> Wind, <u>vor</u> Schnee, und wenn jemand immer eine Verschlimmerung erfährt, wenn das Wetter zum Schlechten sich verändert, können wir nehmen die Rubrik *Generalities; storm, approach of / Allgemeines; Sturmwetter, beim Herannahen eines Sturmwetters.*

Immer, wenn es eine Verschlimmerung des Wetters zum Schlechten hin ist. *Storm, approach of.* Und dort haben wir?

T.: Sepia zweiwertig.

Sp.: Sehr gut.

Nachher: Warzen als Mädchen, das ist quasi ein Keynote von Sepia. Warzen, ein Mädchen mit Händen voll Warzen ist ein wichtiges Symptom für Sepia. Am Handrücken, da nimmt man gerne die Rubrik *Extremities; eruptions; hands, back of*, wenn die Warzen vor allem am Handrücken waren, dort steht Sepia im dritten [zweiten] Grad.

Sacrumschmerz vor Menses, schauen wir. Also: *Back; pain; sacrum; menses, before*. Haben wir dort Sepia?

Und wenn wir [in] die Rubrik *Pain; sacrum* und *extending to inguina* schauen, dort steht Sepia. Das ist natürlich viel wichtiger, nicht? Diese Ausstrahlung in die Inguina. Das ist eine kleine Rubrik und es steht Sepia drin. Sehr interessant.

Tumor der Brust, das ist unter *Chest; nodules / Brust; Knoten*. Diese Rubrik ist für gut- und bösartige Tumoren.

In Kopfweh vor Menses. *Head; pain; before menses*, ist Sepia auch drin.

Erwachen wie aus einem Schreck, wo findet man das? Unter: *Sleep; waking; fright, as from*, bei *Schlaf; Erwachen; wie aus einem Schreck.*

Und Erwachen mit Atemnot: *Respiration; difficult; waking with*, also *Atmung; schwierig beim Erwachen*. Steht Sepia dort? Gut.

Schwarztee verschlimmert. Schauen wir.

T.: Sepia dreiwertig.

Sp.: Sepia dreiwertig, also ein reiner Sepia-Fall, glücklicher könnte man nicht sein.

Jetzt kommt hartes Bett, wenn jemand ein hartes Bett zum Schlafen will, immer wieder, dann schaut man eben die Rubrik *Back; pain; lying on something hard, amel.*, also *Rückenschmerz; Liegen auf etwas Hartem bessert.* Aber dieses Symptom hat sie nach den Unfällen gehabt, und deswegen wissen wir nicht, ob es eventuell Rhus-t. ist.

Rechte Seite im Schlaf. Das ist unter *Sleep; position; side; right.* Steht Sepia dort?

Steht nicht? Und *Left impossible / Links unmöglich*? Steht … Eben, man muß immer beides schauen.

Bauchlage, [Sleep;] *position; abdomen*?

T.: Steht.

Sp.: Steht. Überall steht Sepia, von A bis Z.

Anämie in der Schwangerschaft ist ein typisches Sepia-Symptom.

Magenulcus / *Stomach; ulcers*. Steht Sepia?

T.: Dreiwertig.
Sp.: Dreiwertig? Sehr gut.
Konvergierender Strabismus. Man nimmt lieber die Rubrik *Strabismus*, nicht? *Strabismus*, steht da Sepia? Bei *Augen / Eyes; strabismus.*
Steht Sepia nicht da? Und Nat-m. steht [dort]? … Steht Nat-m? Wo Nat-m. steht, steht auch Sepia.
Haben wir alles geschaut? Ich glaube, das ist ein klarer, schöner Sepiafall – theoretisch. Und ich habe mir gedacht … ja?
T.: Können Sie das noch mal mit dem Rhus-t. erklären?
Sp.: Wenn man die Rubriken verbindet *Verletzungen der Wirbelsäule* und *hartes Bett* kommt Rhus-t. im dritten Grad in beiden Rubriken vor. Und dann ist das nicht ein Symptom der Konstitution, sondern der Verletzung.
Gut, ich habe gedacht: Jetzt probiere ich diesen Krebsfall mit Sepia anzugehen und dann schaue ich, was passiert. Und das schauen wir gemeinsam, was passiert ist.
Jetzt fangen wir an: „Die Patientin bringt ein Geschenk und sagt, sie möchte zuerst die Operation machen.“ Ja, möchten Sie zuerst lesen? Wo ist das Mikrophon? Wir lesen gemeinsam und ich frage euch, was ihr machen würdet, und so werdet ihr sehen wie viele Fehler ich gemacht habe. Ich habe nicht eine Modell-Kur gebracht, ich habe die Kur eines Praktikers gebracht, der Fehler macht. Aber trotzdem ist die Sache nicht schlecht ausgegangen. Deswegen bringe ich sie. Ja, lesen wir bitte mal das.

„ …(9.2.87) Im Spital habe ich alles mögliche erlebt: man sagt, der Tumor war schon weit fortgeschritten. Es waren zwei Drüsen in der Axilla befallen.
Ich habe Arnica genommen und es hat so sehr geholfen. Hatte fast keine Schmerzen nach der Operation, aber die Schläuche haben während 15 Tagen abgesondert. Man hat mir dann Zytostatikaspritzen gegeben, habe mich so elend gefühlt, daß sie damit aufhören mußten. Ich wollte keine Strahlen. Habe beobachtet, daß die Augenkraft stark zurückgeht.
Ich will ihr jetzt ein Mittel schicken. …“

Sp.: Ja. Und da habe ich was geschickt?
T.: Sepia.
Sp.: Sepia. Was hättet ihr gegeben?
T.: Tausend …
Sp.: 1.000. Wer ist für 1.000? … Nur ein paar. Und wer hat einen anderen Vorschlag?
TT.: … 200 … Q 1 …

Sp.: Sepia Q1, wer ist dafür? ... Ja, ihr wißt schon alles, ich gehe nach Hause. Sepia Q1, ja. Jetzt, was ist passiert: Also Sepia Q1, so wie bei HAHNEMANN steht, jeden Tag ein Löffelchen, damit die Flasche so zwei Wochen hält. Sepia Q1. Gut, lesen wir weiter.

„ ...(20.2.87) Das Mittel hat sehr gut geholfen. Es gab mir Energie. Es war eine sehr gute Wirkung, spürte es wie eine Ladung. Im Gesicht, an den Zähnen habe ich die Wirkung gespürt.
Weniger nervös, bin entspannter, habe eine gute Energie, bin glücklich.
Will mir überlegen. ..."

Sp.: Jetzt müßt ihr wissen, daß diese Zahlen bei mir immer telefonische Konsultationen sind. Und wenn mich ein Patient anruft, schreibe ich immer alles wortwörtlich auf, und dann schreibt meine Sekretärin das alles mit der Maschine ab. Damit ihr versteht, was da vor euch liegt. Und wenn eine Konsultation vorliegt, dann steht „Kons." Und wenn es ein Brief ist, dann steht „Brief". Es sind also jetzt telefonische Konsultationen . Gut. Was habe ich da gemacht? Sie sagt, es habe so wunderbar gewirkt, und wie viele Tage sind vergangen? Zwölf Tage, die Flasche war leer, was habe ich gemacht? ... Ich habe leider da Q3 gegeben, weil es noch die Zeit war, wo wir der Flasche 10 Schläge gegeben haben und so sind wir, wenn wir die Q1 gegeben haben, in den Bereich der Q2 gekommen. Und damals haben wir deswegen immer die Q3 gegeben. Heute schlagen wir nur fünfmal und so geben wir die Q1, Q2, Q3, Q4, Q5 ... . Also, Sepia Q3. Was passiert jetzt?

„ ...(7.5.87) Sie hat die 2. Flasche fertig.
10 Tage nach Mitteleinnahme hat sie sich viel kräftiger gefühlt. Dann kam ein Schnupfen mit viel blutiger Absonderung, allgemein sehr wohlgefühlt. Jetzt sind die Nerven etwas befallen, bin melancholisch, weinerlich, seit ca. 10 Tagen, das ist vorher nie passiert, ohne speziellen Grund habe ich geweint, fast wie ängstlich. Früher konnte ich kaum weinen. Denke an die Krankheit. War bei Dr. V., er denkt immer noch, ich mache Chemotherapie, aber die Tabletten lasse ich weg.
Er findet immer, alles sei in Ordnung, sowohl Blutuntersuchungen, als auch sonst.
Will mir überlegen. ..."

Sp.: Sie hat die Sepia Q3 zwei Wochen genommen, also ungefähr bis Anfang März und dann hat sie sich nicht mehr gemeldet, weil es ihr gut ging. Und weil

[es] jetzt die letzten Tage wieder schlechter geht, hat sie sich wieder gemeldet, nicht?
Und was mache ich jetzt da?
T.: Sepia Q 5.
Sp.: Sepia Q … nein.
T.: […]
Sp.: Nein. Da habe ich dann gedacht, diese Q-Geschichte ist einfach zu kompliziert, jetzt gebe ich einen Einzelschuß. Habe ich Sepia 10.000 gegeben, Sepia XM. Gut, gehen wir weiter.

„ …(Notiz auf Einzahlung vom 10.8.87) …"

Sp.: Also, drei Monate hat sie sich nicht gemeldet.

„ …immer sehr nervös, wenig Schlaf. Für den Rest o.k., bedankt sich.
Will mir überlegen. …"

Sp.: Also, vom 10.8., „ …immer sehr nervös, wenig Schlaf. Für den Rest o.k., bedankt sich". Was habe ich da gemacht, drei Monate nach der Sepia XM?
T.: Wiederholt.
Sp.: Wiederholt, ja, Sepia XM nochmals. Und jetzt geht's bis zum Dezember.
T.: Wieso haben Sie gleich die XM gegeben? Weil sie ist doch eine operierte Patientin? Der soll man doch nicht über 200 geben?
Sp.: Ja, ja, da haben Sie recht. Man soll vorsichtig sein. Ich weiß nicht, was durch meinen Kopf gefahren ist.
andere/r T.: Aber wer sagt das?
Sp.: Dr. KÜNZLI hat uns gelehrt, bei operierten Brustkrebsfällen solle man vorsichtig sein mit den Hochpotenzen. Aber, ihr werdet nachher sehen, wenn wir die Entwicklung der Homöopathie weiter betrachten, daß es doch auch anders irgendwie gegangen ist. Dr. KÜNZLI war ein Mensch, der nie im geringsten jemandem etwas Leid zufügen möchte. Und so war er sehr, sehr vorsichtig in der Dosierung. Sehr zurückhaltend und das ist ja das Prinzip des Arztes, nicht? Erstens nicht schaden! Ich habe diese Frau gesehen vor mir, ich habe ihre starke Vitalität gesehen, ich habe gesagt, ich gebe ihr eine XM. Gut. Verzeiht mir alles, was ich falsch gemacht habe. Es kommt noch mehr. [Lachen]. Gehen wir bitte weiter.

„ …(4.12.87 Notiz auf Einzahlungsschein) Bin bei bester Gesundheit, abgesehen von einer Allergie an den Beinen, in Nähe der Knöchel. Dankt, wünscht frohe

Festtage.
Will überlegen. …"

Sp.: Also, im Dezember geht's gut: „bei bester Gesundheit", nicht? Sie ist zufrieden. Gehen wir weiter. 14.1.88.

„ …(14.1.88) Sie ist überglücklich, weil bei der Tumorkontrolle nichts mehr gefunden wurde.
Was sie überrascht hat ist, daß nachdem sie weiter Trauben und Mandarinen gegessen hatte, sie eine Allergie an den Beinen bekam. So 14 Tage lang so kleine Flecken an den Knöcheln der Füße, nach oben ausgebreitet.
Abends in der Bettwärme schlimmer, mußte kratzen und aufstehen deswegen. Jetzt ist es weg.
Nervosität, habe ein neues Haus gebaut, das Alte verkauft, jetzt bin ich etwas ruhiger. [Kann] nachts nicht so gut schlafen, schlafe die ersten 2 Stunden, dann erwache ich. Morgens könnte ich zwischen 6.30 und 7.00 noch gut schlafen und wenn ich erwache, habe ich das Gefühl, die ganze Nacht geschlafen zu haben.
Will überlegen. …"

Sp.: Ja, da sind jetzt drei Monate vergangen. Was habe ich gemacht?
T.: Abwarten.
Sp.: Wer ist für Abwarten? … Ein paar. Und wer möchte etwas machen? … Ein paar. Weiter machen? Ja, warum? … Ja, dieser Ausschlag, Nervosität, sie meldet sich nach drei Monaten, und weil die Sache mir jetzt ein bißchen mulmig wurde, habe ich gedacht, ich gebe eine Sepia M. Ich habe zurückgeschraubt. Sepia M jetzt. Ich habe gedacht, jetzt bitte aufpassen. Jetzt kommt die nächste Meldung am 17.03. Also immer so zwei, drei Monate zwischen einer Dosis und der anderen.

„ …(17.3.88) Hatte etwas Probleme nach dem letzten Mittel: am nächsten Tag sehr schlecht gefühlt. Nierenschmerz. Ich ertrug es, dauerte zwei Tage, danach fühlte ich mich sehr gut. …"

Sp.: „Danach fühlte ich mich sehr gut" – wieder.

„ …Jetzt habe ich ein Problem: am Nachmittag spüre ich ein Ziehen der Gesichtshaut, wie wenn sie trocken wäre. Sie zieht und brennt und ein Stechen auf der Lebergegend.
Der Arm, wo ich operiert wurde, schwillt an und schmerzt, dies seit 10 Tagen.

Kann den Schmerz nicht mehr ertragen, ist auf Höhe der Schulter. Sie schwillt an. Manchmal habe ich einen ganz kalten Arm mit Ameisenlaufen. Der Arzt sagt, es sei normal. Ist eine Folge von der Operation.
Dies ist nach dem Umzug herausgekommen. Dennoch habe ich mich nicht übertrieben angestrengt. Habe keine großen Gewichte gehoben.
Sonst, gleichzeitig fühle ich mich leicht, fühle eine gute Energie, dennoch passiert mir dies.
Überlegen. …“

Sp.: Ja, was hättet ihr gemacht? Jetzt fährt der Zug, nicht? Und man muß etwas machen. Ja?
T.: Es sind neue Symptome […]
Sp.: Welche neuen Symptome?
T.: Der Arm.
Sp.: Aber das ist eben durch die Operation, nicht?
T.: […]
Sp.: Ja, das hat der Chirurg gesagt, daß das normal sei. Und ich habe es einfach so hingenommen, ich habe gedacht, er ist ein Spezialist, und er weiß es besser als ich. Ich frage immer die Spezialisten, sie sind in der Regel sehr zuverlässig. Also, ich habe ihn gefragt und er sagte, ja, das ist ganz normal, dieses Lymphödem jetzt. Aber Sie sind schon ein bißchen skeptisch, ja? Vielleicht haben Sie recht.
T.: Aber dieses Lymphödem hätte, wenn es von der Operation käme, früher kommen müssen.
Sp.: Eben, sehen Sie. Ich möchte Ihren Kopf haben, mit Ihrem Wissen über Gynäkologie.
anderer T.: […], ein Spezialist in Deutschland warnt die Patientinnen, auch nach der Operation nicht schwer zu arbeiten mit dem operierten Arm. Das Lymphödem kann durchaus auch bei der Belastung erst auftreten.
Sp.: Ah, sehen Sie, Sie retten immer alles …
T.: […] [Unruhe im Saal]
Sp.: Ja, es ist jetzt eine Diskussion entstanden, aber eben, wir können jetzt die Lösung nicht finden, in diesem Rahmen. Ich habe einfach meinen armseligen Beitrag zu dieser Sache geleistet. Was habe ich da gemacht? … Wieder eine 1.000. Ich habe gesagt, jetzt bleibe ich einfach auf Sepia, und Schluß. Entweder es stimmt oder es stimmt nicht. Sepia 1.000 wieder. Es ist wie Christophorus Kolumbus, man kann nicht mehr zurückkehren. Und die Frau hatte volles Vertrauen. Volles Vertrauen! Ja, was ist passiert nach dieser Sepia 1.000 ?

„ ...(30.8.88) Habe Kaffee getrunken. Jetzt ist die Allergie zurück. Jucken, Flecken. Einmal am Gesicht, einmal am Hals. Von den Erdbeeren am meisten.
Wenn ich Wein trinke, werde ich sehr rot im Gesicht, die Haut spannt sich.
Am Abdomen gebläht, wie schwanger.
Fühle mich nervös, wie eine Schlange. Ertrage nichts, bin reizbar. Mittel für Nervosität hat geholfen. Wenn ich nervös bin, sehe ich weniger, dann erschöpft.
Der Arm ist immer geschwollen, wo ich operiert war. Immer Schmerzen in der operierten Zone, v.a. in letzter Zeit.
Sie haben vielleicht einen Nerv verletzt.
Letzte Kontrolle vor 14 Tagen gemacht.
Überlegen. ..."

Sp.: Ja?
T.: Ich würde sagen, Sepia hat nicht den gewünschten Erfolg gebracht.
Sp.: Nicht den gewünschten ...? Warum nicht? ... Ja, ich höre gerne, ich möchte lernen.
T.: [...]
Sp.: Der Schmerz ist nicht besser geworden und der Arm ist nicht abgeschwollen, ja, das ist wahr. Die Narbe schmerzt, habe ich gesehen, ich habe [in] die Rubrik geschaut und gesehen, Sepia ist auch dort drin, und trotzdem habe ich gesagt, ich gehe vom Mittel nicht weg. Einfach, wenn ich vom Mittel weggehe, ohne daß ich ein klares Bild vor mir habe, ist der Zug abgefahren. Ich habe den Fall genau studiert, ich gebe zumindest ein Simile, und HAHNEMANN hat uns gelehrt, wenn man ein Simile gibt und es falsch ist, kommen neue Symptome heraus, deutliche – und ich habe beharrt. Deswegen, was mache ich da am 31.8.? ... Sepia M. Ich habe dreimal M gegeben ... Ja, Moment: XM! Am 31.08.: XM.
Gut, wir waren im August, und jetzt die nächste Meldung ist im ...

„ ...(12.1.89) Hatte die ‚cinese' – ..."

Sp.: „Cinese", das ist diese Grippe, die hat man so genannt. Gab es auch in Deutschland so eine Grippewelle? Die Chinesische, oder wie nennt man die?
T.: Asiatische.
Sp.: Asiatische ja, bei uns hat man sie die Chinesische genannt. Also, sie hat eine Grippe gehabt. Gehen wir weiter.

„ ...nichts genommen, es verging zum großen Teil.
Störender Husten. – Allergien sind zurück.

Wenn ich ein Glas Wein und Süßes zu mir nehme, werde ich rot. …“

Sp.: Ja, bei diesem Symptom habe ich natürlich sofort an Carbo vegetabilis gedacht, habe den ganzen Fall studiert, aber ich konnte mich nicht für Carbo begeistern. Lesen wir bitte weiter.

„ …Allergisch auf Putzmittel. Am Gesäß rausgekommen, v.a. nachts muß ich viel kratzen, nur nachts. Tagsüber nicht.
Das Sehen geht stark zurück.
Hustenstöße, so trocken, Mühe zum Atmen manchmal.
RR war 95/53 mm Hg.
Es stören v.a. Putzmittel.
Immer noch nervös.
Ein Sohn macht mir Sorgen. Arm ist weniger geschwollen, schmerzt weniger.
Überlegen. …“

Sp.: Jetzt ist der Kollege zufrieden: Arm weniger geschwollen – aber ich bin nicht zufrieden jetzt, dieser tiefe Blutdruck, bei soviel Sepia! Aber trotzdem bleibe ich hartnäckig auf Sepia und gebe noch eine XM. Und dann passiert's endlich. Ja, lesen wir bitte weiter.

„ …(14.5.90) War Freitag bei der Kontrolle. …“

Sp.: Moment, seht ihr, ein Jahr hat sie gewartet, nicht? Januar'89 und jetzt 14.5.90. Gut.

„ …Der Tumor bildete sich wieder an der Narbe. Bin verzweifelt. Einer bei der Wunde, einer 7 cm entfernt, einer an der linken Brust. …“

Sp.: Das ist jetzt die Sache. Da habe ich dann die erste Ohrfeige bekommen, eine ganz starke, in meiner Praxis. Schöne Systemanamnese und dann schau mal da, was für einen Tumor du vor dir hast! Warum das? Jetzt habe ich begonnen, mich „warum“ zu fragen. Und ich habe gesagt: Keine Angst, wir werden es zusammen schaffen. Und jetzt, eine neue Anamnese, wie HAHNEMANN empfiehlt, und was kommt da heraus? Lesen wir.

„ …(Kons. 16.5.90) Trost nicht so gerne. Lieber allein. Natur sehr gerne.
Auffahren durch Geräusche, manche Geräusche stören sehr. Das Bremsen eines Autos ist sehr schlimm.

Im April machte man die Palpations-Kontrolle. Thermographie, Sonographie. Litt sehr daran, noch nicht überwunden. Kann den Tod vorausahnen, hellseherische Träume. Oder ich rieche Kadaver, der Mensch stirbt innert 2 - 3 Monaten. ..."

Sp.: Das ist etwas, was sie unglaublich gestört hat. Das ist gekommen im Laufe dieser Therapie, daß sie plötzlich ... sie riecht einen Kadaver bei jemanden und dann nach kurzer Zeit stirbt der Mensch. Das heißt, sie hat richtig ein Gefühl dafür entwickelt, wer sterben wird. Oder sie hat eine Farbe oder etwas Merkwürdiges gesehen ... sie konnte die Leute gar nicht mehr anschauen. Das ist jetzt ein Symptom. Gehen wir weiter.

„ ...Eine Tante steht am Lebensende, sie war für mich wie eine Mutter, es tut mir sehr leid. Mitfühlend. Leide sehr um die anderen.
Beim Tode des Mannes konnte ich nicht weinen.
Vergangene Woche Bedürfnis, einen Teller zu werfen oder zu schreien, die Leute zu beleidigen oder zu fluchen, dann fühle ich mich befreit und sehr müde.
Diese Hitze in den Händen. Bei Erregung Hitze in den Händen.
Große Angst, die Welt fällt auf mich, Angst vor dem Leiden.
Stand einer Freundin mit Brustkrebs bei bis sie starb. Es gab eine große Reaktion in mir drinnen. Es kommt mir eine große Hitze in den Händen.
Nervlich sehr schlimm. Ertrage nichts, keine Bemerkungen, keine Geste.
Wenn der Sohn mit dem Glas spielt, regt es mich schrecklich auf.
Große Emotionen. Sehe eine Heirat kommen.
Lust nach Bananen. Süß manchmal. Rohes Gemüse.
Abneigung zu: Essig, Saurem, zu Salz. Eiskalte Dinge gerne.
Früher konnte ich nicht weinen. Lachen bei traurigen Dingen.
Eingeschlafene Hände beim Erwachen. Erwache wie durch Schreck aus Träumen.
Träumte manchmal Blut im Traum.
Wasser trüb, dann ruhig und durchsichtig.
Träume von Schlangen, kann sie zerdrücken. (*Lach.*) Am Hals ertrage ich nichts (*Lach.*)
Sonne sehr gerne. Nachts denke ich an mich.
Duodenalulcus, dreiviertel Magen operiert.
Vor Menses Verlangen zunehmend. War wie eine Nymphomanin. Wenn ich keine Beziehung habe war ich zornig. Ab Februar schmerzhafte Menses.
Nausea vor Menses.
Lieber nackt zum Schlafen.
Spüre eine große Müdigkeit ab Dezember, dann war diese Darmgrippe herum.

Hatte Nausea, zerstückelter Stuhl, saurer Geruch. Machte Akupunktur, es half.
Träumte, daß man mich an der Brust operiert, daß man die Brust wegschneidet.
Rechter Arm Schmerz, von der Schulter bis zum Ellenbogen.
Ging nicht zur Kontrolle, aus Angst. Träumte den Tumor beidseits. 11.5. Punktion gemacht. Er sagte: Brustamputation re/li auch Knoten.
Dr. P.: Montag rief er an, sagte, die Knoten sind bösartig.
Eine Woche vor Mens spürte ich Knoten.
Tumore. Enorme Müdigkeit. Nervosität. Schmerzen am Arm.
Kaffeeverlangen.
Rechte Seite und Bauchlage.
Überlegen. …"

Sp.: Ja, das war diese erneute Anamnese. Jetzt ist plötzlich ein ganz anderes Bild da. Und ihr müßt nicht denken, daß ich die Erstanamnese oberflächlich gemacht hätte. Ich habe mir ganz lange Zeit genommen für die Erstanamnese bei dieser Frau mit diesem Brustkrebs. Aber plötzlich ist ein ganz anderes Bild da. Und jetzt habe ich die Symptome analysiert.
Macht ihr bitte eine schöne Symptomenanalyse anhand des Repertoriums und schaut, welches Mittel in Frage kommen könnte, wiederum Hierarchisierung der Symptome.

[Eigenständiges Arbeiten der Teilnehmer]

Einer nach dem anderen findet das Mittel, einer nach dem anderen. Man bleibt schön drauf [auf dem gewählten Mittel], man beobachtet den Verlauf, auf einmal haben wir ein klareres Bild vor uns. Das Schlimmste, was passieren kann ist, die Mittel dauernd zu wechseln, dann ist fertig. Also, welche Symptome habt ihr gewählt?
T.: Lacht über ernste Dinge.
Sp.: *Lacht über ernste Dinge*, ja. Das beobachtet man natürlich während der Konsultation, z.B. die Patientin sagt: Gestern mußte ich drei Teller zerschlagen, weil mein Sohn mich so aufgeregt hat, Hehehe. Und dann lacht sie. Also, sie hat immer wieder gelacht, wenn sie Dinge gesagt hat, die eigentlich nicht so zum Lachen sind. Ja?
T.: Hellsichtigkeit.
Sp.: *Hellsichtigkeit* und wohin tun wir das?
T.: Zu I.
Sp.: Ja, es ist ein Geistes- und Gemütssymptom, das so frappierend ist, daß wir's bei I tun können. Und das sind dann die stärksten Symptome überhaupt,

Geistes- und Gemütssymptome, die bei I kommen.
Sie sagte, während meiner Kur ist das so extrem geworden, daß sie das gar nicht mehr erträgt. Also, das ist nicht ein Symptom von Sepia primär, sondern es hat … ist keine Prüfung von Sepia. Sie hat einfach das Bild des nächsten Mittels deutlich rausmarkiert. Welche anderen Symptome?
T.: Hitze in den Händen bei Erregung.
Sp.: *Hitze in den Händen bei Erregung*. Wohin tun wir das? Zuoberst. [I] Hitze in den Händen bei Erregung. Was noch?
T.: Eingeschlafene Hände morgens beim Erwachen.
Sp.: Eingeschlafene Hände morgens beim Erwachen. Wohin tun wir das? … Wann fällt das auf, dieses Symptom? … Wenn keine Zervikalarthrose da ist, und diese Frau hatte keine Zervikalarthrose. *Eingeschlafene Hände morgens beim Erwachen* bei I. Oft ist eine Zervikalarthrose da, dann kann man es nicht nehmen. Was noch?
T.: Sexuelles Verlangen vor Menses.
Sp.: Ja, *Nymphomanie vor Menses*. Das sind gerade zwei Symptome. Ja, nehmen wir es so zwischen II und III. *Nymphomanie vor Menses*. Der Dr. H. war hellsichtig gewesen, als er dieses Symptom angeschaut hat: „Damit sie auf ihre Rechnung kommt." Ja, Nymphomanie vor Menses. Was noch?
T.: Verlangen eiskalte Getränke.
Sp.: Ja, sehr schön. *Verlangen eiskalte Getränke*, *Desire ice-cold drinks*. Was noch?
T.: Träumt von Blut.
Sp.: Ah, Träume vom Bluten, wohin tun wir das? … Träume vom Bluten, die Träume gehören unter Geistes- und Gemütssymptome, Träume vom Bluten … *Träume von Blut*! Ja, das reicht jetzt. Wir könnten noch eine ganze Reihe anderer Symptome hinzufügen. Das ist das schönste Phosphorbild der Erde!

* * *

Tafelanschrift:

I.	Hellsichtigkeit
	Hitze, Hände bei Erregung
	Eingeschlafene Hände, morgens, beim Erwachen
II.	Lacht über ernste Dinge
	Sexuelles Verlangen, vor Menses
	Träume Blut
III.	Verlangen eiskalte Getränke

* * *

Sp.: Phosphor, Phosphor! Ich dachte, jetzt habe ich die letzte Weisheit in der Hand. Und so geht es weiter: was habe ich da für eine Dosierung gegeben? Was hättet ihr für eine Dosierung gegeben? Sie hat jetzt diese Tumoren da in der Brust.

T.: Q1.

Sp.: Q1, ja. Phosphor Q1. Also, ihr müßt euch vorstellen, diesen Fall habe ich meistens so per Telefon behandelt, nicht? Mit wenigen Konsultationen dazwischen. Also so, neben vielen anderen Patienten, deswegen ist die Kur nicht so musterhaft. In einer Klinik würde das irgendwie besser laufen. Ja. Lesen wir was passiert ist, nach Phosphor. Wie?

T.: Ist sie jetzt nochmal operiert worden, oder nicht? […]

Sp.: Nein, nein, sie ist nicht operiert.

T.: Aber da steht irgendwie, Doktor sagt, …

Sp.: Ja, Doktor sagt man müßte die Brust amputieren, und ich habe ihr gesagt: Nein, nein, nein, keine Operation jetzt. Jetzt machen wir weiter mit Phosphor. Da war ich schon irgendwie … Ja, ich hatte einiges gelesen, und wir haben während drei Jahren in Locarno diesen Kurs gemacht, über die … nein, das war nachher. Aber ich hatte ziemlich viel gelesen über Krebs und ich hatte mehr Mut und habe gesagt: Bitte, jetzt machen wir es homöopathisch. Ich habe ihr mehr Mut gegeben. Gut, jetzt, was passiert? Lesen wir weiter.

„ …(21.5.90) Am nächsten Tag spürte ich eine Wärme im Hals, dann große Energie. Bis gestern abend immer eine Wärme im Hals, i.a. ziemlich gut.
In der Brust Schmerzen links und rechts.
Hitze in den Händen noch Freitag, dann nicht mehr. …“

Sp.: Das hat mir schon Mut gemacht. Ich habe gesagt, jetzt ist diese Hitze in den Händen weg, etwas beginnt zu geschehen. Dann:

„ …Konnte weinen, dies half. …“

Sp.: Eben, sie hat geweint und es hat ihr geholfen. Dann:

„ …Schlaf ist viel besser.
Wenn Regen kommen sollte, bekomme ich Kopfschmerzen. Hatte es gestern. Vor Gewitter sehr schlimm, muß dann ins Bett. …“

Sp.: Das ist ein Symptom, das sie immer gehabt hat, das war vorher nicht so deutlich, also das Phosphorbild wunderbar. Weiter.

„ …Nervosität ist besser.
Nicht mehr eingeschlafene Hände morgens.
Tel.: Soll Thermographie machen in Como: vom 6. - 11. Tag nach Anfang Mens.
…“

Sp.: Ah, das hat mich gefreut. Habe ich gesagt, ja jetzt, die Hände sind nicht mehr eingeschlafen morgens. Sie hat keine Hitze mehr in den Händen, der Schlaf ist besser. Wir fahren gut … Deswegen, was habe ich hier? … Nein, ich habe sie zur Thermographie geschickt. In Como war ein Zentrum, das inzwischen dann aufgehoben wurde, weil die Schulmediziner nichts [mehr] von der Thermographie halten. Ich hingegen war sehr zufrieden und habe immer geschaut, ob die Temperatur sich ändert oder nicht.. Lesen wir 28.5.:

„ …(28.5.90) 25. und 26. 5.: Inguinalschmerz. Etwas Blutabgang. Viel weniger Nervosität.
Bin sehr verstopft. Schafskotstuhl.
In der linken Brust Stechen zur Brustwarze ausstrahlend, war im Spital mit starkem Geruch. Im allgemeinen gut gefühlt, mit guter Energie.
Morgen, 29.5. zur Thermographie nach Como.
Kommt Dienstag.
(30.5.90) Machte Thermographie. War befriedigt. Zwei Tumore links, einer rechts, axillär nichts.
Ratschlag. Sie sagten, ich solle OP machen und dann Homöopathie.
Fühle mich viel, viel besser. Größere Energie. Weniger müde. Viel weniger nervös. …“

Sp.: Also, die von der Thermographie haben gesagt, aufgrund des Bildes müssen sie unbedingt operieren, das sei absolut bösartig, laut ihrer Erfahrung. Das hat mir natürlich nicht Mut gegeben. Ich habe etwas Mut von der Thermographie erwartet, aber nun, was habe ich gemacht, am 30.5. Was macht man?
T.: Weiter.
Sp.: Ja, ich habe Q3 gegeben, Phosphor Q3. Jetzt habe ich mit Mühe Phosphor herausgearbeitet, jetzt gebe ich Phosphor einfach. Ja, und wie geht es weiter?

„ …Stuhlgang: immer Schafkotstuhl. – Verdauung: etwas Mühe nach Essen.
Schlaf ist gut. Stehe ausgeruht auf.
Überlegen. …“

Sp.: Ja, das war immer noch zum 30.5., jetzt Phosphor Q3 und dann meldet sie sich am 8.6.

„ …(8.6.90) Samstag ist die Großmutter gestorben. War schockiert, aber konnte es ertragen. Viel Kälte bekommen, man mußte immer das Fenster öffnen.
Mühe zu atmen, der Hals brennt. War durchnäßt. Sonst fühle ich mich in guter Kraft.
Brust schmerzt sehr. Zusammenschnüren. Berührung aggraviert. Bis zum Arm rechts ausstrahlend. Stechend.
Große Ladung gespürt. In diesen Tagen bin ich nervös.
Stuhlgang ist mühsam, Schafkotstuhl.
Soll kommen. …"

Sp.: Es hat mir absolut nicht gefallen, daß bei einer einmaligen täglichen Gabe von Phosphor jetzt sie schon solche Schmerzen da in der Brust entwickelt, und so habe ich sie eingeladen für eine kurze Konsultation.
T.: Schafkotstuhl […].
Sp.: Ja, das war auch schon vorher wahrscheinlich, nicht? Wenn ich zurückblicke, diese Frau hat immer an Verstopfung gelitten. Das ist nicht ein neues Symptom. Aber immerhin, jetzt lade ich sie ein und höre noch, was sie zu sagen hat.

„ …(8.6.90 Kons.) Um 13.00 Uhr war ich ganz zu Boden.
Kopfweh. Lustlos.
Gestern war ich sehr nervös, habe mit einem Kellner gestritten, sagte ihm Fluchwörter.
Wind aggraviert.
Schmerz an rechter Brustaußenseite, v.a. bei Berührung verschlimmert, in den rechten Ellenbogen ausstrahlend. Linke Brust weniger gespürt, so stechend zwischendurch, dann manchmal ruhig.
Schafkotstuhl. In der Schwangerschaft in den letzten Monaten Hämorrhoiden.
Jetzt so ein Brennen im Hals und Mühe zu atmen.
Kalte Füße aggravieren. Diese Nacht waren sie eiskalt. Bei Wetterwechsel in den Waden ein Stechen beim Gehen. Eine violette Zyste an linker Wade.
Manchmal aus Zorn Teller zerschlagen. Weinen aus Zorn. …"

Sp.: Ja, was habe ich mir jetzt da überlegt? Phosphor stimmt, ich habe jetzt zwei Flaschen nacheinander gegeben und jetzt, was für ein Bild habe ich vor mir? Hört mal noch zu, so rein aus der Materia Medica: sie sagt Rufwörter, sie

zerschlägt Teller, sie hat Hämorrhoiden in der Schwangerschaft, kalte Füße verschlimmern, was denkt man da?
TT.: … Tuberkulinum … Belladonna … Nux vomica.
Sp.: Ich habe eher gedacht, es muß auch ein Antidot zu Phosphor sein, weil ich wahrscheinlich zu viel Phosphor gegeben habe: Nux vomica, nicht? Nux. – das ist natürlich meine Idee. Ich bin nicht da, wie gesagt, um eine Musterkur zu bringen. Jeder andere Vorschlag könnte gut sein von euch. Ich sage nur, was ich gemacht habe. Also, ich gebe Nux vomica Q1. Ich habe gedacht, vielleicht ist Phosphor gut, aber jetzt muß ich die Kur ein bißchen einpendeln. Es ist ein bißchen zu viel Phosphor, die Schmerzen nehmen zu, ich schaue mal. Ja: Nux vomica Q1. Am 18.6. was sagt sie?

„ …(18.6.90) Gestern um 15.00 Uhr Rückenweh.
Ging zur Toilette, hatte eine Vaginalblutung, dann verging es. Ist eine Woche seit Ende Menses. Manchmal hatte ich eine Blutung Mitte Zyklus. Es geht ziemlich gut.
Kein Brustschmerz mehr. …“

Sp.: Kein Brustschmerz mehr, das hat mich irgendwie erfreut, daß der vergangen ist, habe gedacht, das war eine Überdosierung des Phosphors, ja gut. Dann:

„ …Weniger nervös. Psychisch gut gefühlt. …“

Sp.: Dann habe ich mir gedacht: vielleicht hat sie zu viele Medikamente bekommen früher, oder bei diesem Magenulcus, das ist typisch Nux vomica, so ein Ulcus. Schau mal, daß Nux vomica auch etwas Gutes tut, bei diesem Fall. Ja, weiter.

„ …Stuhlgang besser. …“

Sp.: Stuhlgang – alles besser, irgendwie, nicht?

„ …Schlaf gut.
Brustschmerz ist weg.
Soll Thermographie machen.
(18.6.90 Kons.) …“

Sp.: Ja, eine kurze Konsultation wahrscheinlich am Nachmittag, weil sie ging, auf dem Weg zur Thermographie nach Como, manchmal bei mir vorbei, weiß nicht genau was passiert ist, auf jeden Fall habe ich sie da gesehen. Und was sagt sie?

„ …Brustschmerz war stark. …“

Sp.: Eben, vor dem Nux-v., nicht?

„ …Brustschmerz vor Menses stark. …“

Sp.: Vor Menses stark jetzt, vor Menses stark. Ja, gut.

„ …Milch bläht.
Spüre Schmerz in der Inguina nach Stuhlgang. Magenulcus.
Stechen der Brustwarze. Brustknoten vor Menses.
Starke Photophobie, ohne Entzündung. …“

Sp.: Ja, ich habe natürlich aus der Materia Medica die Symptome hingeschrieben, aber das hat mir die Patientin gesagt, und was denkt man, wenn man das hört? … Diese vier Symptome in Zusammenhang mit Brustkrebs? An welches Mittel denkt man?
T.: Conium.
Sp.: Sehr gut, ihr seid einfach phantastisch! Conium ja. … Conium ja, dieser Brustschmerz vor Menses, nicht? In Zusammenhang mit Krebs, das ist ein starker Hinweis auf Conium, und diese Photophobie ohne Entzündung ist ein starker Hinweis auf Conium, und dieses Stechen in der Brustwarze. Habe ich gesagt: ja, wirst du sehen, daß das Conium ist. Und habe ihr Conium 1.000 gegeben. Conium 1.000. Was ist passiert? Am 4.7.

„ …(4.7.90) Mittel am 27. Juni eingenommen (Mittwoch).
Sonntag Genitale wie Feuer gebrannt, dauerte paar Stunden. Gefühl, eine Säure käme heraus, aber nur ein Gefühl.
Freitagmorgen regte ich mich viel auf wegen dem Sohn, der nicht durchkam in der Schule, es ging mir sehr zu Herzen.
Da hatte ich große Schmerzen, da wo ich operiert war an der Brust.
Immer etwas Brennen in Genitalgegend abends im Bett.
Habe sehr das Wetter gespürt.
Im allgemeinen gut gefühlt, 2 kg zugenommen.
Stuhlgang regelmäßig.
Schlaf ist gut.

Blutanalysen waren in Ordnung.
Überlegen. …“

Sp.: Das hat mir irgendwie gefallen. Wenn es dem Menschen als Ganzem gut geht, besser geht, bei einem Krebs in der Brust, … es gibt Mut. Es gibt irgendwie Mut. Aber das hat viel Energie gekostet. Wenn man solche Fälle in der Praxis trägt, so ambulant, das kostet einige Energie, weil es ein Damoklesschwert über dem Kopf ist, nicht? Fahren wir fort.

„ …(11.7.90) Menses kam nach 28 Tagen.
Starke Rückenschmerzen im Zusammenhang mit Menses.
Starker Schwindel vor Menses.
Große Melancholie, Depression, Weinen, Empfindlichkeit – vor Menses.
Drüsen weniger geschwollen, weniger schmerzhaft, vor Menses.
Am 20. Kontrolle. …“

Sp.: Eben, ich habe gewartet, weil das alles Conium-Symptome sind. Weiter.

„ …(17.7.90) Gestern Morgen arbeitete ich im Garten. Am rechten Arm sehr schmerzhaft.
Rechte Brust sehr schmerzhaft. Ging ins Bett, schlief ein. Nach eineinhalb Stunden war es weg, jetzt kommt der Schmerz wieder. Armeheben aggraviert.
Lade ein. …“

Sp.: Ja, die Anhänger der Methode von Eli JONES würden sagen, Armheben agg. bei Brustkrebs ist Calcarea jodata, nicht? Aber, das ist so eine organotrope Behandlung. Ich habe darauf nicht so sehr Gewicht gegeben. Lesen wir weiter. Jetzt lade ich wiederum die Patientin ein. Ich will die Sache etwas genauer anschauen.

„ …(17.7.90 Kons.) Schmerz gespürt, aber nicht so stark wie gestern. Gestern war er sehr stark, beim Armheben aggraviert. Habe von 6.30 - 11.00 Uhr gehackt im Garten. …“

Sp.: Das sollte eine Patientin mit Brustkrebs niemals tun, das ist Gift. Gift!

„ …Leide sehr an der Wärme, Mühe zu gehen. Gefühl von Nausea.
Am Hals stört die Berührung seit 3 - 4 Tagen. Wenn ich in die Berge gehe, starkes Herzklopfen.

Wenn ich in die Höhe gehe, Mühe zu verdauen, viel Luftaufstoßen, wenn ich dann oben bin vergeht alles.
Schläft immer auf dem Bauch, selten auf dem Rücken.
Immer Rückenweh mit Ischiasschmerz rechts. Schwimme gerne, aber Chlor stört.
Fühle gute Energie, Vitalität. Stehe früh auf ohne Mühe. Nordwind macht schläfrig, auch vor Gewitter faul und schläfrig.
Sehr starkes Kopfweh vor Gewitter, wenn es anfängt zu regnen vergeht es. Bin ein lebendes Barometer.
War immer lymphatisch und anämisch, bis ca. 18jährig, dann nichts mehr.
Stuhlgang ist sehr gut, nehme Kruska und Sporternährung. Milch aggraviert.
Nahm 6 kg zu. …"

Sp.: Also sie nimmt zu, nicht? Bei diesem Tumor, und wenn man sie gesehen hat, hat sie ganz gut ausgesehen. Die hat viele Dinge getan, war ganz normal, wenn man sie so gesehen hat. Aber das täuscht sehr, natürlich, beim Krebs, man weiß nie, was passiert. Ja, gehen wir weiter.

„ …Viel, viel weniger Nervosität. …"

Sp.: Also viel, viel weniger Nervosität. Diese Nux vomica, die hat irgendwie gut getan. Gehen wir weiter.

„ …Hitze in den Händen noch gespürt. …"

Sp.: Aha, jetzt kommt die Hitze in den Händen wieder. Ja …

„ …Kann nicht lange an der Sonne sein.
Vor Menses: traurig, Weinen, reizbarer, empfindlicher. Empfindlicher auch auf Gerüche vor Menses. Vertigo vor Menses.
So eine Hitze und Euphorie, wenn ich Wein alleine trinke.
Basilikum verdaue ich nicht gut.
Knoten re: 5 cm – links 5 cm. …"

Sp.: Ja, was mache ich jetzt da am 17.7.?
T.: Phosphor.
Sp.: Phosphor, sehr gut. Und jetzt gebe ich wieder Q … ich will wieder sehen, wie es mit Q geht: Q5. Phosphor Q5. Weiter, Konsultation vom 20.7.

„ …(20.7.90 Kons.) Schmerz an der re. Brust ist da, aber sehr viel weniger.
Hat Mühe den Faden einzufädeln.
Ischias leicht gebessert.
Fisch sehr gerne.
(23.7.90) Außer einem stechenden Schmerz an der Hüfte, morgens beim Gehen, geht es sehr gut. Nach etwas Gehen bessert es. Ich habe Mühe, wenn ich mich bewege, wie wenn etwas verschoben wäre.
Brust ist nicht mehr schmerzhaft. Sonst fühle ich mich sehr gut.
Bis Mittwoch warten. …“

Sp.: Also eine sehr gute Wirkung, dieses Phosphorus. Ja, ich gebe nichts weiter, d.h. sie nimmt immer noch Phosphor, die Flasche dauert so 12 - 13 Tage. Ja.

„ …(26.7.90) Eine Biene stach mich, fühlte mich sehr schlecht. Herzklopfen und Hitze gespürt.
Sonst geht es gut, Ischias ist weg. Stuhlgang ist sehr gut. Verdauung gut.
Brust in Ordnung.
In guter Form. Bin viel ruhiger geworden, Harmonie ist da. Rufe Montag zurück.
(6.8.90) Freitag Nacht sehr schlecht gefühlt. Etwas gegessen, was nicht guttat, danach Brechwürgen, dann Durchfall. Noch etwas gebläht.
Wetter gespürt, bin sehr müde.
Kein Kopfweh gehabt, merkwürdigerweise. Jetzt regnet es, und es geht gut. …“

Sp.: Also, ein guter Bericht, abgesehen von dieser akuten Episode. Ja …

„ …(13.8.90) Menses nach 30 Tagen. Ein Tag Schmerz in der Inguina.
Brust nicht gespürt. Es kam noch sehr wenig Menses.
Gestern starker Rückenschmerz, lumbo-sakral.
Habe Mühe mit dem Schlaf. Morgens großer Schlaf [Schläfrigkeit]. Schlafe um 2.00 - 3.00 Uhr ein.
Starkes Brennen anal, wenn ich ins Bett gehe nachts. Dauert eine Stunde, dann vergeht es. Dann Brennen beim Stuhlen.
Sonst ist es im allgemeinen gut.
Kein Brustschmerz. Gefühl, das Kügelchen rechts ist am Zurückgehen.
Überlegen. …“

Sp.: Ja, was habe ich da gemacht? Jetzt war die Flasche schon länger fertig, 17.7. plus ca. 13 Tage bis Ende Monat. Jetzt sind 13 Tage vergangen nach Ende

der Flasche.
T.: Phosphor.
Sp.: Ja Phosphor, und das könnt ihr nicht raten, was ich gemacht habe, weil ich jetzt eine 200 gegeben habe. Weil ich gedacht habe, jetzt will ich lieber wieder Ruhe in der Praxis, nicht immer Anrufe zum Sehen, wie die Q-Potenzen gehen. Phosphor 200. Wie geht es weiter?

„ …(24.8.90) Ekzem zwischen Oberschenkel herausgekommen, juckend und brennend.
Jucken und Brennen vaginal und Gefühl, naß zu sein.
In beiden Hüften spüre ich ein Stechen, sehr stark, wenn ich eine falsche Bewegung mache, seit 3 Tagen. So wie eine Taubheit im Ischias beidseits.
An der Brust leichter Schmerz, an der rechten Achsel.
Schulterschmerz bei Wetterwechsel.
Mittel heute abend einnehmen. …“

Sp.: Also sie hat den Phosphor 200 da eingenommen, sie hat es noch nicht gehabt. Ja …

„ …(5.9.90) Im allgemeinen gut gefühlt.
Kugel in der Brust nicht mehr gespürt.
Verdauung: leicht verstopft. Sonst fühle ich mich gut.
(12.9.90) Rege mich sehr auf. Mein Freund … . Geschäfte sind schlecht gegangen. Er ist vor den Kunden, spricht nicht, lacht nicht. Er macht sich finanziell große Sorgen. Er hat ein faules Kind, das keine Lust hat etwas zu tun. Er ist sehr empfindlich. Braune Augen, braune Haare. Sehr gerne süß. Ißt alles gerne.
Lade ihn ein. …“

Sp.: Das heißt, beim Freund hat man die Diagnose eines Hirntumors gestellt, und jetzt sie erzählt mir ein bißchen von ihm, und ich habe ihm noch eine Einladung geschickt, aber dann ist er nicht gekommen, weil die Krankheit so ein ganz bösartiger Hirntumor war. Aber da hat sie von ihm eben ein bißchen erzählt. Ja, lesen wir weiter.

„ …(17.9.90) Gestern Abend Scamponi gegessen, Cervelat, Cicoria, Rotwein, Nocino. Nach einer halben Stunde rote Wangen.
Heute morgen Analbrennen, Leberschmerz. Bin wieder etwas verstopft.
Bin etwas zornig im Hotel, weil die Verantwortung auf mich fällt.

Abends weine ich, und dies entlädt mich.
Warten.
(20.9.90) Nervosität wieder angefangen. Die Kunden sticheln ihn [den Freund] immer wegen seiner Situation. Muß Zorn schlucken. Fühle mich nervös. Gestern sehr zornig, weil die Leute sticheln. Starker Schmerz an rechter Brust. Brennen inguinal.
Diese Drüse ist stark zurückgegangen. Schafkotstuhl. Sehr stark Kopfweh.
Warten. …"

Sp.: Es ist so, daß diese Frau die ganze Zeit sehr widrige Umstände hatte, und wir werden zeigen, daß man ihr trotzdem helfen konnte. Sie hatte immer irgendein Problem. Zuerst ist der Freund gestorben, dann Probleme mit den Kindern, immer etwas. Und trotzdem, am Schluß steht sie da als gesunde Frau, nicht? Also, man darf nicht den Mut verlieren. Die Macht unserer Mittel, wenn sie richtig gewählt sind, ist ungeheuer! Ungeheuer! Lesen wir bitte weiter.

„ …(4.10.90) Aus Italien: Freund könnte einen Ictus haben oder Tumor.
(10.10.90) Thermographie gebessert um 5 %.
Die Verwandten regen mich so sehr auf. Heute Nacht sehr schlecht geschlafen. Immer Lust zu weinen, aber kann nicht. Schluckte viel Zorn, aber ich konnte nicht reden am Telefon wegen der Kinder. Konnte nicht weinen, jetzt möchte ich weinen, kann aber nicht. Spüre den gestauten Zorn. …"

Sp.: Und jetzt kommt etwas, was mir sehr Mut gemacht hat. Was kommt?

„ …Der Professor dort war begeistert über den Verlauf, sagte, ich soll mit Homöopathie fortfahren. …"

Sp.: Derselbe, der gesagt hat, sie soll operieren, bei der Thermographie. Das war für mich ein Tag, wo meine Praxis voll Sonne war trotz Regen. [Lachen]
Solche Dinge, wißt ihr, immer diese Angst zu tragen: was passiert, was mache ich falsch, was mache ich richtig, und dann auf einmal kommt eine positive Meldung. Das ist etwas ungeheuer Schönes. Das ist ein erster Strahl gewesen. Lesen wir bitte weiter.

„ …(10.10.90 Kons.) Juckreiz vaginal und inguinal (man sieht nichts), wenn ich ins Bett gehen möchte, wenn ich mich ausziehe. Am liebsten würde ich nichts ausziehen.
Etwas Husten, juckend im Hals, nervöser Husten. Schleimiger Auswurf. Wenn

Wetterwechsel, bei Wind, es kommt mir ein Ameisenlaufen in den Füßen, v.a. im Sitzen.
Für die Kinder ist er schon tot, sie sagten, ich soll vom Hotel fernbleiben. ...“

Sp.: Das sind die Kinder von diesem Mann, der diesen Tumor hatte. Diese Frau hatte sich sehr eingesetzt für dieses Hotel und diesem Mann geholfen mit der letzten Energie, und jetzt, wo er am Sterben ist, jagen sie sie weg, sie sagen: Du hast da nichts mehr zu suchen, geh weg. Also einfach unerhörte seelische Schmerzen. Diese ganze Zeit während der Behandlung. Ja, lesen wir weiter.

„ ...Bin nervös, spüre die Tränen, die kommen sollten und kann nicht weinen.
Ein Ziehen im Bauch. Ein Schmerz unter der rechten Mamma. Wieder verstopft.
So ein Leeregefühl im Kopf. Hätte Lust, etwas zu zerbrechen, jemanden zu würgen.
Wenn ich etwas mache, mache ich es mit dem Herzen.
Seit einer Woche habe ich diesen Husten. Schmecke die Speisen salzig.
Letzte Menses kam nach 28 Tagen am 30.9. spärlich, kurzdauernd (Schock und Streß).
Spüre die Hände warm.
Wenn ich weinen kann, hilft es sehr.
Thermographie nach 44 Tagen.
DD: Carb-veg. ...“

Sp.: Ja, was mache ich jetzt? Ich habe jetzt immer nur beobachtet, seit dem August und jetzt ist Oktober. Was soll man da machen? Was würdet ihr machen?
T.: [...] Analbrennen [...].
Sp.: Ja, immer wieder, ja.
T.: [...]
Sp.: Ja, immer wieder. Das stört mich immer noch nicht so sehr, nicht?
T.: Machen weiter ...
Sp.: Ja, ich habe einfach, weil sie diesen Husten hat, gesagt, jetzt muß ich etwas tun, sie hat Husten, oder? Jetzt gebe ich Phosphor 200. Also, es ist so, daß ich dieses Analbrennen nicht überbewertet habe. Und dort ... ein Gläschen da, ein Gläschen dort ... Und diese Sachen reizen so sehr die Hämorrhoiden, nicht? Ich bin sicher, wenn sie das weggelassen hätte, dann wäre das Brennen verschwunden, anal. Für mich war wichtiger zu sehen, die Menses kommt immer regelmäßig, der Tumorschmerz ist weg und diese wichtigen Dinge. Ich gebe Phosphor 200 am 10.10. und dann, wie geht es weiter? 9.11.:

„ …(9.11.90) Immer unter Druck. Man kann nichts mehr machen. Fühle mich schlecht, immer Lust zu weinen. Spüre noch Energie.
Am Bauch juckende Pickel herausgekommen neben dem Nabel, kratze dauernd.
Brust rechts immer etwas schmerzhaft, links fast nicht.
Menses sehr stark am 28. Tag gekommen.
Jucken am Genitale besser, ist aber noch etwas da.
Nach Stuhlgang, beim Putzen, brennt es.
(Freund) siehe separate KS. …“

Sp.: Krankengeschichte. Das heißt, sie hat mir dann geschrieben bezüglich des Freundes, aber er war schon so krank, und ich war da in einer Zeit, wo ich an der Grenze meiner Leistungsfähigkeit war, und ich habe gesagt, ich kann wahrscheinlich nicht helfen bei ihrem Freund. Ja, 19.11.:

„ …(19.11.90) Im allgemeinen ziemlich gut.
Es kommt die Menses, spüre leicht Brustweh. Sie schwillt an.
(30.11.90) Heute um 11.30 Uhr mache ich Thermographie.
3 Tage nicht gegessen, dann hatte ich Mühe damit anzufangen.
BD 170, jetzt 70-80/120-130 …“

Sp.: Also vorher war der systolische Blutdruck 170 und jetzt bei der letzten Messung 120-130/70-80, also recht gut, das hat mir gefallen. Sie hatte eine Hypotonie, dann eine Hypertonie, und jetzt, dieser Blutdruck gefällt mir irgendwie, wir fahren gut … Ja:

„ …Viel Kopfweh, sehr stark, an Schläfen und Nacken.
Trotz allem fühle ich mich stark.
In der Brust etwas Schmerz.
Soll abends kommen. …“

Sp.: Und jetzt gibt es eine Konsultation am 30.11. und ich hole noch die Symptome aus dieser Konsultation raus.

„ …(30.11.90) Theoretisiert viel. Hämorrhoiden in der Schwangerschaft. Heißes Bad nicht gerne: Nausea.
Nackt zum Schlafen. Erwache um 4.00 Uhr, dann nur Halbschlaf. Menses regelmäßig alle 28 Tage.
Clairvoyance – Hellsichtige Träume oder Kadavergeruch.
Mitfühlend mit Menschen. Denke mehr als andere ….

Am Hals stören enge Dinge. Inguinaljucken nicht mehr, mehr am Bauch jetzt.
Analbrennen, hatte vorher Schafkotstuhl, seit 2 Tagen normal.
Analbrennen nachts im Bett, auch sommers. Wenn ich mich ausziehe, Juckreiz aggraviert.
Fühlte mich sicher es wäre ein degeneriertes Hämatom.
Schmerz in seitlichen äußeren Quadranten der Brust beidseits, bis Achsel. (Anstrengung?)
Taubheit am linken Arm.
Möchte immer weinen, aber kann nicht. Bei Beerdigung schön geweint, es half. ..."

Sp.: Also, dieses Symptom: *Kann nicht weinen*, es gilt nicht. Das gilt nur für Leute, die nie weinen können bei Traurigkeit, aber sie sagt, bei der Beerdigung hat sie schön geweint und es hat geholfen. Also, ihr müßt immer Kreuzfragen stellen. Lesen wir bitte weiter.

„ ...Habe drei sehr liebe Kinder, ihre Nähe half mir sehr. Sie waren sehr reif.
Die Kinder des Freundes haben mich sehr verletzt, sind nicht ehrlich. Gerne Ehrlichkeit.
Rechts vorne an der Brust Schmerz bei Druck.
(Repertorisation:) Juckreiz am Bauch – Linker Arm Taubheit – Erwachen um 4.00 Uhr – Clairvoyance. ..."

Sp.: Das sind irgendwie die Symptome, die ich genommen habe, um den Verlauf zu kontrollieren. Und was gebe ich jetzt da? Natürlich weiter ... Phosphor, aber jetzt ist mir die Q-Welle wieder eingefahren. [Lachen] Es ist einfach eine große Unsicherheit. Es war für mich ein riesiger Trost _ ich habe mich geschämt über diese Kur, muß ich sagen _ aber als ich später die Kuren gelesen habe, von den späteren Homöopathen, die Krebse behandelt haben, die haben alle ganz genauso ausgesehen wie meine Kur. Und dann habe ich plötzlich begriffen: Ja, wir sind alle im gemeinsamen Boot. Es geht irgendwie nicht anders. Es geht irgendwie nicht anders als so. Ihr werdet sehen, ihr werdet solche Kuren vortragen, nachher, so im Überblick, und es sieht immer so aus, wie bei mir. Also, der Schlechteste war ich nicht ... Phosphor Q7. Was passiert?

„ ...(7.12.90) Ekzem nimmt zu nach oben zur Taille. Weniger Juckreiz.
Samstag, Sonntag starker Inguinalschmerz und Blutverlust, Ovulation.
Stuhlgang etwas hart, mühsam, ohne Analbrennen.
Linker Arm ist besser.

Schlafe noch nicht 100 %, ab 4.00 Uhr Halbschlaf.
Melancholie, weil ich nichts zu reden habe, bin immer zuhause.
Rechte Brust leicht schmerzhaft.
Mühe zu verdauen. Aufstoßen von Speisegeschmack. Gefühl, nicht verdaut zu haben. Leichter Schmerz in Lebergegend.
Kopfweh beim Wind. Gestern war sehr schlimm.
Überlegen.
(Repertorisation:) Itching – Undressing aggr. – Schafkotstuhl – Kann nicht weinen. …"

Sp.: Und jetzt habe ich mir gesagt: ich mache ein Experiment. Diese Frau hat so viel Kummer gehabt, ich will schauen was passiert, wenn ich ein anderes Mittel gebe. Ich habe die drei Symptome genommen: *Juckreiz beim Ausziehen*, das immer wieder vorgekommen ist und das nicht durch Phosphor gedeckt war, *Schafskotstuhl* und *Kann nicht weinen*, weil sie sich immer beklagt, sie könne … es ist wie ein Knopf da, sie könne nicht weinen. Und habe ich natürlich was gegeben?
T.: Nat-m.
Sp.: Ja. Jetzt habe ich gesagt, ich will schauen. Und ich war erstaunt, später beim Durchlesen speziell vom SCHLEGEL, daß er bei der Behandlung seiner Krebsfälle, z.B. Carbo animalis, Sulphur, Phosphor gegeben hat, und plötzlich kam eine Nat-m. dazwischen. Da habe ich gedacht: wirklich, es ist einfach so, und man hat es probiert. Und jetzt, was passiert mit Nat-m. Q1?

„ …(7.1.91) War moralisch unten. Am 2.1. fing ich mit dem Mittel an, trotz allem nicht müde gefühlt. Große Besserung. …"

Sp.: Also eine große psychische Besserung mit dem Nat-m., das war frappierend, ich erinnere mich noch gut. Ja …

„ …Leichter Blutverlust. Schmerz in der Inguina.
Ekzem war ganz verschwunden.
Stuhlgang besser. Im allgemeinen ziemlich gut.
Brust ist ruhig.
Am 2.1. weinte ich, das half. Wetterwechsel immer gespürt.
Weiter bis am 10.1. …"

Sp.: Also Nat-m. hat ihr eine große Erleichterung verschafft. Aber ich habe einfach nicht an das Nat-m. geglaubt. Und so kommt jetzt die Konsultation des

18.1., lesen wir mal, was da steht.

„ …(18.1.91) Das Analbrennen sei besser. Etwas Stechen im Rektum v. a. beim Gehen.
Stuhlgang nicht so regelmäßig, mühsam.
Nahm Fruchttee mit Rum, darauf wie ein Asthma, Likör aggraviert. Weint auch, löst wie ein Asthma aus.
Schlaf sehr gut.
Bin viel ruhiger.
Kein Ekzem.
Brust ist in Ordnung.
Stop: überlegen. …"

Sp.: Ja, da habe ich etwas verschrieben, am 18.1. und ich habe natürlich vor jeder Verschreibung lange überlegt, was soll ich geben. Und ich habe nochmals die ganze Krankengeschichte studiert und dann habe ich gedacht, nein, das Mittel, das da durchgeht, ist einfach Phosphor. Und ich habe nochmals Phosphor 1.000 jetzt gegeben, zweimal 200, und jetzt 1.000.
T.: Warum?
Sp.: Eben, weil alle Symptome der Patientin, die wir genommen haben in den längeren Konsultationen, die waren nicht für Nat-m., nicht? Diese Symptome.
T.: […]
Sp.: Ja, aber ich meine, wissen Sie, es ist einfach so, man kann nicht ein Mittel geben und dann sofort wechseln und sofort wechseln. Es gibt schon ein Mittel, das durchgeht. Und wenn ich gelesen habe, in der ganzen Literatur habe ich praktisch keinen einzigen Brustkrebsfall gefunden, wo Nat-m. je geholfen hätte. Und das hat mich sehr skeptisch gemacht, sehr. Wissen Sie, ich wußte, mit Nat-m. kann ich die Psyche dieser Patientin bessern, ich kann ihr helfen für viele Beschwerden, aber ich habe das Gefühl, ich kann ihren Krebs nicht beeinflussen. Ja …
T.: Hautausschlag besser und sie bekommt Asthma […].
Sp.: Eben, Hautausschlag besser und sie bekommt Asthma. Ich habe es einfach verlassen, weil ich großes Vertrauen in dieses Phosphor hatte. […] Jetzt Phosphor 1.000. Was kommt am 29.1.?

„ …(29.1.91) Kleinere Verschlechterung der Vaskularisation. Bei der Palpation spürt man nichts mehr.
Etwas Brennen vaginal. Im allgemeinen gut gefühlt. Menses etwas spärlich.
Mache schöne Spaziergänge ohne Mühe.

Stuhlgang ist langsam besser, manchmal kommen wie Fäden heraus.
In zwei Monaten Thermographie wiederholen.
(20.2.91) Husten bekommen. Störend, ein Brennen in den Lungen. Erkältet an der Fastnacht. Vorher gut gefühlt.
Menses spärlich gekommen. Während Menses leicht Brustschmerz eine halbe Stunde.
Nervös, melancholisch vor Menses.
Schlaf noch nicht regelmäßig.
Nach dem ersten Mittel Inguinalschmerz. ..."

Sp.: Ich habe da einfach sechs Placebo mitgegeben, nicht? Also Phosphor 1000 und sechs Placebo. Ja.

„ ...Nach dem 2. und 3. Mittel Augentränen.
Knoten sind weg. Am 5.3. sollte ich Kontrolle machen.
Soll Kartoffelpackungen machen. ..."

Sp.: Also sie spürt keine Knoten mehr. Lesen wir bitte weiter.

„ ...(25.2.91) Seit 3 Tagen, wenn ich uriniere, Blut auf dem Papier.
Juckreiz einmal vaginal, einmal anal.
Katarrh löst sich, beim Husten immer etwas Urinabgang.
Bin terrorisiert [entsetzt], ich las, Juckreiz könnte ein Tumor sein.
(27.2.91) Husten, keine Schmerzen. Tag und Nacht, manchmal trocken, manchmal katarrhalisch.
Stimme kommt langsam.
Schnupfen. Vertigo. Kein Fieber. Nasenabsonderung wässerig.
Manchmal Frösteln. Es war sehr kalt.
Auswurf grün, manchmal klumpig, manchmal etwas Blut, sehr wenig.
Erwache durch Husten.
Harnabgang beim Husten.
Überlegen. ..."

Sp.: Eben, ich habe gesehen, ich habe ihr Phosphor gegeben, das hat ihr gut getan, dann geht sie in die Fastnacht, sie hat sich erkältet, und jetzt kommt so ein Husten. Ich schaue alle Symptome an und alles ist Phosphor. Deswegen warte ich einfach. Und jetzt, am 1.3.?

„ …(1.3.91) Schnupfen ist wie durch ein Wunder weg. Fühle mich gut trotz allem.
Heute morgen Schafskotstuhl mit Blutabgang.
Gebläht im Magen.
Keine Knoten mehr gespürt. Gehe zu Dr. V. …“

Sp.: Das ist der Krebsspezialist im Tessin, einer von denen. Ja?

„ …(20.3.91) Rechte Brust hat zugenommen. Brustschmerz rechts und Schwellung an rechter Achsel.
Menses ist verspätet. Sehr nervös vor Menses.
Wenn ich bügle, schwitze ich sehr, prämenstruell.
Husten ist ganz verschwunden. Fiebergefühl ohne Fieber. Sehr nervös.
Wenn die Kinder etwas sagen, sehr nervös, antworte schlecht. Eine ängstliche Nervosität.
Stuhlgang ist gut. In der Leberstellung (?) rechts manchmal ein Stechen und Windabgang.
Brennen sowohl anal wie genital. Sehr stark 1 - 2 min., dann vergeht es ganz.
Morgens nach Essen Brennen genital und anal.
Diese Episiotomie-Narbe schmerzt bei Wetterwechsel. In der Gegend brennt es.
Gefühl, es kommt Flüssigkeit heraus, aber es ist nicht naß.
Sonst im allgemeinen fühle ich mich gut, habe Lust zu tun, arbeite in Ruhe.
Im allgemeinen gut, nur mit diesen Störungen.
Überlegen. …“

Sp.: Was habe ich da gemacht? Sind zwei Monate vorbei. Sie spürt dieses Stechen in der Leber, dieses Brennen, die Episiotomie-Narbe, die wehtut, was macht man?
T.: Wiederholen.
Sp.: Ja, Phosphor 1.000. Jetzt habe ich gesagt, jetzt bleibe ich auf dieser Linie und Schluß. Ja?
T.: […]
Sp.: Ja, irgendwie hat es zugenommen, ja.
T.: […]
Sp.: Nein, nein. Das hat mich nicht durcheinander gebracht. Ja, ich habe natürlich riesige Ängste durchgestanden bei diesem ganzen Fall. Ich wußte, ich hatte ein Gefühl, daß diese Frau nicht aus der Gefahr ist, die ganze Zeit. Ich habe gesagt: ich will einfach mich bemühen, meine Therapie nicht durcheinander zu machen und irgendwie immer einen Kompaß in der Hand zu haben. Das war

meine ganze Anstrengung, aber ich wußte, sie ist absolut nicht aus der Gefahr. Jetzt, was passiert? Jetzt kommt die Katastrophe, nicht? Die kommt noch.

„ …(3.4.91) Schmerz unter rechter Achsel, Stechen vom rechten oberen Quadranten zur rechten Brustwarze, wie eine Nadel in der rechten Schulter.
Stechen in rechter Schulter.
Es bildete sich wie eine Vorwölbung in der rechten Brust. Ab Freitag schmerzt es so. Am Tag der Thermographie.
Werde wieder sehr nervös ohne Grund. Reproaches others. Lust nach Süßem.
Habe Ziegenkäse gegessen, einmal nur Durchfall.
Verstopfung. Schafskotstuhl. Blutend bei Stuhlgang.
Beim Urinieren übelriechend, faulig.
Zwei Erhebungen an der rechten Brust und Orangenhaut. Narbenmetastase.
Diese Veränderung seit 14 Tagen, Schmerzen seit 4 Tagen.
Schlaf unruhig.
Harnabgang bei Husten.
Sakralschmerz, beim Niesen aggraviert. (aber Unfall.)
Röntgen der Lungen perfekt, keine Metastasen. Narkose ertrage ich schlecht, nach 1 - 2 Monaten kommt mir eine große Ruhelosigkeit.
Es geht alles zusammen wie Alpträume. Schwitze sehr, dann vergeht.
Montag, 8.4. anrufen. …“

Sp.: Ja, am 4.4. habe ich gesagt: jetzt, wenn ich alle Symptome sehe und früher hat Nux-v. gut getan, ich gebe jetzt mal dazwischen Nux-v. Q2. Ich will sehen was passiert. Am 4.4. gebe ich Nux-v. Q2.

„ …(8.4.91 abends) Keine Schmerzen mehr in der linker Brust.
Rechte Brust schmerzt. Narbe schmerzhaft. Brennen immer da.
Schlaf etwas besser.
Viel Schmerz an rechter Brustwarze, geschwollene rechte Brust. …“

Sp.: Ja, und jetzt ist die Situation dramatisch: diese Tumoren, die zurückkommen! Diese Narbenmetastase! Diese Enttäuschung! Diese Ängste! Die Frau steht vor mir und ich sage ihr: Wir müssen jetzt standhalten. Wir müssen jetzt standhalten. Und ich hatte fest an Graphites gedacht, weil sie diese Narbenmetastase bekommen hat. Und ich habe ihr am 10.4. Graphites 10.000 gegeben. Aber sie hatte praktisch schon beschlossen zu operieren. Also, das ist eine ganz schlimme Prognose jetzt, nicht? Ein Tumor in beiden Brüsten, jetzt gibt's ein Rezidiv, Narbenmetastasen. Also, die war von den Schulmedizinern praktisch verurteilt, als sie dorthin ging. Ich gebe ihr am 10.4. Graphites XM und schade, daß ich nicht mehr Kraft gehabt habe, die Frau so ganz bei der Stange zu halten. Ich habe sie dann zur Operation gehen lassen, aber lest den Bericht vor der Operation am 18.4.!

„ ...(18.4.91) Rechte Brust gefällt mir nicht, rief Dr. P. an. Operation Samstagmorgen. Schmerz an der Brust ist weggegangen. Im allgemeinen gut gefühlt. ..."

Sp.: Graphit XM hat eine sehr gute Wirkung auf den Schmerz gehabt, sehr gut. Sie sagte: Nach diesem Mittel habe ich gespürt, daß der Schmerz weg geht und es mir gut tut. Auch wenn es wenige Tage waren. Aber nun, jetzt ist die Operation, und jetzt, was kommt? Lesen wir diesen Bericht.

„ ...(23.4.91) Samstagmorgen, 19.4. operiert, abends konnte ich schon herumgehen.
Schicke Express. ..."

Sp.: Ich habe ihr Arnica 1.000 zusätzlich geschickt für nach der Operation. Ja.

„ ...In rechter Brust 3 Tumore, einer neben dem anderen. Links keine. Will mich in zwei Tagen nach Hause schicken. Narkose gut ertragen. Operation dauerte zwei Stunden.
Warten.
(29.4.91) Schwindel ziemlich stark. RR 100/60.
Depression, weil man alles weggeschnitten hat. Wunde ist reizlos. Wo die Biopsie gemacht wurde, links, ist es verhärtet da unten.
Große Flecken von Antikoagulationsspritze.
(1.5.91) Bin zuhause. In der rechten Brust waren 3 Tumoren verschlossen, sie waren überrascht, Dr. V. Es war alles eingekapselt. ..."

Sp.: Das war wieder die nächste Erkenntnis. Diese Kollegen dort im Spital, ich habe es später noch erfahren durch Ärzte, die zu mir in den Kurs gekommen sind, waren höchst erstaunt, daß dieser bösartige Tumor ganz eingekapselt war. Es war eine dicke Kapsel um die Tumoren, sie konnten sie ganz schön herausschälen. Das war das zweite Lichtlein, das konnte nicht so strahlen wie das erste, weil die Frau operiert wurde und eine Amputation erlitten hatte. Aber ich wußte, der Körper versucht irgendwie der Krankheit beizukommen. Ganz eingekapselt, sie waren sehr erstaunt, sie hatten nie so etwas gesehen, haben die Chirurgen gesagt. Gehen wir bitte weiter.

„ …Sie gaben keine Kuren [Chemotherapie].
In linker Brust eine Zyste gefunden. Für sie ist sie sauber [ohne Metastasen]. …“

Sp.: Also für die Ärzte war die Sache in Ordnung.

„ …Es war eine Schwester da, die nach Zürich geht, um den Kurs zu machen.
Im Kopf wie leer. Leeregefühl im Kopf.
Freitagabend RR 150/110, Dienstagmorgen 95/55, gestern Abend 130/80.
Früher Narkose schlecht ertragen. Erbrach und schlief 2 Tage. …“

Sp.: Und diesmal hat sie die Narkose ganz gut ertragen. Diese Phosphor-Therapie war irgendwie gut gewesen.

„ …Immer Juckreiz anal. Kann gut stuhlen. Juckreiz anal paroxsysmal, quasi zwischen die Oberschenkel ausstrahlend.
Überlegen.
(6.5.91) Weine dauernd. Kann nicht reden ohne zu weinen. Der große Bub antwortet schlecht zu mir, sucht sich keine Arbeit. Will nicht zur Arbeit gehen. Dies macht mich sehr nervös. Innerlich zornig. Es kommen die Tränen, wie eine Schwäche. Die Kinder meines Freundes machen mir viele Schwierigkeiten.
Die Narbe schmerzt beim Bewegen des Armes. Wenn ich den Arm bewege großes Brennen.
Diese Brustamputation hat mich schockiert.
Weine für ein nichts. Das Wetter sehr gespürt in der Narbe und schläfrig.
Eiskalter Rücken vor Schnee. Stuhlgang: zeitweise Schafkotstuhl, zeitweise normal. Besser als vorher, sehr gebessert.
Juckreiz, mehr nachts, vaginal, kommt und geht.
BD in Ordnung: 120/80 …“

Sp.: Und jetzt am 7.5., weil sie mich gebeten hat, ihr ein Mittel zu geben, das für den seelischen Zustand hilft, habe ich ihr Natrum muriaticum 1.000 nochmals gegeben. Denn sie hat nur geweint, sie konnte gar nicht mehr reagieren, sie hat nur geweint und geweint von diesem Schock. Und jetzt, was passiert mit diesem Mittel?

„ …(15.5.91) Mit dem letzten Mittel wie ein Wunder. Am nächsten Tag starkes Brennen, dann wie ein Knopf, der sich löste im Solarplexus. Es ist wunderbar. Fühle nicht mehr diesen Knopf.
Schwitze sehr übelriechend.
Stuhlgang: leichter Durchfall.
Es war wie ein Knoten in der Brust, der sich löste, bin sehr glücklich.
Würde ständig schlafen.
Wenn ich morgens erwache, tränen die Augen. Strabismus links auch besser. …“

Sp.: Und jetzt, nach dem großen Kampf, nach jedem großen Kampf, kommt immer etwas, was einen erfreut, wenn man ihn ehrlich geführt hat. Und jetzt beginnen langsam die Früchte zu fallen. Die erste Frucht kommt im nächsten Satz:

„ …(3.6.91) War beim Arzt am Mittwoch: er fand es merkwürdig: er fand Zellen, die die Krebszellen fraßen. Der Tumor war sehr bösartig, aber sie waren sehr glücklich, weil da Zellen waren, die den Krebs gefressen hätten. Sie konnten dies nicht verstehen. …“

Sp.: Das ist wieder etwas. Sie haben alles, lauter Dinge gefunden, die für sie sonderbar waren. Sie haben das nie gesehen. Merkt euch das. Das ist im stillen passiert. Der Körper hat eine Kapsel gebildet, er hat extra Makrophagen in großer Zahl in dieses Gewebe gebracht, die die Krebszellen gefressen haben, das hat man im pathologischen Schnitt gesehen, und wißt ihr, das Opfer dieser Frau soll uns dienen, damit wir verstehen, was geschehen ist, in der Tiefe dieses Organismus. Das ist nicht umsonst gewesen. Das belehrt uns alle. Sie hat viel gelitten, aber wir lernen viel daraus. Die Macht unserer Mittel ist ungeheuer. Ungeheuer! Wenn man den Mut hat und das Wissen, sie zu verwenden. Lesen wir bitte weiter.

„ …Er verschrieb mir Tabletten, um die Menses zu stoppen.
Am 20.-22.5. hatte mein erster Sohn eine schwere Krise gegenüber dem Giovanni (der verstorbene Freund): er fing an zu schreien, ich schrie noch mehr, zerstörte 15 Bilder, wollte das sich zerbrechende Glas hören, konnte schwere Gewichte ohne Mühe heben. Dann weinte ich sehr, war befreit.
Dann 2 - 3 Tage Magenbrennen. Dann an rechter Seite Schmerz, der dann verging.
Fühlte mich entspannt.

Gestern stark Kopfweh (Wetterwechsel). An den Wunden am Kopf (commotio cerebri) sehr schmerzhaft.
Manchmal am rechten Bein, am Fuß, Gefühl eines Ziehens in den 3. und 4. Zehen oder etwas Taubheitsgefühl.
Manchmal Leeregefühl im Kopf.
Stuhl: wenn ich Früchte esse, durchfällig. Esse so 1/2 kg Kirschen.
Sonst eher Neigung zur Verstopfung.
Überlegen. ..."

Sp.: Und jetzt, am 3.6., eingedenk der Tatsache, daß sich diese Narbenmetastase gebildet hat, diese große Narbenmetastase, und eingedenk der Tatsache, daß ich jetzt ein mächtiges Krebsmittel geben wollte, gab ich Graphites 10.000. Und ich war sehr erfreut, als ich die Krankengeschichten von Dr. Horst BARTHEL studierte, zu sehen, daß er ganz ähnliche Verläufe wie meine in seinen Krankengeschichten hatte. Und plötzlich habe ich das verstanden, was ich früher nicht verstanden hatte. Ich fragte mich immer: Aber warum gibt er dieses Mittel? Aber warum gibt er dieses Mittel? Warum hat er jetzt das gegeben? Und jetzt plötzlich sehe ich, daß es ganz ähnlich wie bei mir gelaufen ist. Das ist aber viel später gekommen. Bei dieser Krankengeschichte war es noch nicht so klar, diese Sache. Lesen wir bitte weiter.

„ ...(5.7.91) Im allgemeinen ziemlich gut. Fühle mich in Form.
Mühsamer Stuhlgang, tageweise normal, dann wieder verstopft, dann kommt Kopfweh.
An rechter Flanke ein Stechen, Blähungen.
Sehr geschwollen an Füßen und Knöcheln, Wärme oder schlechte Zirkulation, vor allem tagsüber und abends.
Narbe ist etwas gerötet (ohne Reizung), manchmal ein Stechen drin, wenn sich das Wetter ändert. Wenn Gewitter kommt, noch Kopfweh, aber erträglich.
Psychisch ziemlich ruhig. Am 17.7. sollte ich auf's Gericht gehen, bin aber ziemlich ruhig. Vor 15 Tagen explodiert. Der große Sohn hatte mir widersprochen, da zerstörte ich 10 Bilder. Es war eine große Befriedigung. Dann verstand ich, was der Sohn wollte, seither war ich wie befreit.
Schlaf sehr gut. Von 21.00 Uhr bis 5.00 Uhr geschlafen.
Juckreiz zwischen den Beinen noch etwas, aber viel weniger.
Überlegen.
Reserve: Lachesis.
(16.7.91) Sonntag Menses gekommen, sehr langsam. Mittwoch, Donnerstag kam [Menses], dann wie aufgehört, wenn ich aufstand, eine kleine Hämorrhagie.

Acht Tage gedauert, nicht übelriechend. Das Blut spritzte heraus. Fühlte mich nicht schwach. Keine prämenstruellen Symptome.
Stuhl immer etwas mühsam, Schafkotstuhl.
Vaginaljuckreiz ist weg.
Ertrage Rollkragen, Ketten besser. Nicht mehr dieses Erstickungsgefühl.
Wunde schmerzt leicht bei Wetterwechsel. Narbe immer etwas rot.
Moralisch nervös, weil ich auf's Gericht muß. Nehme die Dinge mit Ruhe. *Überlegen.* ..."

Sp.: Und jetzt habe ich gedacht, ich will jetzt diese Symptome nehmen, die nie durch Phosphor gedeckt waren und ein mächtiges Krebsmittel aus dieser Gruppe auswählen und es geben. Und da kam heraus: Rollkragen nicht ertragen, Erstickungsgefühl bei Rollkragen, Narbe rot, Narbe schmerzhaft. Alle diese Sachen: Lachesis. Und jetzt gebe ich Lachesis 200. [Unruhe im Saal]
Ich habe einfach alles zusammengefaßt, wo Phosphor nicht gedeckt hat. Und da kam Lachesis heraus. Und diese Narbe, die so rot war, *cicatrices; redness* und schmerzhaft, *cicatrices painful* und Brustkrebs, dann habe ich Lachesis gegeben, 200. Gut, gehen wir weiter.

„ ...(24.7.91) War bei Dr. V. Mittel noch nicht bekommen.
Hb etwas tief. ..."

Sp.: Das Mittel ist durch die Post irgendwie verloren gegangen.

„ ...Äpfel nicht so gerne.
Leide sehr an der Hitze, mußte gestern ins Bett. Feuchte Hitze trifft mich in der Atmung.
Vaginal manchmal Feuchtigkeit, aber nicht naß und sehr übler Geruch des Schweißes. Manchmal Juckreiz am Genitale, aber weniger als vorher.
Stuhlgang: Neigung zu Schafkotstuhl. ..."

Sp.: Schafkotstuhl ist auch eher ein Symptom von Lachesis als von Phosphor gewesen.

„ ...Narbe ist immer rot, sogar violett, ..."

Sp.: Violette Narbe ist eher Lachesis als Phosphor.

„ …juckt etwas unter der Achsel. Wetterwechsel mit Wunde gespürt, wird violett.
Kopfweh nicht mehr, aber bei Wetterwechsel schwerer Kopf.
Manchmal leichtes Stechen in Lebergegend, dann geht Luft ab und es vergeht.
Manchmal geblähter Bauch.
Schwere und leicht geschwollene Beine, an Knöcheln, v.a. abends.
Überlegen. …"

Sp.: Ja, und da habe ich dann das Lachesis geschickt, zum ersten Mal, am 26.7. Die andere Dosis vom 16.7. ist verloren gegangen. Und jetzt bis zum 1.10. höre ich nichts mehr, ja.

„ …(1.10.91) Am Dienstag sehr das Wetter gespürt, wie wenn mich ein Infarkt packt.
Ein Brennen am Herzen. Spüre sehr das Wetter.
Sehr starke Brustschmerzen gestern in der gesunden Brust. Heute ist schön, nichts mehr gespürt.
Hatte Lust nach Ovomaltine.
In der Nacht wie ein Asthma und Leberschmerz und verstopft. Sa. und So. kein Stuhlgang. Sehr verstopft.
Schmerz an rechter Flanke.
Etwas Verdauungsstörungen (Ex Ulcus?). So allgemein gut.
Nach dieser gekochten Milch schlecht gefühlt und verstopft. Große Mühe zu stuhlen.
Wie eine Art Ekzem an linker Schulter, so Pünktli, wie ein „Z" – es juckt nicht, sehr gestört.
Gestern an der linken Brust war die Wunde sehr schmerzhaft.
Überlegen. …"

Sp.: Ja, und das alles … ich habe immer den ganzen Fall studiert und in den Büchern gelesen, und geschaut, was die Krebsärzte machen. Und dann habe ich gedacht, ich muß nochmals ein tiefes Krebsmittel geben, das diese Narbengeschichten deckt, und ich gebe nochmals Graphites 10.000. Ich war noch nicht zufrieden. Diese ganze Narbengeschichte, nicht? Das ist eine wahnsinnige Affinität zu Graphites, 10.000 noch einmal. Ja?
T.: Wie lange dürfen denn Narben nach einer Operation rot sein, oder jucken?
Sp.: Ja, wo sind die Chirurgen da?
T.: Unterschiedlich.
Sp.: Schöne Antwort … [Lachen]

T.: Unter einer guten Behandlung wird es schneller blaß.
Sp.: Wie lange ungefähr?
T.: […]
Sp.: Rot? Glaube ich kaum. Ein Vierteljahr rot? Ich habe viele Narben gesehen … es kommt darauf an, was für eine Narbe es war, nicht? Aber eine Brustoperationsnarbe …
T.: Aber es gibt auch oft Keloid.
Sp.: Eben, Keloid, aber das ist ein Symptom, dann. Und Schmerz auch, Schmerz so ein paar Wochen, dann sollten keine Schmerzen mehr sein. Ja, lesen wir bitte, Graphit XM am 3.10. und dann, wie geht es weiter?

„ …(25.10.91 Telegramm und Rückruf) Menses war verspätet. Nahm das Mittel, es kam die Menses.
Unruhiger Schlaf, morgens tiefer Schlaf.
Stuhlgang besser …“

Sp.: Also, schaut mal: Graphit, sie nimmt das Mittel, die Menses war verspätet und jetzt kommt sie. Typisch für Graphit: verzögerte Menses. Nachher: unruhiger Schlaf, morgens tiefer Schlaf, Stuhlgang besser, ja? Dann:

„ …Ekzem ist am Vergehen.
Kopfweh vor Wetterwechsel immer.
Wunde wird langsam rosig. …“

Sp.: Ja – Wunde wird langsam rosig!

„ …Wunde vom Magenulcus juckend.
Beim Hinaufgehen manchmal Atemnot.
(21.11.91) Montag wie ein Beginn einer Menses, dann nichts mehr.
In den Ohren, v.a. rechts, ein Schmerz, so 20 min., kommt und geht. Wiederholt sich auch links (wie wenn Wasser drin wäre).
Allgemein gut gefühlt.
Wenn ich schneller gehe, Atemnot und Brennen in Sternumhöhe.
Wenn ich dann RR messe ist er 150/90, dann 120/75-80 …“

Sp.: Das gefällt mir, dieser Blutdruck. Ja …

„ …Bin ängstlich geworden wegen Kleinigkeiten, mache mir Sorgen. Furcht vor dem Tumor. Morgen muß ich zur Szintigraphie.

Inguinalekzem gekommen, Intertrigo rechts und links, seit einer Woche.
Stuhlgang ist in Ordnung. Vor der Leberkrise Schnecken gegessen, 10 Tage vorher, aber nicht gut verdaut. Starker Leberschmerz und geblähter Bauch, wurde gelblich, dann Augenringe.
Probleme mit den Kindern, muß Zorn schlucken.
Die Narbe ist wie wenn ich nichts hätte. ..."

Sp.: Jetzt die Narbe ist reizlos, „wie wenn ich nichts hätte". Das hat mir jetzt plötzlich ganz gefallen.

„ ...Hb etwas tief. Mache die Kaki-Kur. ..."

Sp.: Kakis – das sind diese roten Früchte im Süden, und sie hat sehr gern die Kakis. Das sind so saftige, süße Früchte.

„ ...Früchte mühsam mit Verdauung, sehr langsam, abends das Mittagessen noch nicht verdaut. Zwiebeln stoße ich lange auf. Enge Gürtel störten. Muß weite Kleider tragen. ..."

Sp.: Ich gebe da ein Placebo, ich will jetzt etwas beobachten.

„ ...(20.12.91) Große innere Nervosität ohne Grund, erwacht mit Gefühl, der Magen gehe zu, wie eine Angst, ..."

Sp.: Anxiety, so eine ... ja.

„ ...versteht dies nicht. Knopf im Hals und innere Unruhe, apathisch.
Morgens beim Erwachen Aufstoßen.
Bin unruhig, wenn nicht alles gemacht ist. Eine Erregung alla ‚Bocca dello Stomaco'. ..."

Sp.: Das ist das Epigastrium, „Mund des Magens".

„ ...Nach Einnahme des Mittels an Oberlippe roter Streifen wie Fieber.
Rechten Arm und rechtes Bein wie Ameisen gespürt.
Schmerz hinter dem Ohr, Störung leicht, dann verging es.
Ewiges Problem: Verstopfung, auch 2 Tage ohne.
Keine Menses mehr gekommen.
Ekzem ganz weg.

Manchmal brennen am Genitale.
Manchmal Husten wie katarrhalisch, kommt und geht. Wetterwechsel sehr gespürt, gestern Schulterschmerz, bei Wetterwechsel schmerzt Achsel.
Viel Zorn nach Tod des Freundes; ein Sohn kam sich entschuldigen.
Möchte Brust neu machen. Ende Januar 92.
Überlegen. …"

Sp.: Ja, und da es war eben eine Zeit – das kommt gar nicht so zum Ausdruck in der Krankengeschichte – von großem Kummer, und weil ich wußte, daß Nat-m. ihr so gut getan hat, habe ich nochmals Nat-m. 1.000 gegeben. Das ist eine ganz andere Führung der Krankengeschichte als bei chronischen Fällen, wo ich gerne ein Mittel gebe, und immer wieder, über lange Zeiträume. Da, bei diesem Fall, ist man irgendwie verunsichert, man schaut, man gibt … . Ja, lesen wir weiter.

„ …(20.1.92) Es geht ziemlich gut, bin zufrieden. Angst ist weg. …"

Sp.: Eben, Nat-m. hat immer gute Wirkung auf die Psyche dieser Frau. Immer, es löst sich immer wie ein Knopf da. Lesen wir weiter.

„ …Menses gestoppt. Wenn Menses kommen, alle Inguinalschmerzen vermehrt. Wenn ich in die Höhe gehe oder zurück, in den Ohren gestört.
Stuhlgang regelmäßig. Wenn ich Mittel nehme, Luft in Darm gespürt.
Im allgemeinen nicht schlecht. Schlaf gut. Vollmond-Wetter: immer gespannt.
Kopfweh fast ganz weg. Nackenschmerz. Brust-OPs: Rekonstruktion der Mamma. …"

Sp.: Brustoperation, nicht? Sie läßt die Mamma rekonstruieren.

„ …(4.2.92 Brief) OP ist gelungen alles in Ordnung, nur RR ist sehr tief nach OP, jetzt wieder normal. Das Mittel ist wunderbar. …"

Sp.: Also Nat-m. ist wunderbar für sie einfach, von der Psyche her. Lesen wir bitte weiter.

„ …Habe Menses seit dem 27.1. dauernd, schwach, keine Störung. Sie waren weg seit November 91, vielleicht Menopause oder die Schwäche nach der OP. …"

Sp.: Und jetzt, am 6.2., weil sie so glücklich ist, will ich ihr das Glück nicht wegnehmen, gebe ich noch ein Nat-m. M. Habe ich gedacht: sie soll jetzt ein bißchen glücklich sein.

„ ...(11.2.92) Fühle mich immer etwas nervös.
Sonst gut gefühlt.
Menses um den 25.1. gekommen, spürte starken Geruch des Blutes.
RR war sehr gesunken 120-130/ 70-80.
Warten. ...“

Sp.: Ja, also Blutdruck ist gesunken. Man sieht, dieses Nat-m. packt nicht den ganzen Fall. Phosphor war das einzige Mittel, das den Blutdruck hochgenommen hat.
T.: Ist doch ein ganz normaler Blutdruck ...
Sp.: Ja, 70. Also manchmal bis 70 runter. Sie spürt es auch durch Schwindel, sie merkt es, sie ist eine Frau, die merkt es, wenn der Blutdruck gut ist.
T.: Der obere Wert [...].
Sp.: Ja gut, gesunken. Lesen wir weiter.

„ ...(10.3.92) Vor einem Monat beleidigte mich mein Sohn sehr, in der Regel explodiere ich, da fast nicht. ...“

Sp.: Fast nichts. Eben, sie konnte nicht explodieren. An was denkt man?
T.: Staphysagria.
Sp.: Ja, Staphysagria, nicht? Wenn jemand sehr beleidigt wird, und dann bleibt da, und kann gar nicht explodieren. Lesen wir weiter.

„ ...Nach einer Stunde fing ich an zu weinen, konnte es nicht mehr halten, dann wurde ich sehr apathisch.
Kann fast nicht mehr stuhlen ohne Schmerzen. Hat sich alles wie blockiert.
Angst vor Tumor im Darm.
Es war eine große Enttäuschung wegen des Sohnes.
Kann nicht schlafen vor 24.00 - 1.00 Uhr. Schlafe bis 4.30 - 5.00 Uhr.
Große Angst vor Tumor im Darm.
Überlegen. ...“

Sp.: Und ich habe mir gedacht, jetzt lasse ich den Tumor ein bißchen in Ruhe, die ganze Region ist ganz ruhig, reizlos, und ich will mal in dieser Sache jetzt einfach ihr helfen, und ich habe Staphysagria gegeben. Weil sie war in

dauernden seelischen Konflikten. Das mache ich überhaupt nie in chronischen Kuren, bei Patienten. Wenn ich ein Mittel gefunden habe, dann gebe ich das ganz sauber, eins nach dem anderen, egal ob Sepia oder Lycopodium. Aber da, ich hatte das Gefühl, ich müßte das tun. Und dann habe ich ihr Staphysagria gegeben. Gehen wir weiter.
T.: Staphysagria wieviel?
Sp.: Staphysagria 1.000.

„ …(12.5.92) Im allgemeinen geht es. Spürte das Blühen der Trauben mit Magenweh – mein alter Ulcusschmerz. Schmerz, Nausea, werde ganz gebläht.
Immer verstopft, immer Schafkotstuhl. Wenn ich viel Luft habe im Bauch, sticht es auf der rechten Seite. Bin rund geworden.
V.a. an rechter Seite – rechter Arm, rechtes Bein – im Stehen mit Ameisenlaufen.
Gefühl von Wasser in den Ohren kommt und geht.
Rechter Arm immer etwas geschwollen.
Narbe ist ziemlich in Ordnung, nur ein Teil davon leicht violett.
Narbe sehr schmerzhaft gestern bei Wetterwechsel (wenn ich diese Schmerzen spüre, Angst vor Tumor).
Eher optimistisch. Mache ‚aiuto domiciliare'. …"

Sp.: D.h. sie geht nach Hause helfen z.B. Krebskranken oder alten Leuten, die nicht ins Spital gehen. Sie pflegt diese Leute.

„ …Sehe viele Krebskranke. Bedürfnis zu helfen ist stärker als ich. Samstagmorgen gehe ich zum Markt, verkaufe ländliche Produkte.
Menses kam regelmäßig die letzten zwei Monate. Eine Woche vor Menses Weinen: es hilft. Nervös.
Überlegen. …"

Sp.: Und jetzt am 12.5., ich habe nicht gern diese violette Narbe und gebe ich nochmals Graphit 200. Graphit hatte die Narbe so reizlos gemacht, die ganze Zone und jetzt gebe ich [es] nochmals. Und jetzt kommt der nächste Sonnenschein in meine Praxis:

„ …(5.8.92) War bei Dr. V. Er sagte, ich sei ‚miracolata' …"

Sp.: Das heißt, er hat der Frau vor allen Ärzten gesagt, es sei ein richtiges Wunder. Es sei ein Wunder, was mit ihr geschehen ist. Das hat der Krebsspezialist gesagt, einer der berühmtesten Onkologen bei uns. Ja?

„ …es wäre ein Fall auf 100.000. Bin sehr sensibel geworden. Bin schnell gerührt, wenn jemand eine Medaille gewinnt, kommen die Tränen. Bin ruhiger geworden, nachdenklicher.
Habe zugenommen, v.a. um die Taille, 6 kg.
Ekzem in Ordnung.
Schwitze sehr viel: im Gesicht, überall.
Stuhlgang: wenn ich Früchte esse gut, sonst Schafkotstuhl.
Im allgemeinen gut gefühlt. Gute Vitalität.
Am 17.8. gehe ich nach Lausanne, die Brust aufzubauen.
Arm – nach OPs – immer geschwollen rechts, und rechte Schulter.
Immer sehr wetterfühlig. Vor Gewitter Ohnmachtsgefühl. (*Reserve: Lachesis*)
So starkes Kopfweh. Wenn das Gewitter dann kommt, fühle ich mich sehr gut.
Mühe, in die Berge zu gehen. Atemnot beim Steigen.
Immer freundlich.
Überlegen.
Headache bevore thunderstorm – cicatrices bluish, painful – clairvoyance – sheep-dung. …“

Sp.: Und ich habe ihr am 5.8. Arnica geschickt, im Falle, daß die Operation … die Brust rekonstruiert wird. Ja.

„ …(21.8.92) Konnte nicht operiert werden. Montag Nacht sehr nervös. Um 4.00 Uhr eingeschlafen, um 6.00 Uhr morgens erbrach ich.
In den Armen wie elektrische Schläge gespürt.
Man gab eine Spritze zur Narkose, dann starkes Herzklopfen, ließ mich dann nicht operieren. Spürte das Herz im Hals. War unruhig vor OP.
Erst gestern fing ich an, mich besser zu fühlen. Im allgemeinen gut gefühlt.
War voll Luft und starker Leberschmerz: wie eine Nadel. Es ging viel Luft ab und viel Aufstoßen nach dieser Episode.
Paar Tage warten.
(3.9.92) War in Airolo, stieg die Treppe hoch, dann Brennen am Herzen, Atemnot.
Stechen am rechten Bein sehr stark (jetzt etwas Schmerz an linker Wade).
Sehr schlecht gefühlt. Beim Abwärtsgehen besser. Schon früher, als ich in die Berge ging, Atemnot, aber nicht so ein Brennen. Atemnot. Im Ohr Geräusche, wie wenn Wasser eintritt. Dann Leberschmerz, stechend. Nervös. Ruhelos.
Überlegen. …“

Sp.: Ja, stop, stop. Jetzt, wir machen Pause, weil es 19.00 Uhr ist, aber ich möchte etwas noch sagen, bitte. Diese Krankengeschichte hat jetzt sehr, sehr vorgegriffen in unseren Kurs, nicht? Ich wollte erklären, wie sich die homöopathische Behandlung im Laufe der Jahre entwickelt hat beim Krebs. Und wenn ich das alles gemacht hätte, dann würdet ihr viel besser verstehen, was ich da getan habe. Und dadurch, daß ich jetzt fast die ganze Kasuistik durchbesprochen habe, habt ihr viele Dinge nicht ganz begreifen können, was ich da … warum meine Überlegungen so waren. Das spielt aber keine Rolle. Ihr werdet es dann morgen besser verstehen. Ja, also … schönen Abend. [Applaus]

2. Tag

Samstag, den 28. Juni 1997

Sp.: [...] was bei HAHNEMANN über die Krebsbehandlung zu finden ist. Könnten wir das kurz zusammenfassen, was wir für Erkenntnisse gewonnen haben. Wer wagt es?
T.: [Wir haben] Paragraphen gelesen, in denen über die einseitigen Krankheiten gesprochen wird und gelernt, daß Krebs auch eine einseitige Krankheit ist, und daß wir die Lokalsymptome eines Tumors, sei er nun von der schulmedizinischen Diagnose her gut- oder bösartig, sehr hoch werten müssen und nicht als Lokalsymptome abtun dürfen. Und daß man beim Krebs oder bei anderen Tumorleiden das Mittel häufiger wechseln muß, als man es bei anderen chronischen Leiden tut, und daß HAHNEMANN ja auch geschrieben hat, daß man bei einem einseitigen Leiden nach der ersten Verordnung unter dem ersten Mittel neue Symptome sieht, nach denen man dann die Verordnungen verifizieren muß.
Sp.: Sehr gut. Es ist immer interessant, daß ich [etwas] von euch höre.
T.: [...] [Lachen]
Sp.: Daß Krebs ein einseitiges Leiden ist, da muß ich ... bin ich froh, daß ich diese Rückmeldung bekommen habe. Es ist nicht immer ein einseitiges Leiden, Krebs, nicht? Wenn es im Anfangsstadium ist, ist es möglich, daß wir durch die Totalität der Symptome der Krankheit beikommen. Aber sehr oft sind die Krebsfälle, die wir dann sehen, schon zur Einseitigkeit herangewachsen, und dann sind diese Paragraphen eben ganz wichtig. Wir haben auch gesehen, daß man lokale Krankheiten nicht mit äußeren Mitteln therapieren soll. Und HAHNEMANN hat uns dann in den *Chronischen Krankheiten* noch über die Wichtigkeit der Psyche wichtige Ausführungen hinterlassen. Wir wollen zum nächsten großen Homöopathen gehen. Wer wird das wohl sein, nebst HAHNEMANN?
T.: KENT.
Sp.: Ja, der kommt schon auch noch, aber historisch näher?
T.: BÖNNINGHAUSEN.
Sp.: BÖNNINGHAUSEN, sehr gut. Wer hilft mir jetzt bitte bei der Lektüre? ... Danke. Wir lesen jetzt aus dem Buch der *Aphorismen von Hippokrates* mit den Kommentaren von BÖNNINGHAUSEN auf Seite 405 einen Paragraphen, der Krebs betrifft. Es geht um den 38. Aphorismus von Hippokrates, der dann von BÖNNINGHAUSEN kommentiert wird. Ja, zuerst spricht Hippokrates jetzt.

[BÖNNINGHAUSEN, *Aphorismen des Hippokrates*, 1863, Burgdorf, 1995, S. 405]:
„Es ist besser, Diejenigen, welche mit einem verborgenen Krebse behaftet sind, gar nicht zu behandeln. Die Behandelten sterben früher als die Nicht-Behandelten, welche länger am Leben bleiben. ...“

Sp.: Das war zur Zeit von Hippokrates. Wenn man Krebskranke behandelt hat, sind sie früher gestorben, als wenn man sie nicht behandelt hat. Gut – was schreibt BÖNNINGHAUSEN dazu?

„ ...Wenn man, wie wir glauben, annehmen darf, daß Hippokrates unter einem v e r b o r g e n e n K r e b s e einen noch n i c h t a u f g e b r o c h e n e n S c i r r h u s , z.B. in der weiblichen Brust, und unter der Behandlung die O p e r a t i o n (Schneiden oder Brennen) verstanden hat: so müssen die h i p p o k r a t i s c h e n Ärzte zugeben, daß gegen diesen h i p p o k r a t i s c h e n , durch zahlreiche traurige E r f a h r u n g e n bestätigten L e h r s a t z überall die gröbsten Verstöße gemacht werden. Es gibt wenige Beschwerden, wobei wir in Bezug auf ihre „rationelle" Behandlung so vielen und entschiedenen W i d e r s p r ü c h e n begegnen, als eben bei dieser, und wenn R u s t versichert, von der Operation des Brust-Scirrhus in keinem einzigen Falle radikale Hülfe gesehen zu haben, so behauptet C h e l i u s , daß die E x s t i r p a t i o n Desselben das e i n z i g e M i t t e l sei.
Bei solchen entgegengesetzten Behauptungen zweier Männer, die mit Recht zu den ersten A u t o r i t ä t e n gezählt werden, würde es überflüssig sein, noch weitere Zeugnisse für oder wider diesen Lehrsatz des Altvaters der Medizin anzuführen, und zwar um so mehr, da Jeder in seiner Umgebung B e i s p i e l e über den Erfolg in Menge erlebt haben muß. Die vorherrschende Meinung ist von jeher die R u s t ´ s c h e gewesen, weshalb man auch diesem Übel den sehr bezeichnenden Namen: N o l i m e t a n g e r e ! beigelegt hat. ..."

T.: Was heißt das ?
Sp.: Berühre mich nicht.

„ ...Und doch sehen wir heutigen Tages die bei weitem größere Mehrzahl, besonders der j ü n g e r e n Ä r z t e , sich entschieden auf die Seite des C h e l i u s stellen, und frischweg M e s s e r und G l ü h e i s e n Kunstgerecht handhaben, anscheinend gänzlich unbekümmert um die unausbleiblichen, beklagenswerten Folgen. ..."

Sp.: Das war zur Zeit von BÖNNINGHAUSEN. Die Operationstechnik war natürlich ganz primitiv. Wenn man in historisch-medizinische Bücher schaut und sieht, wie man die Brustkrebsoperation damals gemacht hat, es war so ein Eisen, so zwei Klemmen, rund, man hat sie an die Brust getan und dann so, wie eine Tranche weggeschnitten. Da kann man sich gut vorstellen, daß die Erfolge nicht so gut sein konnten, nicht? Das ist zu dieser Zeit gewesen.

„ …Es bedarf wohl keiner Erwähnung, daß die Homöopathie dem vorstehenden Aphorism in allen Teilen unbedingt beitritt; aber es muß dabei zu gleicher Zeit zugestanden werden, daß die wirkliche H e i l u n g d e s B r u s t k r e b - s e s , besonders des schon a u f g e b r o c h e n e n , zu den schwierigsten Aufgaben gehört und nicht immer gelingt. Wenn sie auch in bei weitem den meisten Fällen im Stande ist, die s c i r r h ö s e n V e r h ä r t u n g e n … "

Sp.: Entschuldigung. Jetzt gut hören, was er sagt:

„ …die s c i r r h ö s e n V e r h ä r t u n g e n durch die, nach den vorhandenen Zeichen richtig ausgewählten Mittel, wozu vorzüglich: …"

Sp.: Halt. Und jetzt ist erstaunlich, daß schon BÖNNINGHAUSEN uns eine fast komplette Liste der häufigsten Brustkrebsmittel gegeben hat. Das ist erstaunlich, die Erfahrung, die dieser Mann haben mußte. Wenn man nachher liest, durch die ganze Literatur hindurch, kommen immer diese Mittel wieder vor. Und er hat uns die schon angegeben, lesen wir die ruhig. Und er sagt, daß mit diesen Mitteln oft Erfolg zu verzeichnen ist beim Brustkrebs, nicht? Also lesen wir die Mittel jetzt.

„ …apis, bell, bry, carb-an, cham, …

T.: Langsam.
Sp.: Ganz ruhig, daß die Kollegen notieren, denn das ist eine ziemlich grundsätzliche Liste.

„ …clem, con, graph, puls, rhus, …"

Sp.: Ja, Rhus toxicodendron.

„ … sabina, sil oder sulph gehören, …"

Sp.: Das ist jetzt nur der erste Teil, gut aufpassen. Er sagt jetzt, daß für den offenen andere Mittel kommen, und wir müssen nachher die ganze Liste zusammentun, die er uns angibt. Jetzt:

„ …so wie auch in einigen Andern den bereits o f f e n e n K r e b s : apis, ars, …"

Sp.: Jetzt, Ars. kommt noch hinzu.

„ …bell, clem, con, kreos, hep, lach, phos, ph-ac, rhus, sil, sulph oder thuja zur Heilung zu bringen: …"

Sp.: Eben, er sagt, mit diesen Mitteln kann man doch diese Brustkrebse zur Heilung bringen. Schade, daß wir keine Kasuistiken von ihm haben diesbezüglich, aber wenn er das schreibt, das stimmt wohl. Und es stimmt einfach: diese Mittel, irgendwie haben [sie] sich durch die ganze Geschichte als die Bewährten gezeigt. Aber jetzt: BÖNNINGHAUSEN macht eine wunderschöne Ergänzung zu diesen Mitteln, und das gefällt mir sehr. Lesen wir bitte weiter.

„ …so erfordert die Behandlung doch die größte Sorgfalt und Umsicht des Arztes und die strengste Folgsamkeit des Patienten. Auch darf man ja nicht glauben, daß mit den eben angeführten Arzneien die ganze Reihe der für solche Fälle anwendbaren Mittel abgeschlossen wäre, indem hier, wie überall, der Genius des Heilmittels in allen Beziehungen dem Genius der Gesamtkrankheit, wie er sich durch seine charakteristischen Symptome zu erkennen gibt, genau entsprechen muß. …"

Sp.: Und jetzt kommt dieser Abschnitt, auf den ich die Therapie der gestrigen Patientin begründet habe. Lesen wir das.

„ …So haben wir z.B. selbst in dem Zeitraume vom 28.12.1855 bis zum 7.2.1856, also in sechs Wochen, hier bei einer 36 Jahre alten Frau (der Schwägerin eines vielbeschäftigten allopathischen Arztes und der Schwester einer am Brustkrebs allopathisch Behandelten und daran eines jammervollen Todes Verstorbenen, wo anfänglich die Zeichen genau dieselben waren), mit drei Gaben Sepia 200…"

Sp.: Mit drei Gaben Sepia 200 hat er diesen Brustkrebs geheilt! Und weil ich diesen Fall wußte, habe ich gesagt, vielleicht geht es auch bei meiner Patientin. Seht ihr.

„ …und einer Zwischengabe Puls. 200 (wegen Erbrechens) einen bereits weit gediehenen Brustscirrhus so vollständig und dauerhaft geheilt, daß sie sich bis zum heutigen Tage der besten Gesundheit erfreut; während von den obigen Mitteln keins angezeigt war.
Darin eben liegt in bei Weitem den meisten unglücklich angelaufenen homöopa-

thischen Kuren der Grund des M i ß l i n g e n s, daß namentlich die angehenden Homöopathen sich allzu sklavisch an die b e k a n n t g e - w o r d e n e n Heilerfolge gewisser Mittel gegen gewisse Krankheitsformen gebunden halten, anstatt den deutlichen Vorschriften der Homöopathie gemäß sich lediglich an die Ergebnisse der Arzneiprüfungen am Gesunden zu halten. Selbst von geübteren und erfahrenen Homöopathen haben wir oft schriftliche und mündliche Fragen entgegen nehmen müssen: welche Mittel bei dieser oder jener nominellen Krankheit anzuwenden wären? Solche Fragen sind in der Tat kaum und nur unter vielen Vorbehalten und Bedingungen zu beantworten, und verraten dabei jedesmal, daß der Fragesteller, wie man zu sagen pflegt, Glocken hat läuten hören, ohne zu wissen wo? (...)"

Sp.: Vielen Dank, ja. Man sieht, BÖNNINGHAUSEN, er ist sehr vorsichtig und er gibt ja nicht eine Liste von Krebsmitteln, Brustkrebsmitteln, ohne nachher einen Kommentar dazu zu geben. Aber, es ist schon so, daß, wie gesagt, überall in der Natur diese Gauß'sche Kurve auftritt, ich habe euch schon viele Male mit der konfrontiert, und auch da gibt es die Gauß'sche Kurve, und zuoberst stehen die häufigsten Mittel, dann kommen seltenere Mittel und die häufigen sind eben beim Brustkrebs gerade die, die er erwähnt hat in dieser Liste. Wenn wir da die Gauß'sche Kurve haben, diese Glocke, da sind die meisten Fälle und dahin gehören diese Mittel, die er uns in dieser Liste gibt. Aber, er warnt uns, die Gauß'sche Kurve hat noch einen Schenkel da und einen Schenkel da, und da sind auch andere Mittel, die in Frage kommen können. Aber damit wir praktizieren können, müssen wir wissen, was das Häufige ist und dann werden wir das Seltene schon auch noch eventuell finden. Das war BÖNNINGHAUSEN. Jetzt machen wir einen Sprung weiter, und wer rät, welcher ist der nächste Autor, den wir an die Reihe nehmen?
T.: BURNETT.
Sp.: BURNETT, sehr gut. Jetzt kommt BURNETT.
Und ich habe versucht, von jedem Autor die Abschnitte zu nehmen, die hilfreich sind, um das weitere Vorgehen zu verstehen. Wenn man jeden Autor liest und alles von diesem Autor liest, sieht man, daß sich jeder auf eine gewisse Art spezialisiert hat, er bestimmte Mittel verwendet, er gewisse Ideen gehabt hat. Aber bei jedem von diesen Menschen war dann eine Idee drin, die sehr gut war, um einen Schritt vorwärts zu machen. Also immer, um weiterzukommen. Deswegen habe ich aus dem Buch von BURNETT das Vorwort zur 2. Auflage, datiert 1893 – wir müssen auch ein bißchen die Zahlen sehen, damit wir wissen, ungefähr, wo wir uns bewegen – 1893, BURNETT ist 1840 geboren worden, also er war 53. Das muß man auch immer ein bißchen schauen, wie alt jemand war,

was für eine Erfahrung er hatte. Im Buch *Heilbarkeit von Tumoren durch Arzneimittel,* auf Seite 22 ist ein sehr interessanter Artikel drin. Und dieser Artikel heißt: *Haltepunkt der Wirkung*. Wer möchte mir helfen bei der Lektüre? Jemand anders jetzt … . Was für eine Ehre, … Herr K. Also, Seite 22:

[J. C. BURNETT: *Die Heilbarkeit von Tumoren durch Arzneimittel*, 1893, Müller & Steinicke, 1991, S. 22]
„Der Haltepunkt der Wirkung eines Mittels ist jener Punkt in einem krankhaften Prozeß, hinter den es nicht gehen kann. So ist es bei der Behandlung der Nagel-Pneumonie mit Phosphor: Die Wirkung von Phosphor erschöpft sich oder wird gestoppt an dem Punkt, wo der Nagel ist; der Nagel ist der Haltepunkt. Bei einer Mikroben-Pneumonie ist der Haltepunkt da, wo die Mikroben wirksam sind.
Deswegen müssen wir in Bezug auf den Bereich der Mittelwirkung überlegen, ob sie auch den Bereich der Krankheitswirkung umfaßt und so bis zum Ende reicht, also von Anfang bis Ende genau entsprechend war, oder ob sie nur einen Teil des Weges gehen kann. Wenn sie nur einen Teil des Weges gehen kann, nenne ich den Ort, an dem sie endet, den Haltepunkt, oder den Punkt, an dem die Wirkung gestoppt wird oder sich erschöpft.
Solche Überlegungen sind höchst wichtig, denn wenn wir den Haltepunkt im Wirkungsbereich eines Mittels herausfinden, versetzt uns das in die Lage, den Weizen echter Heilungen von der Spreu der Pseudo-Heilungen zu trennen. …“

Sp.: Also, Pseudoheilungen sind Palliationen. Und Heilungen: man tut die Grundkrankheit heilen. Das heißt, Palliation ist: dem Krebskranken geht es gut, aber der Tumor wächst. Und Heilung ist: dem Krebskranken geht es wie es will, aber der Tumor hört auf zu wachsen und geht zurück. Das ist eine echte Heilung dann, nicht?

„ …Der Behauptung, daß die Krankheit sich *ganz* in den Symptomen ausdrückt, kann ich *nicht* zustimmen, weil es *nicht* wahr ist: …“

Sp.: Dieser Satz ist <u>sehr</u> wichtig. Da erfahren wir eine Einschränkung des absoluten Similegesetzes. Ist sehr, sehr wichtig. Ja …

„ …das kann so sein, oder es kann nicht so sein. Es ist nicht genug, die Totalität der Symptome abzudecken. Denn wenn dies getan worden ist, haben wir erst die Hälfte hinter uns und müssen danach folgende Fragen stellen: was ist die wahre Natur, die natürliche Vorgeschichte, die Pathologie der Krankheit, über die wir nachdenken? Was hat sie verursacht? Ist die Ursache noch vorhanden oder schon verschwunden? Ist das ausgewählte *Mittel tauglich*, eine wirklich ähnliche Krankheit zu produzieren wie die, die wir vor uns haben? Ist es tatsächlich wirklich homöopathisch zu dem krankhaften Prozeß – übereinstimmend entsprechend – und erreicht es ihn von Anfang bis Ende? *Wenn nicht, dann sind wir auf der falschen Fährte, wenn es darum geht, wirklich zu heilen und nicht nur zu lindern. ...*"

Sp.: Ja. Und jetzt kommt ein sehr schönes, instruktives Beispiel, wo wir das deutlich erkennen, was er meint.

„...Ich hatte einmal einige Jahre lang ein junges Mädchen zu behandeln, das an wiederholten Anfällen von Kongestion des Gehirns litt: es schoß ihr heiß und rot ins Gesicht; ihre Pupillen waren weit und offen; sie war ruhelos; sie warf sich umher und redete Unsinn. Das war ein schönes Bild einer *Belladonna*-Vergiftung, und daher wurde jedesmal *Belladonna* gegeben, und es heilte jedesmal. Schließlich wirkte die *Belladonna* bei einem der Anfälle nicht mehr, und die Patientin starb.
Das Ende erwies, daß die verschiedenen Anfälle ihren Grund in Tuberkeln hatte, und da erkannten wir deutlich, warum die Patientin starb und was der Grund dafür war, daß *Belladonna* zwar die Symptome beseitigte, aber die Krankheit weiter lief, und woran die Patientin letztendlich starb. ..."

Sp.: Eben, wenn man nicht die Natur der Krankheit erfaßt, genügt die Totalität der Symptome einfach <u>nicht</u>, um zu heilen. Und wenn eine Tuberkulose des Gehirns vorliegt, dann war Belladonna nicht stark genug, diese Krankheit zu heilen. Und das ist bei Krebs auch <u>genau so</u>. Das werden wir sehen.

„...In diesem Falle war die Arznei *Belladonna* das Mittel der Anfälle bis zu den Tuberkeln, aber nicht weiter: der Ort, wo sie wirksam waren, war der Haltepunkt von *Belladonna*; bis zu diesem Haltepunkt war sie wirksam, aber nicht weiter; und warum? Weil eben keine Homöopathizität auch jenseits des Haltepunkts vorhanden war; vom Beginn bis zum Haltepunkt war die Homöopathizität deutlich, und die Mittelwirkung ganz und vollständig, aber zwischen dem Haltepunkt und dem Ziel wirkte es nicht mehr, weil da keine Homöopathizität mehr war. *Belladonna* ist – wie wir wissen – nicht in der Lage, einen krankhaften Prozeß, der der Tuberkulose ähnlich ist, hervorzurufen. Von der absoluten Wahrheit dieser Dinge mußte ich mich oftmals überzeugen lassen. ..."

Sp.: Und ich kann euch sagen, jedes Mal, wenn ich Mißerfolg hatte bei der Behandlung des Krebses war es, weil ich das nicht gewußt habe. Ich habe immer gemeint, es genüge die Totalität der Symptome zu nehmen, die Ähnlichkeit, ohne zu wissen, daß es eine zweite Ähnlichkeit geben muß, die Ähnlichkeit zum Krebs, zum Wesen des Krebses! Und wir werden versuchen, das auch wissenschaftlich herauszuarbeiten. Daß wir verstehen, was ist die Ähnlichkeit beim Krebs. Ja …

„ …Wir können also feststellen, daß eine Arznei, wenn sie eine Krankheit wirklich heilen soll, den gleichen oder einen ähnlichen Teil beeinflussen muß wie die Krankheit; sie muß ihn in einer ähnlichen Weise beeinflussen, und darüber hinaus muß der Wirkungsbereich des Mittels auch auf den Krankheitsmechanismus ausgedehnt sein. …“

Sp.: „Krankheitsmechanismus“, also BURNETT war auch hellsichtig. Wir werden sehen, daß die Krebsarzneien, – wenn ich diesen Begriff wagen darf; erinnern wir uns an die Meinung von BÖNNINGHAUSEN: man soll nicht sprechen vom Mittel für diese und diese Krankheit, aber immerhin, ich brauche dieses Wort – die Krebsarzneien haben die Fähigkeit, in diesen Pathomechanismus des Krebses zu wirken. Und wir werden dazu kommen zu verstehen, was ist der Grundpathomechanismus des Krebses. Das haben Wissenschaftler für uns getan, und das ist in der offiziellen Medizin gar nicht so anerkannt, diese Sache. Aber, das haben Wissenschaftler, die nobelpreisreif waren, herausgefunden. Ja, gehen wir weiter.

„ …Bei der Behandlung der Tuberkulose, besonders der Gehirnhäute, habe ich manchmal mit *Glonoinum D 3* und *Jodum D 3* im Wechsel Erfolg gehabt. Ich habe diese beiden Mittel bei dieser Form der Tuberkulose viele Jahre lang mit verhältnismäßig zufriedenstellenden Erfolgen gebraucht, und habe auf diese Weise oftmals unförmige Wasserköpfe zu so etwas wie normaler Form gebracht. Aber das tuberkulöse Gift ist in der Regel bei weitem konstanter wirksam; es ist schneller und tiefergehend. Ich war manchmal fast von Schrecken ergriffen angesichts seiner unglaublichen Wirkung. Bei den einfachen Krankheiten von Organen oder Teilen können wir wunderschön vorankommen und unsere Patienten mit Freude und Zufriedenstellung heilen mit Hilfe der homöopathischen Besonderheit des Sitzes oder der Organopathie; die Qualität der Wirkung ist hier einfach, und einfache Homöopathizität genügt.
Nur einen Schritt weiter, und wir kommen zu den komplizierten und differenzierten Krankheiten und Leiden; hierbei brauchen wir und müssen wir haben

differenzierte und wissenschaftliche Homöopathie in ihrer höchsten Entwicklung und mit ihrem ganzen Bereich der Dosierung. Mit dieser Auffassung vom Ort der Wirkung und der Art der Wirkung, wenn sie in der Praxis mit Treue und Beharrlichkeit durchgeführt wird, können Ärzte große Dinge tun. Aber beinahe alle Mittel, die bisher im klinischen Gebrauch waren, sind notwendigerweise begrenzt in ihrem Bereich, und so geschieht es, daß die Wirkungsbereiche vieler Krankheiten eine ziemliche Strecke über die Haltepunkte der Wirkung unserer Mittel hinausgehen. ...“

Sp.: Jetzt kommt ein wichtiger Satz:

„ ...Deshalb meine ich, daß wir, wenn wir für solche Krankheiten Mittel finden müssen, auf die Suche nach ihnen gehen müssen; wir brauchen Mittel, deren Wirkungsbereiche gleich sein müssen mit den Wirkungsbereichen der Krankheiten, und sich auf sie erstrecken.
Die Tuberkulose beeinflußt also die Hirnhäute – *Belladonna* tut es auch; hier haben wir die Besonderheit des Sitzes oder Organopathie, aber das reicht nicht aus. Die akute Tuberkulose rötet das Gesicht, ruft Delirium hervor, Erweiterung der Pupillen usw.; *Belladonna* rötet ebenso das Gesicht, ruft Delirium hervor, Erweiterung der Pupillen, usw., und deswegen könnten wir sagen, daß *Belladonna* und Tuberkulose therapeutisch gleichbedeutend seien, was nur bis zu einem gewissen Punkt wahr ist, weil nämlich der Haltepunkt der tuberkulösen Wirkung und der Haltepunkt der *Belladonna*-Wirkung nicht übereinstimmen.
Wenn ich zwanzig Meilen auf einer bestimmten Route bis zu meinem Ziel zu gehen habe, und mein starker Freund geht dieselbe Strecke, dann werde ich einen Weggefährten haben, aber der Freund geht nur zwölf Meilen mit und läßt mich die restlichen acht Meilen allein gehen; und weil die Gefahr nur auf den letzten paar Meilen droht, war die Begleitung des Freundes während der zwölf Meilen, die er mit mir ging, für mich nichts nütze, denn ich werde beraubt und umgebracht, nachdem er mich verlassen hat. ...“

Sp.: Das war mit dem Sepia-Fall. Sepia hat geholfen, die Frau fühlte sich besser, es ging ihr allgemein besser, aber: der Tumor ist gewachsen. Das Mittel hat die Frau nur 12 Meilen begleitet.

„ ...Genau so sieht auch die Beziehung zwischen einer Hirnhaut-Tuberkulose, oder einem Hydrocephalus, und *Belladonna* aus: *Belladonna* ist der Freund, der nur die ersten zwölf Meilen des Zwanzig-Meilen-Weges mitgeht.
Wir brauchen ein Zwanzig-Meilen-Mittel, zwölf sind nicht genug; denn durch

ein Zwölf-Meilen-Mittel kommen wir um!
Es sei ferne von mir, die Wichtigkeit der Symptome unterzubewerten, oder ihre Totalität in einem bestimmten Falle als sicheres Mittel zur Findung des Arzneimittels zu verharmlosen, aber es sei ebenso ferne von mir, Symptome und das Abdecken ihrer Totalität als etwas anderes als ein Mittel zur Findung des Arzneimittels anzusehen; denn das Abdecken der Totalität der Symptome kann – und ist es auch oft – nichts anderes als wissenschaftliche Palliation sein. …“

Sp.: Also, da müssen wir aufpassen. Das gilt nicht für die Mehrheit der chronischen Krankheiten, die wir in Behandlung haben. Da führt die Abdeckung der Totalität der Symptome, wenn wir eine schöne Hierarchisierung machen, zum Ziel in den meisten Fällen. Aber da sprechen wir von schweren Krankheiten, speziell einseitigen Krankheiten, Krebs. Da können wir nicht mit demselben Stil vorgehen, wie bei der Behandlung der meisten chronischen Krankheiten. Da muß man eben auch diesen Aspekt berücksichtigen.

„ …Wenn der Wirkungsbereich eines Mittels nicht der Krankheit selbst entspricht, dann resultiert daraus keine echte Heilung, und dabei spielt es keine Rolle, wie viele Symptome du zum Schweigen bringst.
Ich kann den allgemein anerkannten Standpunkt nicht gutheißen, daß du, wenn du alle Symptome eines Falles abgedeckt hast, notwendigerweise eine echte Heilung vollbringen wirst; es kann sein, daß du das schaffst, oder es kann sein, daß du den Fall nur linderst; gewiß ist diese Art der Palliation wissenschaftlich und, im Ganzen gesehen, vorteilhaft, aber es ist Palliation und bleibt Palliation; zum Beispiel sind Gallensteine nicht weg, wenn du fleißig die Symptome abgedeckt und sie völlig beseitigt hast. Und so weiter. Um eine Krankheit mit Arzneimitteln zu heilen, müssen die Mittel in einer gewissen Beziehung zu dem Krankheitsprozeß selbst stehen, und da spielt es keine Rolle, ob die Symptome den Prozeß erkennen lassen oder nicht. Wenn die Symptome den krankhaften Prozeß richtig beschreiben, dann genügen die Symptome.
Für mich ist ein Arzt, der nicht weiter als bis zu den Symptomen kommt, wie ein Leser, der, wenn er lesen will, immer gezwungen ist, die Worte zu buchstabieren.“

Sp.: Vielen Dank, Herr K. Ich habe Sie sehr strapaziert, aber Sie haben uns das wunderschön vorgelesen. [Applaus]
Das ist vielleicht einer der grundlegendsten Texte, die ich gefunden habe, um etwas mehr von der Natur des Krebses zu verstehen, der von BURNETT. Wir wollen jetzt von BURNETT, aus seinem Buch *Tumoren der Brust* etwas lesen,

was auch wichtig ist. Wer möchte da ein bißchen mithelfen?
Deswegen versagen wir bei Krebs, nicht? Und dann haben wir Angst und wir wagen es nicht mehr. Jetzt kommt eine neue Betrachtung in die ganze Sache, dann werdet ihr sehen, daß es besser geht. Also, das ist *Tumoren der Brust*, müssen wir nehmen Seite 12.

[J.C. BURNETT, *Tumoren der Brust*, 1888, Müller & Steinicke 1991, S.12]
„(...) Um einen Tumor mithilfe von Arzneimitteln zu heilen, muß man auch zunächst lernen, wie das zu tun ist, aber es ist das Werk eines geduldigen Schachspielers, von denen es nur wenige gibt. Dennoch, auch ohne ein Meister zu sein, kann die Kunst der arzneilichen Tumorheilung – dank Hahnemann und anderen – von allen gelernt und praktiziert werden, entsprechend ihrer Fähigkeit und ihrem Fleiß. ...“

Sp.: Also, das ist sehr schön, daß er sagt: „dank Hahnemann“, nicht? – Er hat uns die Grundlagen gegeben. Und jetzt kommt der wichtigste Satz von diesem kleinen Abschnitt. Ganz langsam lesen. Seite 12.

„ ...Die große Kunst der Tumorheilung mit Hilfe von Arzneimitteln läßt sich folgendermaßen zusammenfassen: ...“

Sp.: Halt! Und jetzt horchen alle!

„ ...Immer schön weiter machen. ...“

[Allgemeine Heiterkeit]
Sp.: <u>Immer schön weiter machen!</u> Es tönt banal – es tönt banal, aber egal was geschieht, immer schön weiter machen. Ich habe extra diesen Fall von mir gebracht, wo man das Gefühl hat, ja jede Minute kann das Haus zusammenstürzen. Aber trotzdem: immer schön weiter machen. Hoffnung haben. Wir können nicht die Welt ändern, wir stellen uns zur Verfügung als Werkzeuge, und wenn es geschehen soll, wird es geschehen, sonst nicht – aber wir machen schön weiter. Nach bestem Wissen und Gewissen. Ja, das ist das Zentrale, es ist so schön, wie BURNETT es schreibt. Das hat mir auch großen Mut gegeben, ich habe gedacht, wenn es nicht geht, muß man aufhören. Und dann habe ich gelesen: immer schön weiter machen. [Lachen] Ja, das ist nicht so selbstverständlich in der Praxis. Das macht Mut, so ein Satz!
T.: Nur müssen wir natürlich mit den richtigen Arzneimitteln weiter machen. [Lachen]

Sp.: Das habe ich vorerst nicht gelesen … [Lachen]

„ …Jede medizinisch gebildete Person, die dieses Buch aufmerksam liest, wird eine gute Vorstellung davon bekommen, wie sie die Arbeit zu beginnen hat. Ich versuche, in keinster Weise kleinlaut oder schüchtern bezüglich der Frage zu sein, die den Zugang zu Tumoren mithilfe von Arzneimitteln anbelangt, – aus dem guten und hinreichenden Grund, daß ich seit etwa zwölf Jahren Tumoren arzneilich heile, und daher trage ich nur vor, was ich selbst kenne und gesehen habe; es versteht sich von selbst, daß ich meinen gegenwärtigen sicheren Standort. …"

Sp.: Jetzt kommt auch wieder etwas, was mir Mut gemacht hat:

„ …daß ich meinen gegenwärtigen sicheren Standort nur mit vielen Schwierigkeiten, endlosem tastenden Herumsuchen und, so fürchte ich, mancher Stümperei erreicht habe – Ça va sans dire, offen gesagt. …"

Sp.: Und jetzt kommt auch ein schöner Satz. Wieder, ist voll schöner Sätze dieses Buch! Lesen Sie.

„ …Der ruhmreiche ‚Vikar von Wakefield' sagt: ‚Ich war stets der Meinung, daß der rechtschaffene Mensch, der heiratet und eine große Familie aufzieht, einen wichtigeren Dienst erweist, als jener, der weiterhin alleine lebt und nur von Bevölkerungszahlen redet'. …" [Heiterkeit]

Sp.: Jetzt kommt aber auf die Tumoren bezogen:

„ …Gleicherweise bin ich der Meinung, daß derjenige Arzt, der sich daran macht, Tumoren mithilfe von Arzneimitteln zu heilen, der Menschheit und der Medizin mehr dient als jener, der nur davon redet, wie man sie herausschneidet und von den mikroskopischen und makroskopischen Eigenschaften und den Besonderheiten solcher Wucherungen, nachdem er sie herausgeschnitten hat. Folglich, ich hatte noch nicht lange praktiziert, da beschäftigte ich mich mit der Frage der arzneilichen Heilbarkeit oder Nichtheilbarkeit einer ganzen Anzahl von üblicherweise unheilbar genannten Krankheiten, und unter ihnen auch Tumoren. (…)"

Sp.: Ja, BURNETT will mit diesem Satz zeigen, daß es sehr wichtig ist, daß man es einfach tut! Und dann geht es, man muß es tun und nicht zurückschrecken. Wenn jeder von euch das tut, schaut mal, wie viele Krebskranke! Nur ein Patient behandelt, sind schon eine ganze Menge, die behandelt werden. Ich habe gehört, ca. 300 [Teilnehmer], 300 Patienten! Das ist nicht wenig. Und jetzt wollen wir doch einmal schauen, wie diese Pioniere der Homöopathie gearbeitet haben. Und ihre Fälle, einen Fall, unter die Lupe nehmen und sehen, was ihre Gedanken waren. Wir lesen auf Seite 19 eine Fallschilderung: Harter Tumor der linken Brust.

[BURNETT, 1888 / 1991, S. 19]
„*Harter Tumor der linken Brust;* so werde ich ihn lediglich bezeichnen.
Im Frühjahr 1875 behandelte ich die Kinder einer Familie meines Patientenkreises. Während ich mit den Kindern plauderte, bemerkte ich, daß ihre Amme, eine Frau von ca. 40 Jahren, einen unansehnlichen Riß im linken Mundwinkel hatte, ...“

Sp.: Also, einen Riß im linken Mundwinkel. Das könnt ihr, wenn ihr wollt, aufschreiben.

„ ...etwa einen Viertel-Inch tief (ca. 0,65 cm) und von warzenähnlichen Wucherungen umgeben. ...“

Sp.: Also: ein Riß von warzenähnlichen Wucherungen umgeben. Das ist schon etwas Auffallendes.

„ ...Da das Ganze von einer ekligen Absonderung bedeckt war, hielt ich es für ein beginnendes Epitheliom. Ich bot an, die Dame diesbezüglich zu behandeln, aber sie glaubte nicht an die Homöopathie und verwendete eine von ihrem Arzt verschriebene Salbe. Während dieser Zeit litt ich selbst noch unter meiner Arzneimittelprüfung von *Condurango* (siehe British Journal of Homeopathy, Juli 1875), und ich hatte wiederholt gezeigt, daß der Riß in den Mundwinkeln ein sehr charakteristisches Symptom des Arzneimittels war. Insgesamt habe ich ihn viermal pathogenetisch entstehen sehen und ich habe ihn viele Male geheilt. Offensichtlich findet es (*Condurango*) keinen Anklang in der Ärzteschaft, aber man wird seine Wichtigkeit noch erkennen.
Eine kurze Zeit verstrich, und die oben erwähnte Amme sah sich mit der Möglichkeit konfrontiert, ihre Anstellung zu verlieren, da die Frau des Hauses zu fürchten begann, daß die Krankheit auf die Kinder übertragen werden könnte. Die Amme war nun gewillt, sich homöopathisch behandeln zu lassen, und folglich ließ die Frau des Hauses nach mir schicken. Bei der Untersuchung fand

ich das warzige Geschwür nur wenig verschlechtert; es war sehr träge, war über viele Monate ziemlich gleich geblieben. Auch dies ist charakteristisch für *Condurango.* Die Pusteln und andere Hautmanifestationen dieser Arznei sind träge (siehe die Prüfung im British Journal of Homeopathy und die „Symptomatologie“ in Allen's Encyolopedia of Pure Materia Medica, Vol. IV, S.1 ff.). Einmal, während des Gebrauchs einer Salbe, war dieses Geschwür beinahe verschwunden, aber es kehrte bald zu dem Zustand zurück, den ich beschrieben habe.

Jedoch, was sowohl Hausfrau als auch Amme alarmierte (die erstere ohne Zweifel um der Kinder willen), war ein Tumor in der linken Brust der Patientin, d.h. auf derselben Seite wie das epitheliomatöse Geschwür des Mundwinkels. Bei der Untersuchung stellte sich heraus, daß er etwa die Größe eines Hühnereies besaß und sehr hart und bisweilen sehr schmerzhaft war, zu anderen Zeiten schmerzlos. Er war seit einigen Jahren an dieser Stelle und nahm zu, aber nur sehr langsam. Der Achselgeruch war wirklich widerwärtig, jedoch nicht aus Mangel an Reinlichkeit. Im allgemeinen sah die Patientin nicht unterernährt oder kachektisch aus, obwohl ihre Zähne stark kariös waren, wodurch dem Gesicht ein betagtes Aussehen verliehen wurde aufgrund der eingefallenen Wangen, und die erweiterten kleinen Blutgefäße der Haut zeigten, daß sie vermutlich eine blühende Person gewesen war. …“

Sp.: Ja, wir haben gesehen die Symptome, also dieser Riß, diese Warzen um den Riß, dieser Knoten in der Brust. Nachher dieser übelriechende Achselschweiß. Ja, lesen wir weiter.

„ …Die Entwicklungsgeschichte des Tumors war folgende. Sie hatte es sich vier Jahre lang zur Gewohnheit gemacht, zusammen mit dem jüngsten Kind zu schlafen, einem hübschen Jungen mit großem, schweren Kopf, und er pflegte mit seinem Kopf gegen diese Brust gelehnt zu liegen. Darauf führte sie den Knoten zurück. Und sie hatte wahrscheinlich recht; denn der Junge, bisweilen ruhelos in der Nacht, stieß mit seinem Kopf ziemlich viel herum, daraus können wir recht gut folgern, daß die Brust viele Male mechanisch verletzt worden war. Die Patientin klagte, daß er sie auf diese Weise sehr häufig verletzte. …“

Sp.: Ja, da ist wieder eine Ätiologie. Also, so ein Knoten entstanden durch Verletzung.

„ …Das Mundwinkelgeschwür war durch nichts zu begründen, es war idiopathisch, wie man so schön sagt. Es konnte keinen berechtigten Zweifel an dem

Zusammenhang zwischen dem Tumor und dem Geschwür geben. War es Krebs? Ich glaube es jetzt, und ich glaubte es damals. Ich bezeichne es nicht als einen Fall von Krebs, sondern einfach als einen Tumor der Brust, folglich kann meine Diagnose nicht in Frage gestellt werden; sollte ich ihn hingegen Krebs nennen, könnte dem widersprochen werden. Dennoch möchte ich sagen, ich glaube, es war Krebs – 1. wegen der äußeren Erscheinung des Geschwürgrundes und seiner Ränder; 2. wegen des zeitlichen Zusammentreffens von Geschwür und Tumor; 3. wegen der Härte des Tumors; 4. wegen seiner Ursache.
Es ist notwendig, diese Auffassung von seiner pathologischen Natur festzustellen, da sie die Behandlung beeinflußte.
Das Arzneimittel, für das ich mich entschied, war *Condurango* und zwar aus folgenden Gründen: ...“

Sp.: Jetzt hört die Begründung von BURNETT, warum er Condurango gewählt hat. So verstehen wir seine Gedankengänge besser.

„ ...1. Condurango ruft Mundwinkelrisse hervor und heilt solche auch.
2. Condurango ist meiner Meinung nach ein Antipsorikum, und der Fall war allem Anschein nach eine psorische Manifestation aufgrund einer Verletzung.
3. Condurango hat ohne Zweifel Krebsfälle geheilt, und dies schien ein solcher zu sein.
4. Mir schien, daß das Mundwinkelgeschwür, das als Riß begann, gerade das anschauliche Unterscheidungskriterium lieferte, um zu erkennen, ob Hydrastis, Conium oder was sonst zu geben sei. ...“

Sp.: Eben, da sehen wir, daß da schon eine Sache drin ist, die nicht ganz korrekt ist. Nehmen wir mal das Repertorium, vielleicht das COMPLETE, weil dort noch mehr Mittel drin sind in den Rubriken. Also: *Gesicht; Risse in den Mundwinkeln / Face; cracks; corner of mouth* und vergleichen wir es mit der Rubrik *Chest; nodules*.
Wer hat die Rubrik der *cracks*? Also, Frau D. Und wer hat die *Knoten*? *Nodules*, im COMPLETE ... Ja, also, diktieren Sie bitte die *cracks*, Frau D.
T.: (Allox.[119]), (am-c.), (am-m.[102]), (ambr.), (ant-c.), (apis), (arist-cl.[119]), (ars.[102]), **Arum-t.**, (arund.[102]), (bov.[102]), calc., (caust.), (cinnb.), **Cund.**, (echi.[102]), (eup-per.), **Graph.**, (hell.), (hep.[102]), hydr., (hydrog.[222]), (ind.), kreos.[58], lac-c.[85], lyc.[111], (mag-p.[5]), (merc.), (merc-c.[137]), (mez.), (morg.), (morg-g.[136]), (nat-ar.), (nat-m.), **Nit-ac.**, (petr.[102]), (prot.[136]), psor.[102], (rhus-t.[102]), (sec.[102]), sep., **Sil.**, sulph.[58], (syc-co.), (tarent-c.[192]), (thlaspi.[111]), (zinc.)
[Die nicht eingeklammerten Mittel stehen in beiden Rubriken: *face; cracks;*

corner of mouth und *chest; nodules; mammae*]

Sp.: Da beginnen wir zu sehen, daß das, was Herr BURNETT sagt, nicht ganz stimmt. Er sagt, dieser Riß im Mundwinkel ist ein entscheidendes Merkmal, das ihm erlaubt, zu trennen zwischen Condurango und Hydrastis und den anderen Mitteln. Aber wir sehen, daß wenn wir die *Knoten in der Brust* und die *Risse in den Mundwinkeln* vergleichen, kommt Hydrastis auch heraus. Woher kommt das? – Er hatte nicht unsere modernen Repertorien, nicht? Wo alles so schön drin steht. Und da sieht man schon, daß [da] eine gewisse Einschränkung war. Aber, der Fall ist noch nicht fertig. Wir müssen jetzt noch die Rubrik nehmen, diese Warzen um das Geschwür. Dann wird die Sache vielleicht kleiner. Da nehmen wir *Gesicht; Warzen um den Mund / Face; warts; mouth around.* Das ist ganz seltsam, diese Warzen.

Wer hat die? Ja bitte.

T.: Calcium, Condurango, Lycopodium, Psorinum, Sepia.

Sp.: Seht ihr, dieser Fall hat Calc., Cund., Lyc., Psor., Sep., wenn man alle Symptome zusammennimmt, aber er hat eben Condurango im Auge gehabt und hat deswegen Condurango gegeben. Schauen wir bitte, wie die Wirkung war.

„ …Die erste Verschreibung ist auf den 16. Juli, 1875 datiert und lautet:
R Pil. *Condurango C 1*, zwei Drachmen (siehe Einleitung), viermal täglich eine Pille.
Dies wurde genommen bis zum 4. Dezember 1875, …“

Sp.: Also vom 16. Juli bis 4. Dezember ständig viermal täglich Condurango. Also Juli, August, September, Oktober, November – ja … fünf Monate.

„ …zu jener Zeit konnte ich nur eine leichte Verbesserung des Geschwürs und keine des Tumors feststellen. …“

Sp.: Da braucht's schon Hartnäckigkeit, eh? Er gibt fünf Monate lang viermal täglich Condurango und nur eine ganz leichte Besserung des Geschwürs und keine des Tumors. Und da sieht man, daß er wirklich wie ein Fels war in seiner Überzeugung. Er geht weiter, einfach. Lesen wir.

„ …Dann fiel mir ein, daß die beschriebenen Heilungen mit materiellen Dosen erreicht worden waren…“

Sp.: Jetzt kommt die Frage der Dosierung, wo ich glaube, beim Krebs ist sie bei weitem noch nicht gelöst. Das ist wieder ein Punkt, schon bei ihm taucht das auf. Jetzt fällt ihm ein, ja, Condurango wurde in materiellen Dosierungen gegeben, damit es wirkt.

„ …und daß Goullon jun. und ein weiterer Autor des Festlands, dessen Name mir entfallen ist, mir zu dieser Ansicht zu neigen schienen. Nun, ich heile lieber einen Patienten mit einer großen Dosis, als ihn oder sie mit einer kleinen Dosis als ungeheilt aufzugeben und umgekehrt natürlich.
Überdies hatte meine Patientin ziemliche Einwände gegen kleine Pillen; die Größe der Mittel schien dem Zweck nicht angemessen zu sein. Daher gab ich im Dezember 1875 folgende Verschreibung:
R Tc. (Tinktur) *Condurango 0*, zwei Drachmen, mit Wasser bis auf sechs Unzen aufgefüllt, C. c med.(?), dreimal täglich.
Dies wurde bis zum 1. September 1876 genommen, …"

Sp.: Jetzt ist wiederum ein Jahr vergangen, fast. Bis September 1876 immer diese riesigen Mengen Mittel.

„ …nur mit geringen Unterbrechungen. Zu jenem Zeitpunkt beobachtete ich ohne Zweifel eine starke Besserung des Geschwürs, und der Tumor schien etwas kleiner, aber ich war noch immer sehr enttäuscht.
Daraufhin wurde *Bryonia alba C 1* bis zum 10. November 1876 gegeben, zwei Tr. in Wasser viermal täglich, worauf ich, als kein weiterer Fortschritt feststellbar war, eine kurze Folge von *Sulfur C 30* gab, eine kleine Pille zur Schlafenszeit. …"

Sp.: Sicher in Anlehnung an die Empfehlung von HAHNEMANN im Band I, *Chronische Krankheiten*, daß, wenn eine Kur nicht weitergeht, soll man Sulphur dazwischen geben.

„ …Dies ist ein sehr alter Brauch, und er wurde sehr viele Male bestätigt. Insgesamt wurde etwa eine Drachme (ca. 3,88 g) der Pillen eingenommen. Dann, gegen Ende 1876 ging ich den Fall noch einmal durch und hielt es für gerechtfertigt, zu der ursprünglichen Verschreibung *Condurango* zurückzukehren, aber ich gab die Tinktur der ersten Centesimalverdünnung dreimal täglich mit gelegentlichen Unterbrechungen, damit der Organismus für die Wirkung einer solch geringen Dosis nicht unempfänglich würde. Dies wurde beibehalten während des ganzen Jahres 1877, während der ersten fünf Monate des Jahres 1878 und während der ersten fünf Monate des Jahres 1879, …"

Sp.: Also, es vergehen vier Jahre, er ist immer noch beim Condurango. Da sieht man, wie er geglaubt hat an seine Mittel. Er hat einfach stur daran geglaubt, fast wie ich. [Lachen]

„ …Während dieses Zeitraums sah ich die Patientin in Abständen und konnte den Verlauf der Heilung überwachen. In wenigen Worten war es folgender: Zunächst wurde das Mundwinkelgeschwür trockener, sauberer und weniger rauh, während sich der Tumor verkleinerte. Etwa eineinhalb Jahre später war das Geschwür völlig in Ordnung gebracht und blieb so. Nichts mehr geschah als eine sehr leichte Runzelung und die Bildung schwacher Streifen von Narbengewebe. Für einen zufälligen Beobachter jedoch existieren diese objektiven Symptome nicht, nur eine sorgfältige Untersuchung unter Berücksichtigung der Vorgeschichte offenbart einem diese geringfügigen Überbleibsel.
Bereits gegen Ende des Jahres 1878 war der Tumor beinahe, und im Frühjahr 1879 völlig verschwunden. In einer Nachricht, die mir die Patientin von Princes Park, Liverpool, am 2. September 1879 schickte, schreibt sie: „Der Knoten ist völlig verschwunden aus meiner Brust." Weiter erklärt sie, daß sie die Arznei ganz absetzte.
Dieser Fall ist von mehreren Gesichtspunkten aus sehr wichtig; er zeigt, wie wichtig es ist, ein Mittel zu prüfen, das empirisch bekannt ist, damit man die Krankheitsvarianten findet, die es heilen wird. Demgemäß hat *Condurango* zweifellos eine Anzahl von Krebsfällen geheilt; jedoch können wir dasselbe sagen von *Sulfur, …*"

Sp.: Halt! Und jetzt kommt wieder diese Liste, wieder diese Liste, auch beim BURNETT – Ja:

„ …*Sulfur, Thuja, Arsenicum, Conium, Hydrastis, Carbo animalis, Bryonia, Bufo* oder *Galium aparine*, …"

Sp.: Richtig, ja.

„ …und daher ist es der Kernpunkt, herauszufinden, was das Kennzeichnende oder Spezielle ist. Das bisher wichtigste beobachtete Charakteristikum unseres *Condurango* ist der Mundwinkelriß, und daher können wir theoretisch feststellen, …"

Sp.: Theoretisch aber nur, eh!

„ …daß ein Krebsfall, begleitet von einer Manifestation in den Mundwinkeln, *Condurango* erfordert. Nun haben wir einen solchen Fall aktenkundig als geheilt. Falls meine Leser es nicht als Krebs gelten lassen, – nun, ich habe keinen Einwand."

Sp.: Ja, das war diese Pionierarbeit von BURNETT mit einem sehr organotropen Mittel, mit einer Wirkung auf Krebs, ganz eindeutig. Condurango ist sicher ein Mittel, das fähig ist, Krebs zu heilen. Da gibt's viele Heilungen beschrieben. Aber die Frage ist, ist das jetzt die Art und Weise, wie wir Krebs heilen wollen? Lassen wir es offen und gehen wir weiter. Aber lesen wir noch bitte auf Seite 23 unten: „Eines möchte ich vorausschicken …" Das ist sehr wichtig jetzt.

[BURNETT, 1888 / 1991, S. 23]
„Eines möchte ich vorausschicken: es ist völlig sinnlos, *alte* Tumoren – kanzeröse oder gutartige – heilen zu wollen, es sei denn, Sie verfügen über eine außergewöhnliche GEDULD. …"

Sp.: „Sie verfügen über eine außergewöhnliche Geduld !"

„ …*Schnelle* Heilungen alter Tumoren mit Arzneimitteln habe ich niemals beobachtet, auch glaube ich nicht, daß man sie *jemals rasch* heilen wird, einfach deswegen, weil es sich um Produkte der *Lebenskraft* handelt – SIE SIND LEBENDE WUCHERUNGEN. (…)"

Sp.: Das ist ganz wichtig. Diese Sätze sind ganz wichtig, weil uns das eine Richtschnur gibt. Wenn man sieht, daß ein Tumor nicht sofort heilt, nicht einfach die Flinte ins Korn werfen, einfach denken: Nein, es braucht Zeit, ich fahre fort, ich gehe weiter. Es vergeht ein Jahr, es vergehen zwei Jahre, es vergehen drei Jahre, es vergehen vier Jahre. Es muß nur stabil bleiben oder langsam abnehmen, und so studiert man immer die Symptome, schön, schön, schön – bis es beginnt, zurückzugehen. Es braucht Geduld, Zeit, Hartnäckigkeit, Vertrauen!
Ja, noch diesen Satz in der Mitte: „Das ist wenigstens…"

„Das ist wenigstens meine Erfahrung, und darum betone ich ausdrücklich den Tatbestand, daß mir kein abgekürztes Verfahren der Tumorbehandlung mit Arzneien bekannt ist, und daß diese Arbeit mithilfe innerlich anzuwendender Arzneien getan werden muß."

Sp.: Ja, dieser Fall von BÖNNINGHAUSEN, wo er innerhalb von zwei Monaten diesen fortgeschrittenen Brustkrebs geheilt hat mit drei Gaben von Sepia und einer Gabe von Pulsatilla, ist die größte Ausnahme. Wir werden später auch schauen in der Literatur, wenn man die anderen Fälle anschaut, speziell bei CARLETON, der hat zwei, drei, vier Jahre gebraucht, um einen Krebs zu heilen. Das waren alles manifeste Krebse. Und die Leute, die nicht Krebs behandeln – und das kann sein, daß die Mehrheit von uns nicht Krebs behandelt – aber Leute behandeln, die an Krebs operiert wurden oder bestrahlt, und nachher tut man sie homöopathisch behandeln, damit kein Rückfall ist. Auch bei diesen Fällen muß man mehrere Jahre auf der Hut sein, daß kein Rückfall kommt, nicht? Auch dort gilt das. Nicht denken, ein, zwei Dosen eines Mittels und dann ist die Sache getan, jetzt ist keine Rückfallgefahr mehr. Auch da muß man … braucht es einige Jahre, damit man den Menschen aus dieser Krebs-Diathese herausholt, wenn wir sie so nennen wollen. Ja?
T.: Ich fand in dem Buch von SCHLEGEL sehr auffallend, daß er sehr rasche Heilungen da beschreibt …
Sp.: Nein, nein, die sind gar nicht rasch, sind selten, die … wir lesen diese Fälle. Wir werden sie lesen, werden Sie sehen. Wir werden mehrere Fälle aus dem Buch von SCHLEGEL lesen, das müssen wir unbedingt tun. Es gab rasche, aber es gab auch solche, die sich über vier, fünf, sechs Jahre erstreckt haben. Ja, ja, aber das ist viel realistischer, nicht? Es gibt auch rasche, da ist man froh um die raschen. Da jammert niemand. Aber, wenn es langsam geht, darf man auch nicht jammern. Muß man einfach wissen, es braucht Zeit, und wenn man das weiß, ist man dann ruhig. Wenn man die Erwartung hat, nach zwei, drei Dosen sollte die Sache schon weg sein, dann bekommt man Angst, man zittert: Nein, nein, das gebe ich weiter, jetzt kann ich nicht mehr. Wenn man weiß, es braucht Zeit, es braucht Geduld, dann bleibt man bei der Sache in Ruhe. Gut, vielen Dank, Herr W.
Das war BURNETT. Ich hätte natürlich das ganze Seminar mit dem Werk von BURNETT ausfüllen können, aber das ist nicht der Sinn dieser Einführung. Wir wollen alle Autoren berühren und von jedem das Wertvolle rausholen. Wer möchte jetzt ein bißchen weiterhelfen beim Lesen?
Jetzt, wer kommt wohl an die Reihe? … CLARKE kommt jetzt an die Reihe: *Die Heilung von Tumoren durch Arzneimittel*. Vorwort zu diesem Buch 1908. Wir haben KENT ein bißchen übersprungen, aber der kommt schon noch an die Reihe. Seine Theorie wurde 1900 geschrieben. Aber weil die Arbeit von BURNETT und CLARKE so eng beieinander waren, habe ich einfach eins nach dem anderen genommen. Wir lesen auf Seite 29, was CLARKE uns sagt, und er

sagt uns auch wesentliche Dinge, damit wir Klarheit in unsere Köpfe bekommen. Also lesen wir diese Einführung auf Seite 29.

[J.H. CLARKE, *Die Heilung von Tumoren durch Arzneimittel*, 1908, Müller & Steinicke 1991, S. 29]
„Es gibt nur wenige Homöotherapeuten mit einiger Erfahrung, die noch nicht miterlebt hätten, daß Tumoren unter arzneilicher Behandlung in ihrer Größe abgenommen hätten oder ganz und gar verschwunden wären, aber es gibt noch sehr wenige, die den Beschluß gefaßt haben, jeden Fall eines Tumors, der unter ihre Obhut kommt, mit Arznei zu behandeln. Und doch ist es, wenn Tumoren mit arzneilichen Mitteln heilbar sind, bei weitem der schönste und der wissenschaftlichste Weg, sie zu behandeln. Weil die Homöopathen unendlich viel mehr dieser Art von Arbeit getan haben als die Praktiker der Schulmedizin, ist es meiner Meinung nach wichtig, daß jeder Homöotherapeut seine Erfahrungen schriftlich niederlegt, damit andere davon Hilfe und Weisung haben.
Es muß allerdings hinzugefügt werden, daß die Heilung von Tumoren durch Arznei nicht immer leicht ist. Das Vorgehen des Chirurgen, der den Knoten entfernt, ist weitaus schneller, und macht auf die Mehrheit erheblich mehr Eindruck. Ich möchte nicht den Versuch unternehmen, eine Linie zu ziehen, die den Aufgabenbereich des Chirurgen von dem des Arztes bei der Behandlung von Tumoren trennt. Diese Linie gibt es nicht, oder besser gesagt: es ist eine Linie, die jeder Arzt und jeder Chirurg für sich selber ziehen muß. Ich für meinen Teil will auf diesen Seiten nur zeigen, was von der Seite des Arztes schon getan worden ist, und – so weit es möglich ist – was noch getan werden kann, und wie es getan werden kann.
Es gibt keinen in jüngster Zeit, der mehr Fälle von Tumoren, Krebs eingeschlossen, geheilt hat als der verstorbene Dr. Compton Burnett, doch auch er wußte, wann er sich der Kunst des Chirurgen bedienen mußte, und zwar als eine Hilfe für die Arznei, nicht als ihr Meister.
Dr. Burnett vertrat die Meinung, daß in der Mehrheit der Tumorfälle…“

Sp.: Entschuldigung. – Das ist jetzt ganz wichtig und das stimmt einfach:

„ …Dr. Burnett vertrat die Meinung, daß in der Mehrheit der Tumorfälle die feineren Symptome, die man braucht, um darauf eine homöopathische Verschreibung zu gründen, oftmals fehlten. Deswegen war es notwendig, die Indikationen anderswo zu finden. Es gab zwei Quellen, von denen er seine tumor-heilenden Medikamente erhielt, und eine von ihnen war jene Gruppe von Mitteln, die als Organ-Mittel bekannt sind. …“

Sp.: Ja, wir werden nachher versuchen, eine gewisse Systematik hineinzubringen in alle diese Möglichkeiten, die es gibt bei der Tumorbehandlung. Also diese Organmittel vorerst.

„ …Bei diesen Mitteln liegt die Ähnlichkeit hauptsächlich in der Lokalisation und in der Wirkungsrichtung. …"

Sp.: Also, z.B. Krebs an der Lippe sind diese Mittel, Krebs an der Zunge sind diese Mittel, Krebs des Auges eher diese Mittel, also Organmittel. Ja. Und die andere Quelle?

„ …Die andere Quelle der heilenden Mittel fand er in den Nosoden, besonders den Krebsnosoden. …"

Sp.: Ja, da war die Spezialität von BURNETT und von CLARKE, daß sie die Krebsnosoden eingeführt haben, aus der theoretischen Überlegung, daß Krebs aus Mikroorganismen entsteht, und so haben sie sich überlegt, wenn wir den Krebs potenzieren mit diesem Mikroorganismus und das verabreichen, nachher werden wir eine Heilung erreichen. Die Krebsnosoden sind innerhalb der ganzen Krebstherapie sehr spärlich vertreten. Und wir müssen wissen, daß uns HAHNEMANN da hilft, darauf eine Antwort zu finden: HAHNEMANN hat gesagt, daß Krebs einfach aus latenter Psora kommt, wie die Tuberkulose, und es ist ihm nie eingefallen zu sagen, man solle die Fälle von Tuberkulose mit Tuberkulin heilen, nicht? Das heißt, Krebs … das ist eine Isopathie, wenn wir dasselbe verwenden, um dasselbe zu heilen. Man muß das Ähnliche nehmen. Also, das war ein Versuch, den speziell BURNETT und CLARKE gemacht haben mit den Krebsnosoden. Jawohl, also diese Krebsnosoden, diese Organmittel … Was noch?

„ …Man könnte fast sagen, daß Burnett der Schöpfer dieser Mittelgruppe ist. Diese Mittel sind es, speziell von seinen Musterexemplaren hergestellt, die ich hauptsächlich in letzter Zeit bei meiner Arbeit benutzt habe.
Aber zusätzlich zu diesen Mitteln wurde durch den verstorbenen Dr. Robert Cooper…"

Sp.: Jetzt die dritte Gruppe: Dr. COOPER, ja.

„ …eine dritte Quelle durch die Mittel, die er ‚Arborvital' nannte, erschlossen. Das sind Mittel, von denen viele seit alten Zeiten zur Materia Medica gehören, die er selber aus frischen Exemplaren aufbereitete und in Einzeldosen der Tinktur verabreichte. …"

Sp.: Er hat z.B. einen Tropfen der Tinktur eines bestimmten Mittels gegeben und dann drei Wochen wirken lassen, mit zum Teil wunderbaren Erfolgen. Wir werden so einen Fall lesen nachher. Ja.

„ …Sein Sohn, Dr. Le Hunte Cooper, führte das Werk seines Vaters mit auffallendem Erfolg weiter. Die Entsprechung der Symptome genügt tatsächlich manchmal, um das passende Mittel zu entdecken, so daß wir vier Hilfsmittel zur Verfügung haben, um das Mittel für einen Fall zu finden: (…)"

Sp.: Ja, und jetzt kommt dieser Versuch von CLARKE, eine gewisse Ordnung hineinzubringen, in die Wege, wie man Krebs behandeln kann. Eine gewisse Systematik. Und was sagt er uns? Es gibt folgende Methoden:
Erstens, die genaue Entsprechung der Symptome: also, man nimmt alle Symptome, man schaut, was für ein Mittel paßt und man gibt dieses Mittel. Wir werden nachher analysieren, was sich am meisten bewährt hat im Laufe der Zeit von diesen Methoden.
Die zweite Methode ist die Organ-Homöopathie, und um ein Beispiel zu geben, möchte ich aus dem Buch von FORTIER-BERNOVILLE, [A. H. GRIMMER], *Die Homöopathische Behandlung von Krebs*, Seite 139, einfach ein paar von diesen Mitteln rauslesen, die er als spezielle Krebsmittel bezeichnet hat. Also, das sind Mittel, die die Fähigkeit haben, Krebs zu heilen, so organotropisch verwendet:
Sedum acre, Sedum repens. Es gibt sehr schöne Heilungen beschrieben bei SCHLEGEL mit diesen Mitteln, von sehr fortgeschrittenen Krebsfällen. Es gibt praktisch keine feineren Symptome dieser Mittel, ich habe keine gefunden in den Werken.
Scrophularia nodosa ist ein anderes Mittel, was speziell auf Krebs wirkt.
Sempervivum tectorum, also die Haus … wie nennt man das, Hauswurz, oder?
Ja.
Carbo animalis hat die Fähigkeit, das zu heilen.
Condurango,
Cistus canadensis,
Hydrastis,
Kreosotum,
Ornithogalum,
Phytolacca.
Die erwähnt der BERNOVILLE als organbezogene Krebsmittel. Sehr oft in

Tinkturen gegeben, in tiefen Dosierungen.
Die dritte große Gruppe nebst der genauen Entsprechung der Symptome und der Organ-Homöopathie ist die sogenannte diathetische Homöopathie und die schließt ein drei Untergruppen:
a) die Nosoden, speziell die Krebsnosoden,
b) die konstitutionellen homöopathischen Mittel, nehmen wir an Thuja, Lycopodium, Sulphur und
c) besondere Belastungsmittel wie die Thuja in Fällen von Impfbelastung. Das war die dritte Gruppe, Nosoden, konstitutionelle homöopathische Mittel, spezielle Belastungsmittel und die vierte Gruppe: die Arborvitalmethode von COOPER, also diese Mittel als Tinktur, z.B. ein Tropfen und lange auswirken lassen.
Da ist jetzt der erste Versuch … Seht ihr, die Vorgänger haben etwas gemacht, und jetzt CLARKE macht eine gewisse Ordnung. Und jetzt wir stehen vor dieser Palette, vor diesem Menü, wie im Restaurant, wenn diese Selbstbedienung ist, und wir können wählen. Was wollen wir wählen, aus dieser Gruppe? Welche ist die beste Gruppe? Das werden wir schon noch herausfinden. Lesen wir noch diesen Abschnitt weiter.

„ Mit diesem sehr großen Spielraum für die Mittelwahl ist der homöopathische Arzt in einer weitaus besseren Position, um es mit Fällen dieser Art aufzunehmen, als sein allopathischer Bruder. Es gibt also keine Rechtfertigung für ihn, dem Chirurgen in dieser Sache das Vorrecht einzuräumen, doch kann er froh sein, daß er sich der Hilfe des Chirurgen bedienen kann, wenn es nötig wird.
Ich habe nun keineswegs die Absicht, irgendeinen Versuch zu unternehmen, exakt zwischen Tumoren verschiedener Art zu unterscheiden, auch nicht zwischen malignen und nichtmalignen.“

Sp.: Ja, jetzt kommt bei CLARKE eine längere Abhandlung von einem anderen Autor, von Dr. GREENE, der versucht zu zeigen, wie unsinnig [es] ist, die Trennung zwischen gutartigen und bösartigen Tumoren zu machen. Ich will euch nicht das vorlesen, sondern ich möchte lieber – an dieser Stelle, auch wenn es nicht hinein paßt, geschichtlich – aus dem Buch von HACKETHAL, *Operation ja oder nein*, die Einführung vorlesen. Vielen Dank. Möchte jemand anders da helfen? Danke. Sind Sie bei Kräften, Herr H.? Es ist ein längerer Abschnitt.
Das ist die Einführung zu diesem Buch von HACKETHAL, *Operation – ja oder nein?* So umstritten er auch sein mag, er hat Dinge geschrieben, die wirklich auch ganz gut sind, muß ich sagen.

[J. HACKETHAL, *Operationen ja oder nein*, Bastei Lübbe TB, 1994, S. 24]
„Krebs gibt es seit Urzeiten. Seit die Erde belebt ist. Denn die krebsige Entartung von Zellen ist eine von vielen typischen Lebensäußerungen.
Rund 5000 Jahre alt ist die erste medizinische Beschreibung einer geschwulstigen Brustdrüsenwucherung durch einen ägyptischen Arzt, niedergeschrieben im Papyrus Edwin Smith. Damals hieß das noch nicht *Krebs*.
Diesen Namen für die Wildwuchs-Krankheit erfand der griechisch-römische Arzt Galen (129-199 n. Chr.) erst 3000 Jahre später. Auch sein 600 Jahre älterer Kollege als Stararzt und Medizinpublizist, der Arzteid-Vater Hippokrates (460-377 v. Chr.), nannte noch anders, was nach der Beschreibung nur Krebs gewesen sein konnte, und was er für unheilbar hielt.
Sicher war es kein Zufall, daß gerade die bösartige Wucherung am Busen für jenes medizinische Kennwort Pate stand, das sich dann weltweit für alle malignen Organgewächse einbürgerte.
Inspiriert wurde Galen durch einen an sich seltenen Wucherungstyp. Jenen nämlich, bei dem aus einem Ursprungsknoten Stränge auswachsen, Ausläufer wie Gliedmaßen, entlang den Lymphbahnen. ...“

Sp.: Ja, man tastet einen Knoten in der Brust und dann plötzlich ist nächst der Brust so ein Strang oder zwei Stränge oder drei Stränge. Ja.

„ ...Was so ähnlich aussieht wie die vielgliedrigen Körper eines Krebses. Diesen Krebstyp nennen die Mediziner *Lymphangiosis carcinomatosa*.
In der griechischen Muttersprache Galens heißt Krebs *karkinos*, in seiner späteren Wahlsprache Latein – er zog von Pergamon nach Rom – *cancer*. Die medizinischen Bezeichnungen *Karzinom* oder *Carcinom* für Krebs, *karzinomatös* für krebsig, *kanzerogen* oder *cancerogen* für krebsbedingt etc. leiten sich davon ab.
Möglicherweise hat nicht nur die äußere Form, sondern die Gefräßigkeit der Taschenkrebse, insbesondere des Großen Taschenkrebses (*Cancer pagurus*), die Namengebung beeinflußt. Denn der ‚Taschenkrebs ist ein gefräßiger, schlimmer Räuber, der den Fischern nicht selten den Fang aus den Netzen stiehlt ... Wenn er des Nachts auf Raubzüge ausgeht, überfällt er, was zu bewältigen ist, und verschont auch seinesgleichen nicht‘ (Brehm´s Tierleben, Reclam-Verlag Leipzig 1929, Bd. 8, S. 100).
Bis etwa zur Mitte des 19. Jahrhunderts entschied über die Diagnose Krebs allein die Verlaufsbeurteilung des *Makro-Bildes*, die Beobachtung der Krebsgeschwulst, ihres örtlichen Wachstums und ihrer Fernwirkungen durch Besichtigen und Betasten über einen längeren Zeitraum hinweg. ...“

Sp.: Jetzt beginnt das interessant zu werden, wie sich entwickelt hat die Beurteilung des Krebses. Sehr interessant, zuerst als Makrobild … ja.

„ …Knotige und geschwürige Gewebsveränderungen wurden behandelt wie alle Verhärtungen und Geschwüre sonst, wie die aus entzündlichen und anderen Ursachen entstandenen. *Nur das deutlich zerstörerische fortschreitende Gewächs wurde Krebs genannt.* Sicherster Beweis war der bald folgende Tod. Wenn Knoten und Geschwüre klein blieben oder sich gar zurückbildeten, galt das als Beweis gegen Krebs.
Im 18. Jahrhundert unterschied man noch zwischen *Scirrhus* (Verhärtungsgeschwulst, harter Knoten) und Krebs. ‚*Der Scirrhus blieb entweder zeitlebens gutartig, oder er wurde schmerzhaft, brach auf und verwandelte sich in einen offenen, bösartigen Krebs*' (Georg Fischer, ‚Chirurgie vor 100 Jahren', Vogel-Verlag Leipzig 1876). Heute gilt ein Scirrhus immer als Krebs.
Warum erläutere ich das im einzelnen? Weil etwa ab Mitte des 19. Jahrhunderts ein totaler Wandel in der Krebsdiagnostik eintrat. Fortan entschied nicht mehr die Verlaufskontrolle des Makrobildes, der Makrofilm, sondern das Mikro-Standfoto, die Momentaufnahme eines mikroskopisch kleinen Gewebsausschnittes über die Diagnose. …"

Sp.: Also, der drastische Übergang von makroskopischer Beurteilung zur mikroskopischen. Was bedeutet das?

„ …Der Mikroskop-Mediziner wurde zum alleinigen Schiedsrichter, zum Regieführer der Krebspolitik. Und das kraft bewegungsloser Mikro-Blitzbilder. Diese Entwicklung war für Krebsforschung und -therapie verhängnisvoll.
Die Schwierigkeiten, aus einem Standfoto den zeitlichen Ablauf eines Bewegungsvorganges, also des Krebswachstums, zu erkennen, lassen sich an folgendem Beispiel erläutern: die Momentaufnahme eines Autos vor einer Hauswand erlaubt keine Beurteilung der Frage: parkt das Auto oder rast es auf die Hauswand zu? Ist die Situation also gut- oder bösartig?
Wohlgemerkt: verhängnisvoll war nicht die Ergänzung der Krebsdiagnostik durch die mikroskopische Untersuchung. Im Gegenteil, diese Zusatzbetrachtung konnte die diagnostische Sicherheit nur vergrößern. Als schlecht erwies sich vielmehr, daß Patientenärzte sich für die Mikrobilder nicht interessierten, sich hilflos den Pathologen auslieferten. …"

Sp.: Das sieht praktisch so aus – das wißt ihr alle – eine Frau liegt da auf dem Operationstisch, es wird ein Stück rausoperiert, das wird nachher per Luftpost in die Pathologie geschickt, der Chirurg stopft die Wunde zu und wartet so, und nachher aus dem Mikrofon läutet: bösartig. Das ist ja schrecklich, nicht? Und wie gesagt, man kann aus dem Bild – es ist eine Momentaufnahme – man kann gar nichts sagen über die Bösartigkeit des Krebses. Es gibt manchmal gewisse Korrelate zwischen Bösartigkeit und Bild, aber das ist nicht immer der Fall. Der Beweis war diese berühmte Studie in England, wo man an 14 verschiedene Laboratorien die selben histologischen Schnitte geschickt hat, und sieben haben gesagt bösartig und sieben gutartig. Das zeigt einfach, wie verhängnisvoll das ist.

T.: Wir hatten letzte Woche in der Praxis eine Patientin, bei der eigentlich in der Uniklinik Tübingen die Diagnose eines Tonsillenkarzinoms mit einer Lymphknotenmetastasierung schon feststand, durch eine Lymphknotenbiopsie und durch eine Biopsie in der Tonsille. Und dann hat man das aber ... die hätte dann quasi noch einmal aufgenommen werden sollen und dann zu einer Panbiopsie und zu einer Operation, da hat man noch einmal eine Biopsie gemacht bei einem Kollegen, bei Herrn F., und dann kam eine Tuberkulose raus. Also es ist einfach ... wir sind da nicht immer ganz so sicher, wie wir manchmal meinen.

Sp.: Wie Dr. HACKETHAL sagt, das Verhängnisvolle ist, daß der Arzt die Beziehung zur Pathologie komplett verloren hat. Wenn der Kliniker sich auch sehr intensiv auseinandersetzen würde mit den Mikrobildern, vielleicht würde etwas Realistischeres entstehen. Aber es ist eine Scheidewand entstanden zwischen Pathologie und Kliniker. Und so ist es eine sehr einseitige Betrachtung. Verhängnisvoll. Und im Zweifelsfall ist [es] bösartig, eh! Im Zweifelsfall ist es bösartig.

„ ...Das Mikrobild kann und darf nur einer von vielen Bausteinen des diagnostischen Krebsgebäudes sein. Für sich allein ist es wenig bis nichts wert. ...“

Sp.: Wenig bis nichts wert, sagt HACKETHAL. Nehmen wir es auch ein bißchen kritisch, aber es bleibt noch eine große Wahrheit dran.

„ ...Denn es gibt kein mikroskopisches Kainsmal des Krebses, kein einziges unverwechselbares Merkmal, das alle Untersucher gleich deuten. Man hatte große Hoffnungen auf das Elektronenmikroskop gesetzt. Krebsforschungsinstitute in aller Welt überbieten sich darin, immer bessere und immer teurere elektronische Vergrößerungsmaschinen zur Gewebsuntersuchung einzusetzen. Doch alles, was dieses kostspielige Hilfsmittel bisher bewirkt hat, besteht darin, ‚*Die*

Unwissenheit über Krebs zweihunderttausendfach zu vergrößern' (M.L. Kothare und L.A. Metha ‚*Ist Krebs eine Krankheit?* 'Rowohlt-Verlag, Reinbeck 1979). …"

Sp.: Das ist der Titel eines Buches. [Gelächter] Ja, durch die Elektronenmikroskopie ist die Unsicherheit 200.000 mal vergrößert worden …

„ …Zweifellos kann der Mikroskop-Untersucher ein Gewebsbild als krebsverdächtig einordnen. Das Nebeneinander von abnormen Zellanhäufungen, von Formabweichungen der Zelleiber und -kerne und von anderen Veränderungen kann wie ein „Krebs-Porträt" aussehen, aber die entscheidende Frage nach dem *Artigkeitsgrad* des Prozesses läßt sich nicht beantworten. Die Problematik ist ähnlich wie für den Auswerter eines von einem Beobachtugsflieger aus großer Höhe geschossenen Geländefotos: ein Menschenhaufen auf diesem Bild ist nicht zuverlässig anzusehen, ob es sich um den Ausflug eines Kegelklubs oder einen Ganoventreff handelt. Und selbst wenn das Bild mehr für den Ganoventreff spricht, könnte es sein, daß man dabei soeben beschlossen hat, sich künftig brav zu verhalten. [Heiterkeit]
Das mikroskopische Bild ist vor allem deshalb zu unzuverlässig, weil das Aussehen eines gutartigen Krebsherdes dem eines bösartigen völlig gleichen kann.
Sicher ist es richtig, daß gut-differenzierte Krebszellhaufen, bei denen weitgehende Ähnlichkeit mit normalen Zellen besteht, meistens gutartiger sind als schlecht-differenzierte, also stark entartete Zellen. Aber es gibt zu viele Ausnahmen von dieser Regel. Abgesehen davon gibt es fast keine einheitlich gut-, mittel- oder schlecht-differenzierten Krebsgewebebilder. So gut wie immer sind es Mischformen. Und der Zufall entscheidet vielfach, ob mehr der eine oder der andere Typ getroffen ist. Auch das „invasive Wachstum", das Überschreiten bestimmter Gewebsgrenzen durch Zellkolonnen, ihre Ansiedlung in Lymphabflußkanälen etc. ist kein absolutes Bösartigkeitssignal.
Die Unsicherheiten der mikroskopischen Krebsdiagnostik lassen sich besonders gut am Prostatakrebs zeigen. Hier ist den Pathologen und Urologen schon seit Jahrzehnten bekannt, daß es gutartige und bösartige Krebsherde gibt, die mikroskopisch genau gleich aussehen. Ich habe dafür die Bezeichnungen *Haustier-* und *Raubtierkrebs* vorgeschlagen, damit der Unterschied klarer wird (s. Tab. 1 und 2).
Mit dem Haustierkrebs lebt der Träger in friedlicher Wohngemeinschaft, oft jahrzehntelang. An dem Raubtierkrebs stirbt er meist innerhalb weniger Jahre. Die todbringenden Metastasen in den Becken- und Wirbelknochen beim

Raubtierkrebs sind häufig hoch- bzw. gut-differenzierte Prostata-Krebszellen. Bemerkenswerterweise haben die für die offizielle Krebsstrategie verantwortlichen Mediziner die Unsicherheiten der mikroskopischen Krebsdiagnostik geheimgehalten. Von ihnen wird *Krebs = Raubtierkrebs* gesetzt, mit allen bösen Konsequenzen.
Krebs, genauer gesagt Raubtierkrebs, ist eine Krankheit des ganzen Organismus, an der immer Körper, Geist und Seele beteiligt sind. Wobei seelische Störungen als Krebsursache beim Menschen höchstwahrscheinlich eine alles andere überragende Bedeutung haben. In einem allgemein gesunden Organismus gibt es keinen Raubtierkrebs."

Sp.: Vielen Dank, Herr H. Anstelle dieses Abschnittes bei CLARKE: Differenzierung gutartig, bösartig, habe ich lieber diesen sehr interessanten Abschnitt aus HACKETHAL vorlesen lassen. Wenn man weiter liest in der Einführung – ich will das jetzt nicht tun – es ist unglaublich, wie HACKETHAL genau dasselbe sagt, was HAHNEMANN sagt über die Psora. Daß sich der Krebs einfach auf Grund einer chronischen Krankheit, eben wie eine chronisch-infektiöse Krankheit, verhält, und wenn man das liest, man hat das Gefühl, man ist dran zu lesen Band I, *Chronische Krankheiten* von HAHNEMANN. Ich habe zweimal geschaut am Deckel, ob ich das richtige Buch in der Hand habe.
Ja, gut, vielen Dank. Also, jetzt ist die Pause an die Reihe, bis 11.00 Uhr. [Applaus]

[Pause]

Sp.: Wir haben gesagt, daß wir bei jedem Autor das herauspicken, was uns weiterhilft, und wir wollen jetzt bei CLARKE, *Die Heilung von Tumoren durch Arzneimittel* weiterlesen, in der Einführung, wieder etwas ganz Wichtiges.

[John H. CLARKE, *Die Heilung von Tumoren*, 1908, Müller & Steinicke, 1991, S. 35]
„Bevor ich das Thema der Natur des Krebses verlasse, möchte ich noch die Tatsache in Erinnerung bringen, die von vielen Beobachtern festgestellt wurde, daß es bei den meisten Krebsfällen ein präkanzeröses Stadium gibt, das erkannt und geheilt werden kann, wenn sein Beginn rechtzeitig entdeckt wird. …"

Sp.: Es geht also um das sogenannte präkanzeröse Stadium, ja.

„ …Fälle von schwer zu behandelnden rheumatischen Schmerzen, von Verdauungsstörungen, die auf keines der gewöhnlich angezeigten Mittel anspricht, chronische Kopfschmerzen und Neuralgie.
Ein Beispiel, bei dem Rheumatismus offensichtlich in Krebs überging durch eine schwere Dosis von Sodasalicylat, wird im Vorwort meines Buches über Rheumatismus gebracht:
Patienten, deren Eltern oder Verwandten an Krebs starben, haben oft Rheumatismus in der einen oder anderen Form. Wenn dieser Zustand auf die richtige Weise mit spezifischen Mitteln behandelt wurde, kann die Tendenz (zum Krebs) geheilt werden; wenn er aber nicht richtig behandelt wurde, dann besteht die Möglichkeit, daß sich früher oder später Krebs entwickelt. …“

Sp.: Also, das ist ganz wichtig: Rheuma, Krankheiten aus dem rheumatischen Formenkreis als Hinweise auf Präkanzerose. Wir werden das sehr schön demonstrieren.

„ …Ein eindeutiger Fall dieser Art wurde von mir beobachtet. Eine verheiratete Dame aus einer Familie mit Krebs-Vorgeschichte litt sehr stark an Rheumatismus. Bei einer bestimmten Gelegenheit siedelte sich der Schmerz in der rechten Hüfte an, und der behandelnde Arzt, ein Allopath, verschrieb eine starke Dosis Sodasalicylat, die beinahe augenblicklich den Schmerz wegnahm, und er kehrte auch niemals wieder. Aber bald darauf erschien etwas anderes in Gestalt eines Knotens am vorderen Rand der Axilla, der den großen Pektoralmuskel mit einbezog. Dies war Krebs. Der Rheumatismus im Falle dieser Dame war in Wirklichkeit das Tumor-Vorstadium von Krebs, und hätte als solches behandelt werden müssen. Die plötzliche Hemmung des rheumatischen Ausdrucks dieses konstitutionellen Zustandes veranlaßte die Tumorbildung.
Ein in gewisser Weise ähnlicher Fall soll hier angeführt werden. Eine unverheiratete Dame litt jahrelang an geminderter Vitalität: kalte Hände und kalte, schweißige Füße, und irgendwie undefinierbare rheumatische Schmerzen in verschiedenen Teilen des Körpers. Zwischen anderen Symptomen gab es auch zeitweise tiefe Depression und eine Furcht, daß sie den Verstand verlieren werde. (Es soll erwähnt werden, daß ihr Vater Selbstmord beging.) Als sie in die Wechseljahre kam, erschien in der rechten Brust ein Knoten von Scirrhuskrebs; und als dieser erschien, besserten sich alle anderen Symptome.
So geschieht es nicht selten, daß bei der Bildung des Tumors die präkanzerösen Symptome verschwinden; und hierin liegt eine gewisse Rechtfertigung dafür, daß man Zuflucht bei der Chirurgie sucht. Ein kanzeröser Tumor ist eingelagerte Krankheit. Aber wenn die Tumormasse herausgeschnitten wurde, ohne einen

Versuch zu machen, den konstitutionellen Zustand, der zur Tumorbildung geführt hatte, zu korrigieren, dann ist die Wahrscheinlichkeit eines Rückfalls sehr groß und der Zustand wurde in Wirklichkeit verschlechtert statt verbessert."

Sp.: Jawohl, das gilt in beide Richtungen. Also es verschwindet Rheuma, es verschwindet Migräne bei jemand, der chronisch daran gelitten hat, und das ist jetzt eine sehr gefährliche Zeit, die kommt. Das kann eben eine präkanzeröse Situation sein. Andererseits, man behandelt den Tumor und plötzlich tritt ein Rheumatismus auf. Das ist ein gutes Zeichen. Man behandelt einen Brustkrebs und plötzlich [ist] ein Hüftschmerz da. Da muß man nicht meinen, man liege falsch. Das ist ein gutes Zeichen. Wir wollen ein schönes Beispiel aus der Literatur geben von Dr. RESCH. Es geht um ein Rektumkarzinom.

[G. RESCH, Rektumkarzinom, *Dt. Jour. f. Homöopathie* 4/85, Barthel & Barthel]
„1979 werde ich zu einem Patienten in ein österreichisches Spital gerufen. Der Patient war damals 45 Jahre alt. Er war wegen chronischer Obstipation im Krankenhaus, und bei der Durchuntersuchung wurde ein apfelgroßes Karzinom im Rektum etwa in Fingerhöhe festgestellt. Anschließend war eine Operation vorgenommen worden. Bei der Operation fand man in der Leber dichte Metastasen, ca. erbsen- bis bohnengroß, in großer Anzahl vorhanden. Es wurde deswegen lediglich ein Anus praeter angelegt und keine weiteren therapeutischen Maßnahmen eingeleitet. Im Anschluß daran eine rasche Verschlechterung des bisher sehr sportlichen Patienten, so daß als letzte Maßnahme ich als homöopathischer Konsiliar dazu gerufen wurde.
Bei der Anamnese lagen normale Kinderkrankheiten ohne Auffälligkeiten vor. Als einzigen schweren Vorgang erwähnte er eine 1973 plötzlich aufgetretene heftige rheumatische Entzündung der rechten Schultern, die den verschiedensten Behandlungen unterzogen wurde, was aber ohne Erfolg blieb und schließlich zu einer Röntgenbestrahlung der Schulter führte. Zu diesem Zeitpunkt trat dann zum ersten Mal eine chronische Obstipation auf, die nur mit massiven Dosen von Laxantien beherrscht werden konnte. Da sich der Zustand der Obstipation kurz vor der Operation wesentlich verschlechterte, kam es zur stationären Durchuntersuchung und damit zur Entdeckung des Karzinoms.
Die Symptomatologie des Patienten war relativ symptomarm. Der Tumor war subjektiv nicht bemerkbar vom Patienten, bei der rektalen Untersuchung allerdings mit dem Finger tastbar. Nach der Rektaluntersuchung war ein deutlicher Splitterschmerz und ein Schmerz von Nadeln im Rektum zu spüren.
Der äußerst sportliche Patient (er war österreichischer Skilehrer, hat Skirennen

gefahren, ist jeden Abend gelaufen; war ein durchtrainierter Mensch) war außerdem sehr empfindlich auf kalte Luft und fühlte sich entschieden besser beim Autofahren, was auch zu seiner Berufswahl geführt hatte: er war Außendienstbeamter mit vielen Dienstreisen.
Soweit sich der Patient erinnern konnte, handelte es sich bei dem Schulterschmerz um einen zusammendrückenden Schmerz mit Ausstrahlung den Arm hinunter. Mehr Symptome waren nicht zu finden.
Ich gab ihm *Nit-ac.* D 6 dreimal 5 Tropfen. Darauf überhaupt keine Reaktion des Patienten. Die Unterdrückung durch die Röntgenbestrahlung des rheumatischen Schulterschmerzes…"

Sp.: Das ist sehr interessant, wie viel Wissen man haben muß, um Krebs zu behandeln. Er gibt Nit-ac.: gar keine Reaktion. Dr. RESCH zweifelt nicht an seiner Diagnose. Er sagte sich, es muß eine Blockade sein. Und was nimmt er an als Blockade?

„ …Die Unterdrückung durch die Röntgenbestrahlung des rheumatischen Schulterschmerzes kam erst bei der zweiten neuerlichen Untersuchung 3 Tage später heraus, nachdem *Acidum nitricum* D 6 keinerlei Reaktion gezeigt hatte. Nach meiner Erfahrung ist es typisch für ein gut angezeigtes Mittel, wenn es nicht wirkt, daß oft dahinter eine Röntgenbestrahlung oder eine Unterdrückung durch Röntgenstrahlen steht.
Daraufhin habe ich ihn lokal in die Schulter eine Ampulle *Röntgen* C 30 gespritzt, und als er dann 3 Stunden später wieder 5 Tropfen *Acidum nitricum* nahm, hatte er innerhalb von einer Viertelstunde ein Ansteigen der Temperatur auf 39,6°C. …"

Sp.: Wenn Fieber kommt nach einem Mittel, beim Krebs, ist [dies] in den meisten Fällen ein gutes Zeichen. Also: Mittelgabe – Fieberanstieg. Es ist Hoffnung da. Weil in diesen Krebskliniken versucht man ja, künstlich Fieber zu produzieren, d.h. die Temperatur zu erhöhen.
T.: […]
Sp.: Ja, da stimmt etwas nicht ganz dann. Mit Bakterien?
T.: […]
Sp.: Nein, in der Regel ist [es] einfach ein Fieber, das nicht von einer Infektion herrührt, ist einfach so ein Fieber ohne Ätiologie – ja, ohne sichtbare, nicht? Wenn ein schwerer Harnwegsinfekt auftritt nach einem Mittel, mit Bakterien und hohem Fieber, da stimmt etwas nicht ganz. Aber da hat er Acidum nitricum

gegeben, nachdem er die Röntgenampulle injiziert hatte, und sofort eine schöne Reaktion. Wie geht's weiter?

„ …Er nahm weiterhin *Acidum nitricum*-Tropfen D 6 und bekam auf jede weitere Gabe einen ein- bis zweistündigen Fieberanstieg zwischen 39–39,5°C innerhalb der nächsten 14 Tage. …"

Sp.: Das ist quasi eine HERING-Reaktion, kann man sagen. Das Immunsystem wird stimuliert, der Körper produziert Fieber, das ist sehr schön beim Krebs.

„ …Gleichzeitig damit parallel ging eine deutliche Besserung seines Allgemeinzustandes. …"

Sp.: Also: Fieber mit Besserung des Allgemeinzustandes! Der Patient hat Fieber, aber er sagt: Irgendwie habe ich das Gefühl, es geht nicht so schlecht. Ich habe das Gefühl, das Mittel greift. Gehen wir weiter.

„ …Er wurde nach 10 Tagen aus dem Spital entlassen und nahm seinen Beruf wieder auf. Der Befund der Leber hatte sich normalisiert. Später wurde dann die tägliche Gabe D 6 auf *Nit-ac.* D 8 gesteigert und weiterhin trat eine konsequente Besserung des Zustandes ein.
Nach 7 Monaten – der Patient war wieder ganz normal berufstätig und weitgehend beschwerdefrei, mit Ausnahme der Ungelegenheit durch den Anus praeter – trat plötzlich während einer Dienstreise der alte heftige Schulterschmerz wieder ein. …"

Sp.: Ja, also, wenn unter einer homöopathischen Kur ein altes Symptom wieder auftritt, das bedeutet, man hat ein sehr gutes Mittel gegeben. Ich wage nicht das Wort Simillimum zu verwenden, aber zumindest sehr gutes Mittel. Dieser unterdrückte Schulterschmerz mit Strahlen tritt unter der Nit-ac.-Therapie wieder auf. Es geht dem Patient allgemein sehr gut, und was geschieht jetzt?

„ …Das war im Frühjahr 1980 gewesen. Die Behandlung hatte im Juni 1979 begonnen. Gegen meinen Rat – ich hatte ihn davor gewarnt – hat er dann leider Tanderil genommen, weil er unbedingt diese Reise fortsetzen wollte. Der Schulterschmerz verschwand sehr, sehr rasch wieder, praktisch innerhalb von 1 bis 2 Stunden, aber die Beschwerden durch das Karzinom kamen zurück und waren danach weder durch Änderung der Potenzhöhe von *Acidum nitricum* noch durch andere Medikamente beherrschbar. (…)"

Sp.: Einstimmig alle Leute, die ich gehört habe, die Krebs behandeln, haben mir gesagt, wenn ein altes Symptom zurückkehrt, wie so ein Rheuma, und man das nachher behandelt, unterdrückt, homöopathisch oder allopathisch, dann nimmt der Krebs einen ganz schnellen Verlauf. Weil bei Krebskranken das Gleichgewicht so labil ist, es ist nicht wie bei einem gesunden Menschen, der noch einige Unterdrückungen erträgt, wenn man Glück hat, und es passiert nichts. Beim Krebskranken ist es ein sehr labiles Gleichgewicht. Und so eine Unterdrückung verkraftet er nicht mehr. Also gut aufpassen. Wir behandeln den Krebskranken, es kommt ein Rheuma, das ist, wenn es ihm allgemein nicht schlecht geht, ein gutes Zeichen.
T.: […]
Sp.: Also, die Frage der Kollegin ist: Was sollte man dann machen, wenn so ein starker Schmerz herauskommt an der Schulter, nicht? Ja, was würdet ihr dann machen?
T.: Ruhe. Erstmal ins Bett legen.
Sp.: Ins Bett legen?
T.: Ja, nicht arbeiten lassen.
Sp.: Ja, schonen. Und dann was? … Abwarten? War er unter Nit-ac. in Therapie da?
T.: Ja.
Sp.: Ja, es kommt der alte Schmerz der Schulter zurück. Also, ich hätte jetzt den ganzen Fall wieder neu aufgenommen, nicht? Und es ist möglich, daß jetzt durch diesen Schulterschmerz – mit Nit-ac. hat er das lokale Geschehen unter Kontrolle gebracht – und jetzt durch diesen Schulterschmerz eventuell komme ich auf ein anderes [Mittel], vielleicht ein Antipsorikum oder auf ein anderes Mittel. Ich würde die ganze Situation nochmals neu aufnehmen. Und speziell Bedeutung diesem Schulterschmerz rechts geben, nicht? Schulterschmerz rechts, bei welchem Mittel steht ein Punkt im Buch von Dr. KÜNZLI [REPERTORIUM GENERALE], schauen wir mal. Gibt es irgendwo einen Punkt? Also: *Schmerzen; Schulter; rechte Seite …*
T.: Sanguinaria!
Sp.: Steht ein Punkt bei Sanguinaria?
T.: Weiß ich nicht.
Sp.: Schauen wir mal, wo ein Punkt steht.
T.: […] Sang. dreiwertig […].
Sp.: Und stehen keine Punkte dort?
T.: Bei Calcarea und Lycopodium.
Sp.: Calcarea und Lycopodium stehen Punkte? Also, eben, dann würde ich mir die Erfahrung von Dr. KÜNZLI zunutze machen und dann sagen, ist das nicht

eventuell ein Calcarea- oder Lycopodium-Patient, eventuell, und würde ich die Totalität der Symptome schauen und sehen, ob nicht dieses Mittel passen würde, jetzt. Lycopodium ist ein gutes Folgemittel von Nit-ac. Das sind zwei Mittel, die irgendwie zusammenpassen. Das eine hat den Krebs jetzt unter Kontrolle gebracht und jetzt kommt einfach … Ja?
T.: […] und Schulterschmerz rechts ist beides Nit-ac. drin.
Sp.: Eben, aber [er] ist unter Nit-ac.-Therapie, und jetzt tritt der Schmerz auf, dann würde ich nicht weiter nehmen. Entweder Stop machen, …
T.: […]
Sp.: Ja, ja, ich würde machen, wie Herr L. gesagt hat: Stop, schön warten, und wenn ich sehen würde, daß der Schmerz zurückgeht, dann würde ich meinen: ja, das ist jetzt eine Überdosierung von Nit-ac. gewesen, es ist ein altes Symptom, das herausgekommen ist, ich warte. Aber wenn ich Nit-ac. weitergebe und wieder dieser Schulterschmerz rauskommt, dann bedeutet [es] einfach, es braucht ein anderes Mittel. Wir haben es ja studiert bei HAHNEMANN, nicht? Es ist eine einseitige Krankheit, es ist nicht anzunehmen, daß Nit-ac. das Grundmittel dieses Patienten ist. Er hat ja nur lauter Lokalsymptome genommen. Lesen wir bitte, was die Überlegungen von Dr. RESCH gewesen sind für die Wahl von Nit-ac. […]

„ 1. sehr symptomarmes Bild, so daß die Lokalisation an Bedeutung gewinnt. …“

Sp.: Also: für Rektumkrebs das bedeutendste Mittel ist Nit-ac., nicht? Deswegen hat er gesagt Nit-ac. Also die Lokalisation.

„ …Bei KENT stehen unter Rektumkarzinom 4 Mittel: *Alum, Nit-ac,* Ruta und Sepia. Davon hat aber die stechenden Schmerzen bei der Berührung nur *Acidum nitricum. …*“

Sp.: Stechende Schmerzen, typisch Nit-ac. Eine Verschreibung nach der Pathologie. Dann?

„ …2. Die Beziehung zum Schulterschmerz; wenn man das als auslösende Situation betrachtet, dann paßt auch *Acidum nitricum* gut.
3. Hat *Acidum nitricum* eine große Beziehung zum Darm, nicht nur zu Durchfällen, sondern auch zur Verstopfung. Auch CLARKE erwähnt, daß er mindestens genauso viele Durchfälle wie auch Verstopfungsfälle mit *Acidum nitricum* geheilt hat.

4. Die Empfindlichkeit auf Kälte.
5. Die Besserung durch Fahren.
6. Nach der Berührung die stechenden Schmerzen.
Man kann aus dem Fall eindeutig lernen, daß es sich nicht lohnt, eine Unterdrückung vorzunehmen, schon gar nicht durch Röntgenstrahlen; und zum zweiten, daß es unbedingt notwendig ist, ein altes Symptom, welches unterdrückt war und nun wieder herauskommt, nun nicht wieder zu unterdrücken (auch nicht mit homöopathischen Mitteln), sondern daß man ein Placebo gibt, oder (wenn es wieder angezeigt ist auf Grund der inneren Beschwerden) das Verum. ...“

Sp.: Und jetzt sagt er, warum er die Tiefpotenzen gegeben hat.

„ ...Warum die Potenzwahl D6 und nicht die Hochpotenz?
1.) Weil das psychische Bild keine Symptome von *Nitric acidum* hatte, weil aber die Organbeziehungen ausgesprochen deutlich waren.
2.) Weil der Patient sehr kräftig war (siehe im Vergleich bei Hahnemann der Bryoniafall).
3.) Wegen der Lokalisation: Rektumkarzinom.“

Sp.: Vielen Dank. Wie man sieht, dieser Fall von Dr. RESCH ist sehr schön. Er hat eine organotrope Verschreibung gemacht, d.h. man muß annehmen, daß ein anderes Mittel früher oder später rauskommt. Er hat mit diesem Mittel jetzt den Krebs unter Kontrolle gebracht. Aber das ist eine sehr gefährliche Politik, nicht? Wenn man sich nur auf diese stützt. Wir werden noch darauf kommen, es ist sehr wichtig, daß, wenn der Krebs still bleibt, still ist und nachher neue Symptome rauskommen, wie HAHNEMANN uns gelehrt hat in diesen Paragraphen über die einseitigen Krankheiten, [man] das Mittel gibt, das aufgrund des Symptomenbildes vorliegt. Also, vielleicht kommt jetzt ein anderes Mittel an die Reihe.
Merkt euch diese Beziehung zwischen Rheuma, Präkanzerose, Verschwinden der Rheumaschmerzen bei chronischen Schmerzen, Gefahr eines Ausbruches eines Krebses, Behandlung des Krebses, die Rheumaschmerzen und die Migräne kommen zurück. Nicht denken, jetzt habe ich ihn für Krebs behandelt, es kommt die Migräne, das Mittel ist falsch. Wenn er die Migräne gehabt hat, kann jetzt eine hartnäckige Migräne zurückkehren, die auch länger dauern kann. Ohne dieses Wissen kann man diese Fälle nicht zur Sicherheit in den Hafen führen.
Jetzt die Frage: Aber dieser Herr CLARKE, dieser Herr BURNETT, waren das nur Tiefpotenzler, oder wie? Haben sie etwas von Homöopathie wirklich verstanden,

oder nicht? Eine schöne Antwort auf diese Frage kommt mit einem nächsten Fall. Wer möchte mir helfen bei der Lektüre? Ja, Fall 5, vielen Dank „*Tumor der rechten Brust bei einem Mann.*“ Das ist wiederum dasselbe Buch *Heilung von Tumoren durch Arzneimittel* von CLARKE, Seite 42.

[John H. CLARKE, *Die Heilung von Tumoren durch Arzneimittel*, 1904, Müller & Steinicke, 1991, S. 42]
„Im Jahre 1889 wurde ich von Mr. A., 38jährig, wegen eines Knotens, oder – besser gesagt – zwei Knoten in der rechten Brust konsultiert, die aussah wie die eines Mädchens, das in die Pubertät kommt, während die linke ganz flach und normal war. Es fand sich ein harter, nicht deutlich abzugrenzender Knoten an der rechten Seite der Warze und ein kleinerer an ihrer linken Seite; sie waren aber frei beweglich, und der größere war etwas weicher und gereizt durch den Druck der Hosenträger. Beide Tumoren waren schon achtzehn Monate vorhanden und entstanden zu einer Zeit voller Angst und Sorge, als seine Frau an Schwindsucht starb. Seine Großmutter väterlicherseits und zwei Tanten waren an Krebs gestorben. Er war zweimal geimpft worden, aber die zweite war nicht ‚angegangen‘. Als kleiner Junge waren seine Hände voll von Warzen. Mit acht Jahren hatte er Gürtelrose. …“

Sp.: Wenn wir diese Symptome hören. Da ist natürlich ein wunderschönes Bild. Noch einmal, ich wiederhole es:
Knoten in der Brust, bei einem Mann in diesem Fall. Nachher: die Hände voll Warzen. Als Kind eine Gürtelrose und die Pockenimpfung, die zweimal nicht angeht, da sagen alle zusammen:
TT.: Thuja. [im Chor]
Sp.: Thuja, wunderbar. Ihr seid ganz gut. Thuja. Und jetzt sehen wir, da ist jetzt die komplette Ähnlichkeit da und da sehen wir, daß CLARKE ein großer Homöopath war, was gibt er?
T.: 10.000.
Sp.: Thuja 10.000. Diese Leute hatten einfach von der Musik alle Saiten gespielt. Nicht nur eine, als Beweis sieht man … Sie haben gewußt, wie man mit Hochpotenzen umgeht und haben gewußt, wo man mehr das Organ behandeln muß, usw. Und wenn man die ganze Palette beherrscht, dann kann man die schweren Krankheiten auch kurieren. Sonst nicht. Lesen wir, wie es weitergeht.

„ …21. Oktober: Wenn überhaupt, Tumoren etwas kleiner. Thuja 10.000 in Abständen weiter.

4. Februar 1890: Die Tumoren können nur noch mit Mühe gefühlt werden. Keine Schmerzen. Das Mittel wurde wiederholt, und als ich ihn einige Zeit später wieder sah, war der Patient bei voller Gesundheit. ..."

Sp.: Was sehen wir aus diesem Fall? Wenn wir das Similegesetz erfüllen und Hochpotenzen einsetzen, ist ein ungeheurer schneller Verlauf. Also in wenigen Monaten waren die Tumoren weggeschmolzen. Das gibt uns schon Mut, seht ihr, da schimmert schon durch, in welche Richtung es geht, unsere Krebsbehandlung. Nächster Fall noch.

„ ...*Fall VI: Tumoren beider Brüste.*
Eine Dame, die sehr oft geimpft worden war, entwickelte im Klimakterium Verhärtungen in beiden Brüsten, besonders in der Rechten. Die Menses wurden von starken neuralgischen Schmerzen begleitet. ..."

Sp.: Halt. Natürlich, bei CLARKE, bei BURNETT, eine Dame, die sehr oft geimpft war, wiederum das ist etwas, was ihr nie vergessen dürft. Wenn ihr auch nur einen kleinen Hinweis von Thuja habt im Körper, das kann sein eine braune Warze irgendwo am Körper, müßt ihr immer fragen, wie die Pockenimpfung gewesen ist. Und es ist erstaunlich zu hören, viele Leute, die sagen, ich habe einen ganz geschwollenen Arm bekommen, oder sie ist nicht angegangen, ich mußte sie zwei, dreimal machen. In beiden Fällen ist die Möglichkeit, daß eine sogenannte Impfsykosis vorliegt. Und ohne Thuja kann man diese Fälle niemals heilen. Also in diesem Fall, wie hat er Thuja gegeben?

„ ...Sie erhielt Thuja in der 1.000., 10.000. und 100.000. Potenz (F.C.). ..."

Sp.: Wie schön, da sind wir bei KENT. 1.000, 10.000, 100.000: sauberer Tisch. Was geschieht?

„ ...Die letztere rief pectanginöse Anfälle von solcher Intensität hervor, daß ich sie nicht wiederholte. Die Verhärtungen verschwanden, aber im Verlauf der Heilung kam auf ihren Brüsten mehr als einmal ein Ausschlag heraus, der genau den Pocken entsprach. ..."

Sp.: Ist das ein Simillimum oder nicht? Wenn ein alter Ausschlag rauskommt, genauso wie die Pocken, kann nur ein Simillimum das machen, nichts anderes auf der Welt. Diese Frau brauchte Thuja und nichts anderes.
T.: Und das Herz, diese Herzbeschwerden?

Sp.: Ja, da müßten wir genauer analysieren, vielleicht hat sie Krach mit dem Ehemann gehabt. [Lachen] Ich weiß es nicht, manchmal weiß man nicht, was alles daneben läuft.
T.: Wie sieht es mit anderen Impfungen aus, für die modernen Impfungen?
Sp.: Für die modernen Impfungen haben wir jetzt im COMPLETE REPERTORY eine große Rubrik mit allen Mitteln, die in Frage kommen für Überreaktionen von Impfungen. Und in sehr seltenen Fällen, wenn ein typisches Beschwerdebild eindeutig nach einer Impfung angefangen hat, kann man den Impfstoff potenzieren. Genau den verwendeten Impfstoff potenzieren, eine C30, und geben. Das sind aber äußerst seltene Fälle. Die anderen Fälle sind gedeckt durch die Mittel in der modernen Rubrik *Folgen von Impfung*. Aber für Pocken war es erstaunlicherweise fast immer Thuja. Das hat zum ersten Mal BÖNNINGHAUSEN herausgefunden, nicht BURNETT.
Gut, und jetzt anschließend kommt einer der schönsten Krebsfälle, den ich überhaupt gesehen habe und zeigt, wie genau der homöopathische Arzt sein muß bei der Behandlung. Lesen wir das bitte.

„ ...*Fall VII: Krebs (?) des Uterus, der Ischias vortäuschte.*
Im August 1888 erhielt ich die Zuschrift einer Dame, die auf dem Lande wohnte. Sie bat mich um etwas gegen ihren „Ischias“, und ich sandte ihr eine Lieferung von Colocynthis zu. Kurz darauf kam ein Brief, in dem sie um mehr von dieser Medizin bat, weil ihre Schmerzen durch sie viel besser geworden waren. Danach hörte ich nichts mehr von ihr bis zum folgenden Dezember, als ich mit Erstaunen erfuhr, daß sie an ‚Uteruskrebs in einem fortgeschrittenen Stadium‘ leide. Für die Diagnose bin ich nicht verantwortlich, weil ich die Patientin damals nicht sah, und Monate später, als ich sie sah, führte ich keine Untersuchung durch. Aber ich habe wenig Grund, an ihrer Richtigkeit zu zweifeln. Die Diagnose war von einem Schulmediziner gestellt worden, der einer der fähigsten Praktiker in seinem Bezirk war. Außerdem entsprach sie den Symptomen. Sie war von ihm dahingehend unterrichtet worden, daß sie wahrscheinlich nicht mehr als vier Monate zu leben habe. Als ich diese traurige Nachricht erfuhr, dachte ich, daß es vielleicht noch nicht zu spät für Hilfe sei, und so schrieb ich ihr und bat sie, mir so genau wie möglich alles, was sie fühlte und durchmachte, also alle ihre Symptome, zu schildern. Und hier kann man sehen, welche großen Vorteile die Homöopathie hat.
Die Diagnose des schulmedizinischen Arztes gab mir nichts in die Hand, womit ich hätte arbeiten können, aber die Patientin – ohne daß ich sie gesehen hatte – konnte mir den Schlüssel für die Situation verschaffen. Die Patientin, so möchte ich sagen, war eine Dame von 73 Jahren, beleibt, von kurzer Statur, blaß und

von sehr schlaffer Faser. Das Folgende ist das, was sie mir von sich erzählte: Vor drei oder vier Monaten, nach einem Anfall „rheumatischer“ Schmerzen, der schlimmer war als die üblichen, bemerkte sie blaß-rote Flecken in ihrer Unterwäsche. Zunächst machte ihr das keine großen Sorgen, aber der Schmerz und der Ausfluß nahmen zu, und da suchte sie schließlich Rat bei einem Arzt, weil sie fürchtete, es könne etwas Ernstes sein – mit dem Ergebnis der oben geschilderten Diagnose. Den Schmerz beschrieb sie als einen „dumpfen, schweren, herunterdrückenden, toten Schmerz am inneren Teil der oberen rechten Hüfte beginnend und sich bis ins Knie erstreckend“. Manchmal war er so schlimm, daß sie sich ganz krank und ohnmächtig fühlte. Der Ausfluß nahm zu, wurde dunkel, und hatte den Geruch von verfaulendem Gewebe. Die letztere Einzelheit wurde mir durch ihre Schwester berichtet. Große Schwäche und Zittern begleiteten den Ausfluß; der Urin war manchmal beinahe wie Blut und wies ein sandiges Sediment auf. …“

Sp.: Ja, jetzt die Kunst besteht, aus diesen Symptomen zu wissen, was ist auffallend. Jetzt, die Gynäkologen können am besten antworten. Was ist auffallend bei einem Uteruskrebs mit diesen Symptomen, was ist das auffallendste?
T.: Hüftschmerzen ins Knie.
Sp.: Ja, das ist nicht typisch für ein Uteruskarzinom. Also, der Hüftschmerz, der zum Knie ausstrahlt. Und Dr. CLARKE war nicht zufrieden mit dem. Er hat genauer getastet. Ich habe den Originalbericht gelesen. Und er hat gesehen, daß der Schmerz von der Spina iliaca anterior ausging. Also, nehmt das Repertorium und schlagt auf: Schmerz von der Spina iliaca anterior zum rechten Knie, zum Knie ausstrahlend. Wo findet man die Spina iliaca anterior? Unter *Abdomen. Abdomen; pain; iliac spine; extending to knee.* Das war die Glanzleistung von CLARKE, daß er das genommen hat. … Habt ihr gefunden, diese Rubrik? Wie heißt es genau?
T.: *Darmbeinkamm.*
Sp.: *Darmbeinkamm*, und auf englisch?
T.: *Crest of ilium.*
Sp.: Ah, *Crest of ilium*. Oder *Ilium, crest of*, je nach Repertorium; *extending to right knee.* Welches Mittel steht dort?
T.: Kalium carbonicum.
Sp.: In welchem Grad?
T.: 3. Grad.
Sp.: Was bedeutet 3. Grad ?

T.: Klinisch bestätigt.
Sp.: Klinisch oft bestätigt. Also, lesen wir weiter.

„ ...Der Schmerz von der Hüfte zum Knie auf der rechten Seite war das führende Charakteristikum dieses Falles. Die Beschreibung entspricht nicht genau dem Verlauf des Ischiasnervs, und weil ich, als sie mich das erste Mal deswegen konsultierte, keine genaue Beschreibung des „Ischias" bekam, kann ich nicht sicher sein, daß dies derselbe Schmerz war wie der oben beschriebene, aber ich bin der Meinung, daß er es war. ..."

Sp.: Es ist sehr interessant, wenn man in der Materia Medica von KENT liest, er schreibt dort unter Colocynthis: wenn man Schmerzanfälle immer wieder mit Colocynthis kupieren kann und auf einmal nicht mehr, dann kommt sehr häufig Kali carbonicum in Frage. Schon dieses Wissen hätte ihm helfen können, aber er hat noch ein zusätzliches Symptom von Kali-c. gefunden. Ja, lesen wir weiter.

„ ...Auf jeden Fall war er so ähnlich, daß man einen Laien entschuldigen kann, wenn er ihn mit Ischias verwechselt. Aber das Nachfolgende ist nun der interessanteste Teil des Falles dieser Dame. Allein geleitet durch die Symptome, die sie nannte, entschied ich mich für Kalium carb. als ihr ähnlichstes Mittel, da ja der Schmerz von der Hüfte zum Knie eines seiner charakteristischen Symptome ist, besonders auf der rechten Seite. Ich sandte ihr ein paar Pulver dieser Arznei in sehr hoher Potenz zu, ..."

Sp.: „In sehr hoher Potenz". Also, für die Zweifler, daß man Krebs in tiefen Potenzen behandeln muß: „in sehr hoher Potenz."

„ ...und das Ergebnis übertraf weit meine Erwartungen. Nicht nur der Schmerz verschwand allmählich unter Einzelgaben dieses Mittels, sondern auch der Ausfluß hörte auf, und der Urin wurde normal, so daß sie nach ein paar Monaten praktisch keine Symptome mehr hatte. Kleine Rückfälle wurden schnell durch eine Wiederholung von Kalium carb. beseitigt. Als ich sie im darauffolgenden Herbst sah, war sie völlig frei von Beschwerden, und das blieb den Rest ihres Lebens so. Sie lebte danach noch über zehn Jahre.
Dieser Fall veranschaulicht schön, wie die Homöopathie, wenn man sich von den Symptomen führen läßt, in den tatsächlichen Zustand des Patienten tief eingreift und ihn heilt – und das ist ein großer Unterschied zum ‚Behandeln von Symptomen', wenn man z.B. Opiate gibt, um Schmerzen zu lindern."

Sp.: Vielen Dank. Eben, jetzt beginnen wir zu erahnen, daß wenn wir auffallende Krebssymptome bekommen, dann können wir ruhig Hochpotenzen geben. Also: auffallende Krebssymptome. In diesem Fall dieser Schmerz von der Spina iliaca anterior zum Knie. Wir beginnen langsam zu ahnen, in welche Richtung es geht. Wer möchte mir ein bißchen weiterhelfen? Es kommt jetzt ein interessanter Artikel, die Beziehung zwischen Chirurgie und Arzneimittel. Wiederum im Buch von CLARKE. Dieser Artikel ist für die meisten von uns interessant. Weil, ich habe gesagt, vielleicht nicht viele beschäftigen sich mit dem manifesten Krebs, oder haben den Mut dazu, oder die Lust. Aber viele von euch können dann die Fälle übernehmen, wenn sie operiert sind. Was sagt CLARKE dazu? Seite 45.

[CLARKE, 1904 / 1991, S. 45]
„*Chirurgie und Arzneimittel bei der Behandlung von Tumoren.*
In diesem Kapitel befasse ich mich nicht so sehr mit dem Thema Arzneimittel gegen Chirurgie, sondern mehr mit dem Thema Arzneimittel und Chirurgie. Wie die Dinge liegen, gibt es keinen Grund, warum zwischen beiden ein Gegensatz bestehen sollte. Von jedem Standpunkt aus ist es höchst wünschenswert, daß die heilende Kraft von Arzneimitteln anerkannt und nutzbar gemacht wird. Auch in der Schulmedizin beginnt man, dies zu begreifen. Besonders bei jenen, die irgendwie fortschrittlich im Denken sind. Bei Homöopathen aber ist es im höchsten Maße zwingend, daß die arzneiliche Behandlung von Anfang bis Ende in derartigen Fällen nutzbar gemacht werden sollte. …“

Sp.: Von Anfang bis Ende. Wenn jemand mit einem Krebs zu euch kommt und sagt, was soll ich tun, dann fragt man: Ja, was denken Sie, was wünschen Sie? Haben Sie gesprochen mit Ihrem Ehemann, mit Ihrer Familie? Und nachher hört man die Meinung, und oft die Leute sind da und sagen: Ja, ich möchte eigentlich das nicht, aber alle machen Druck auf mich und [deswegen] habe ich mich doch für die Operation entschieden. Dann ist bei solchen Fällen das Beste, man beginnt sofort mit der homöopathischen Kur. Nachher gehen sie ihre Operation machen, und dann fährt man fort mit der homöopathischen Kur. Und die Chance des Überlebens wird riesig vergrößert. Ich muß sagen, von den Fällen, die ich so behandelt habe, also vor der Operation, – Operation, – nach der Operation, habe ich einen einzigen Patienten verloren, weil er nachher Angst bekommen hat und in eine andere Therapie gegangen ist. Die anderen, über viele Jahre, die leben noch. Rektumkarzinome, Brustkarzinome. Einfach: Homöopathie, Schulmedizin, Homöopathie. Oder häufiger, sie kommen zu uns nach der schulmedizinischen Kur und nachher Homöopathie. Also, [das] ist kein Gegensatz. Wir können trotzdem viel Gutes erreichen. Und das werden die meisten von euch machen können. Da ist der Tumor weg, und jetzt sofort dann die Behandlung.

„ …Im Lichte unserer gegenwärtigen Erkenntnisse halte ich es für absolut unentschuldbar, wenn ein homöopathischer Chirurg die arzneiliche Behandlung unterläßt und zwar vom ersten Augenblick an, wenn er einen Fall zu Gesicht bekommt, also noch vor der Operation. Und es ist noch viel unentschuldbarer, wenn er einen Patienten nach der Operation einfach auf die Straße setzt, um ihn auf das warten zu lassen, was kommt. Ich leugne nicht, daß eine Operation dem Organismus einen günstigen Anstoß geben kann und ihn sosehr aufrütteln kann, daß er den Tumor absorbiert. Aber darauf kann man sich in keiner Weise verlassen. Und weil der Homöopath kräftige Mittel in seiner Hand hat, die in der Lage sind, konstitutionelle Veranlagungen und Tendenzen auszurotten, halte ich es für unentschuldbar, wenn er diese mißachtet und nach der Operation einen Patienten entläßt, ohne ihn über die Gefahren, die drohen und die Maßnahmen, die ergriffen werden müßten, um sie abzuwenden, aufzuklären. Die Patienten verstehen schnell, wenn man ihnen die Situation erklärt. Und sie unterwerfen sich gern einer längeren Behandlung. Zwei Jahre sind eine durchschnittliche Zeit, die ein Chirurg einem Patienten an Lebenserwartung gibt, wenn bei ihm einmal Krebs festgestellt wurde. Und kein Patient wird der Meinung sein, daß es zu viel sei, ihn zu bitten, diese zwei Jahre darauf zu verwenden, eine konstitutionelle Behandlung zu unternehmen, um die Veranlagung auszurotten.“

Sp.: Ja, vielen Dank. Ich glaube, diese Seite verdient, verewigt zu werden, aus dem Buch von CLARKE. Ja?
T.: Eine Frage dazu. Es ist ja schon so, daß sich eigentlich durch die gesamte Literatur die Empfehlung durchzieht, daß nach einer Operation, oder die Operation an sich, die Prognose verschlechtert. [Das] zieht sich ja schon durch die ganze Literatur durch. Wie ist ihre Erfahrung darüber?
Sp.: Ja, ich habe natürlich keine Erfahrung. Von Erfahrung kann man nur reden, wenn man Hunderte von Fällen behandelt hat, nicht? Und ich habe wenige Fälle behandelt, vielleicht 15, 16, oder 20 sagen wir, ja. Und ich muß sagen, bei diesen 20 Fällen, die meisten waren ja operiert und schulmedizinisch behandelt worden. Wir werden sehen bei SCHLEGEL, daß er sagt, er hat nie erlebt beim Rektumkrebs, daß eine Stenose entsteht, wenn man homöopathisch behandelt. Bei meiner Patientin war es so, sie hatte ein fortgeschrittenes Rektumkarzinom und sie konnte nicht mehr stuhlen und dann ist sie in meine Behandlung

gekommen, und ich hatte nicht den Mut, jetzt noch in die Ewigkeit zu ziehen, nicht? Und sie haben das gemerkt, die Leute, daß ich nicht diese Sicherheit habe und so, sie haben die Operation gemacht. Und dann habe ich die homöopathische Kur angeschlossen und es ist, Gott sei Dank, gut gegangen. Ob es Glück war oder Homöopathie, weiß ich nicht. Aber ich beginne immer mehr daran zu glauben, daß die Homöopathie einen großen Teil schuldig ist daran. Ja.
Bevor man nicht Hunderte von Fällen hat, kann man nicht da groß reden, aber ich habe ein starkes Gefühl gewonnen, daß Homöopathie eine mächtige Waffe gegen Krebs ist. Und speziell in solchen Fällen auch, in operierten. Dr. KÜNZLI hat uns oft gesagt: bei Brustkrebs, wenn er neu ist, und man ein schönes Bild sieht, ist die Prognose viel besser mit Homöopathie allein. Er hat etwa 30 Brustkrebsfälle behandelt, homöopathisch. Ja, aber das andere ist noch alles so in der Luft. Es wurde 1987 eine Statistik – das habe ich euch schon letztes Jahr gesagt – in Griechenland gemacht, beim Kongreß vorgestellt. Dort ist es verboten, Krebs ganz allein homöopathisch zu behandeln, und so hat eine Gruppe von jungen Ärzten eine Statistik gemacht mit schulmedizinisch Behandelten, dann haben sie aufgeteilt 100 Fälle ohne Homöopathie und 100 [Fälle] mit Homöopathie und sie haben noch aufgeteilt die verschiedenen Grade des Krebses, einfach wie fortgeschritten es ist. Und es war in den weniger schwierigen Fällen, wo nicht schon Metastasierung und so [vorhanden war], eine 80 % verbesserte Überlebensrate über 5 Jahre mit Homöopathie nach der schulmedizinischen Behandlung. Das hat mich richtig schockiert, diese Statistik. Ich konnte sie natürlich nicht prüfen, oder? Ich weiß nicht, wie wahr sie ist, aber ich glaube nicht, daß diese Leute da Lügen erzählt haben beim Kongreß. Ja, noch eine Frage?

T.: Wenn nach der Operation eine Chemotherapie notwendig ist oder gewünscht wird, behandeln Sie da parallel, oder warten Sie, bis die Chemotherapie abgeschlossen ist?

Sp.: Ich habe beobachtet, daß wenn man Chemotherapie und Homöopathie zusammen tut, die Nebenwirkungen der Chemotherapie unendlich geringer sind, bis fast nichtig.

T.: Und die Mittel werden nicht antidotiert dadurch?

Sp.: Ob sie antidotiert [werden], weiß ich nicht, auf jeden Fall die Nebenwirkungen der Chemotherapie werden sicher antidotiert. [Lachen] Nein, nein, da lohnt es sich sehr. Sie haben gearbeitet in der Onkologie, nicht?

T.: Ja, etwas.

Sp.: Haben Sie auch versucht schon die Mittel zu geben während der Chemotherapie?

T.: […] habe in der Onkologie gerade erst angefangen […] habe da keine Erfahrung.

Sp.: Aha. Meine Erfahrung ist ganz deutlich in dieser Hinsicht. Also Chemotherapie plus Homöopathie wird viel besser ertragen.

T.: Empfehlen Sie dann Q-Potenzen zu geben, weil die Therapie ja z.T. über mehrere Tage dauert?

Sp.: Ich habe beides gemacht. Ich habe zum Teil Einzelmittel gegeben und zum Teil Q-Potenzen, und in beiden Fällen war ich zufrieden.

T.: Wenn Sie das machen, berücksichtigen Sie da die Nebenwirkungen der Chemotherapie als Symptom?

Sp.: Nein. Ich gebe das Mittel, das indiziert gewesen wäre zur Tumorbehandlung. Ich habe manchmal mit Nux-v. und solchen Mitteln probiert, es hat mir nicht viel gebracht. Das Mittel, das in Frage gekommen wäre für die Tumorbehandlung, ist das beste Mittel um die Nebenwirkungen der Chemotherapie zu behandeln.

T.: Ging aus dieser Statistik in Griechenland hervor, ob da nur operiert wurde oder ob Chemo- und Röntgentherapie zusätzlich gemacht worden ist?

Sp.: Ich habe es nicht mehr ganz klar im Gedächtnis, tut mir leid. Ob es die volle schulmedizinische Therapie war oder nur die Operation. Das müßte ich nochmals in diesen Akten nachschauen. Sie können es in den *Proceedings* vom *Kongreß von Athen 1987* nachlesen.

T.: Wie weit fortgeschritten darf ein Krebsfall sein, um ihn homöopathisch zu behandeln? In welchem Stadium?

Sp.: Es kommt darauf an, wissen Sie, es spielt keine Rolle das Stadium. Hauptsache ist, daß Sie die Symptome haben, die Ihnen helfen, ein Mittel zu finden. Und dann auch die Erwartung ist eine andere: vielleicht können Sie nur Palliation machen, Schmerzlinderung, aber das ist auch ein genug edles Ziel, nicht? Ohne Opiate, ohne Schmerzmittel, daß man einem Patienten hilft. Da spricht man dann nicht mehr von Heilung. Es gibt eine Linie, wenn die überschritten ist, kann man mit keiner Methode mehr heilen, sagte uns Dr. KÜNZLI. Und dann kann man aber noch viel Gutes tun durch Schmerzbekämpfung, und die Lebensqualität kann erhöht werden der Menschen. Sie sind bei Bewußtsein, sie können noch spazieren vielleicht, in den Garten gehen, die Schönheit der Welt genießen, und dann kommt auf einmal der Tod. Das ist aber schon ein Unterschied, ob man im Spitalzimmer ist mit Infusionen und weg mit dem Kopf, oder ob man in Ruhe stirbt.

T.: […]?

Sp.: Nein, das kann man nie voraussagen, wie es ausgeht, nie!

T.: Kann man bei einem Krebspatienten durch eine falsche Arzneimittelgabe eventuell ein Rezidiv auslösen? Man ist ja nie ganz sicher, daß man das richtige Mittel gefunden hat. Wie hoch ist das Risiko, daß man einen Krebs, der momentan vielleicht in der Vollremission ist, wieder reaktiviert?

Sp.: Gut, das ist eine sehr gute Frage. Ich kann die nicht mit absoluter Sicherheit weder bejahen noch verneinen. Ich kann nur eines sagen, das kann ich aber sagen: wenn Sie sich sehr bemüht haben bei einem Fall und Sie haben ein Mittel gesucht, und das ist kein Simillimum, ist ein Simile, und Sie geben das, und nachher entsteht ein Tumor unter dieser Wirkung, dann ist dieser Fall gut in den Griff zu bekommen mit dem nächsten guten Mittel. Das können Sie sich merken. Mir ist [es] auch schon mal passiert, daß ich jemanden vielleicht sieben, acht Jahre lang behandelt habe und auf einmal war ein Tumor da, ein bösartiger, das war ein großer Schock. Das passiert jedem von uns einmal im Leben. Ich weiß nicht, ich glaube nicht, daß ich der einzige bin. Und dann habe ich diesen Fall genommen, ein besseres Mittel gesucht und mit diesem Mittel ist die Sache in Ordnung gegangen. Wichtig ist, daß man sich immer große Mühe gibt, nicht daß man pfuscht, irgendwas aus der Phantasie gibt. Wenn Sie ein Simile geben und dadurch, so in Anführungszeichen, den „Krebs auslösen", dann können Sie das mit dem nächsten guten Mittel in Ordnung bringen. Also nicht verzweifeln.

T.: Ich wollte noch etwas sagen zu diesem Kollegen, der vorhin gefragt hat mit dem Stadium und gleichzeitig eine Frage anschließen. Und zwar hatte ich einen Patienten, der kam zu mir mit einem metastasierten Pankreaskarzinom, und da habe ich die Türe aufgemacht und habe das Gefühl gehabt, da steht der Tod neben ihm. Er war völlig gelb und so, daß ich gedacht habe, daß der überhaupt noch hierher laufen kann. Und ich habe dann die Anamnese gemacht und habe dann an die Vorlesung von KENT gedacht, der schreibt ja, daß man unter Umständen die Lebenskraft auch schwächen kann, und habe dann selber auch ein bißchen Angst gehabt, aber [ich] hatte das Gefühl: irgendwie ist mir das jetzt egal, ich gebe das jetzt. Und habe eine 1.000er Potenz gegeben, und er hat extremes Fieber bekommen, er hat 39,5° bis 40° Fieber bekommen, und ich habe das leider nicht erfahren. Die Familie ist sofort in die Klinik mit ihm, weil sie Angst bekommen haben. Er ist dann auf vierfache Antibiose gestellt worden usw., und was ich erfahren habe aber ist, daß er sich psychisch kolossal verändert hat. Er hatte noch drei Wochen zu leben und ist in der Zeit in die Kirche eingetreten, noch in diesen letzten drei Wochen, war 30 Jahre überzeugter Atheist gewesen, und hat angefangen, mit seinen Kindern zu sprechen. Er hat das erste Mal mit seinen zwei Söhnen angefangen über Dinge zu sprechen, über die er nie geredet hat, und da muß irgendwie etwas in Gang gekommen sein, was auf einer ganz anderen Ebene ist, was wir nicht so greifen können. Und das

allein fand ich eigentlich sehr schön. Ich denke, das war eine Wirkung des Arzneimittels.
Meine Frage ist jetzt, wenn diese Familie mich konsultiert hätte, wie oft hätte ich das Mittel wiederholen müssen, hätte ich es überhaupt wiederholen sollen, oder hätte ich dann z.B. diese Methode mit dem Thuja vorhin ..., er hat das anscheinend mehrmals gegeben. Also, gebe ich dann täglich eine 1.000er Potenz, oder ... also, gerade wenn es so akut und so drängend ist?
Sp.: Also die Frage der Dosierung. Wie gesagt, die Frage der Dosierung ist noch nicht ganz geklärt. Man muß forschen, und es ist auch eines unserer Ziele in unserer Klinik, daß wir diese Forschung betreiben. Aber, Sie haben in der Hand eine milde Potenz, und das sind die Q-Potenzen, und die dürfen Sie in jedem Fall geben. Die hat uns HAHNEMANN geschenkt. Ich glaube speziell in einen solchen Fall. Sie können anfangen mit Q einmal am Tag, und wenn es sehr gut vertragen wird und Sie merken, daß der Patient die Beschwerden vielleicht nach acht Stunden bekommt, dann wiederholen Sie nach acht Stunden noch einmal. Halten Sie sich an das Beschwerdebild des Patienten: z.B. er hat Schmerzen, Sie geben Q, nachher nach acht Stunden kommen die Schmerzen wieder, geben Sie nochmals Q, nachher kommen sie nach 10 Stunden, geben Sie nochmals Q. Wir sind dran, so auf diese Art und Weise zu experimentieren. Und mit dieser Potenz werden Sie sicher nicht die Lebenskraft schwächen, da stärkt man nur die Lebenskraft. Die Q-Potenzen sind sehr dankbar für diese Arbeit. Ja?
T.: Wenn Sie einen Patienten zum ersten Mal sehen, wenn er bereits operiert und möglicherweise auch chemotherapiert ist, richten Sie sich dann nach den aktuell vorliegenden Symptomen oder erfragen Sie die vor der Operation vorliegenden oder behandeln Sie nur nach der Konstitution?
Sp.: Also, Sie fragen jetzt auch nach der Chemotherapie, was ich dann gebe, dort.
T.: Nein, wenn er bereits operiert ist und Sie kennen gar nicht den Vorbefund.
Sp.: Also operiert, chemotherapiert und jetzt kommt er zu Ihnen. Dann würde ich eine ganz vollständige Anamnese machen, von Kind weg bis jetzt, und dann würde ich schauen eben, ob er Symptome gehabt hat, die auf eines dieser Krebsmittel hinweisen, die wir besprechen werden. Nicht, daß ich Gefahr laufe, daß ich ihm ein sogenanntes Konstitutionsmittel gebe, das dann nicht Wirkung hat auf das Krebsgeschehen, nicht? Wie diese Frau, Sepia, von gestern. Wenn ich die Totalität nehme, habe ich das Gefühl, es ist Sepia und dann kommt heraus, es ist Phosphor oder ein anderes Mittel. Dann, man muß ein Gefühl bekommen für die sogenannten Mittel, die Wirkung haben auf Krebs. Und wir kommen nachher noch zu dem. Und dann behandle ich mit dem Krebsmittel speziell. [Das] ist ein nicht schönes Wort, Krebsmittel, nicht? Es gibt ein Mittel

für den Patienten, aber ich muß doch ausdrücklich dieses Wort verwenden. Gibt es noch eine Frage?

T.: […] noch gar nicht angesprochen, wie sehen Sie denn Kinder mit akuter Leukämie, die schulmedizinisch behandelt wurden …

Sp.: Also, die kindliche Leukämie mit sehr hoher Remissionsrate. Null Erfahrung. Ich habe keine Erfahrung. Aber das, was man in der Schulmedizin leicht behandeln kann, bin ich überzeugt, kann man in der Homöopathie auch leicht behandeln. Also diese Fälle von Kindern, nicht? [Das] müßte man aber beweisen. Das ist jetzt etwas, was ich so in den Raum werfe.

T.: Ich dachte halt auch, daß bei diesen Kindern, wenn dieser Krebs aufgetreten ist, ja etwas unterdrückt wird. Diese hohe Remissionsrate. Kann man das denn homöopathisch überhaupt vertreten?

Sp.: Sie haben vollkommen recht. Wenn ein Kind eine Leukämie bekommt, ist das ganze Kind krank – das wissen wir – das ganze Wesen. Und jetzt, wenn wir Zytostatika geben, wir hemmen einfach diese Zellteilung, aber das hat absolut nichts von Heilung. Wir geben ihm die Möglichkeit weiterzuleben, aber er ist weiterhin krank und auf jeden Fall braucht dieses Kind dann anschließend eine homöopathische Behandlung. Auf jeden Fall! Aber, ob man diesen Leukämien, kindlichen, homöopathisch gut beikommt, ich habe keine Erfahrung. Hat jemand von euch Erfahrung mit kindlichen Leukämien? … [Meldung] Ja, gerne.

T.: Also, ich habe zwei Kinder mit Leukämie in Nachbehandlung. Also, ich habe einen erwachsenen Leukämiepatienten, der keine Chemotherapie hatte, aber zwei Kinder in Nachbehandlung, die waren schon in Remission und haben dann ein … das eine Kind hat ein sehr schönes Arzneimittelbild mit rezidivierenden Bronchitiden und das behandle ich ganz normal und es geht ihm sehr gut, also, es hat keine Bronchitiden mehr und es geht eben sehr gut. Die Mutter kommt alle halbe Jahr zum Follow-up.

Sp.: Sehr gut, ja. Das ist sehr dankbar, wenn sie in Remission sind, daß man sofort beginnt homöopathisch zu behandeln.

T.: Ich wollte noch etwas dazu sagen, daß es … eigentlich, daß wir uns keine Gedanken darüber machen müssen, ob eine Chemotherapie stattfindet oder eine Bestrahlung stattfindet, wenn der Patient zu uns kommt, denn schließlich ist der Patient der Meister seiner Biographie und wenn er entscheidet, daß er eine Chemotherapie will oder daß er eine Bestrahlung oder eine Operation will, so sollten wir das anerkennen und auch zulassen, und wenn er anschließend bei uns in Behandlung weiter bleibt, eben nach bestem Wissen und Gewissen ihn weiterbehandeln, und selbst wenn er stirbt, ist es eigentlich seine Entscheidung gewesen, und wir haben uns richtig verhalten. Das wollte ich noch einmal sagen. Und was ich Ihnen auch noch ergänzend beipflichten will, ist die Sache, daß es ungeheuer … daß diese Menschen, die Krebs haben sehr, sehr, wirklich sehr empfindlich sind und sie sich auf keinen Fall übernehmen sollten. Und ich möchte in diesem Zusammenhang noch Flugreisen erwähnen, die unter Umständen ein Rezidiv auslösen können.

Sp.: Was war der letzte Satz, bitte? Habe ich nicht ganz begriffen.

T.: Eine Flugreise stellt meiner Erfahrung nach ein Risiko dar für einen Krebspatienten. Auch durch die Höhenstrahlung, die er dort bekommt.

Sp.: Es ist ganz klar, daß der Entscheid, welche Therapie gemacht wird, immer vom Patienten ausgeht. Das wäre das schlimmste … man kann keinen größeren Fehler machen, als jemandem etwas einzureden. Aber es ist so, daß viele Leute zu uns kommen und sagen: Ich will keine Schulmedizin, können Sie mir nicht helfen? Bei diesen Patienten, geht es darum, was machen wir dann? Ja. Noch eine Frage?

Gut, dann gehen wir ein Stücklein weiter. Wer ist so lieb, noch ein bißchen zu helfen? Ja, wir lesen wieder im Buch von CLARKE, Seite 49 „Diese Patientin …".

[CLARKE, 1904 / 1991, S. 49]
„Diese Patientin geriet nach der ersten Dosis von Ornithogalum …"

Sp.: Es ist ein Fall, entschuldigen Sie, von einem Darmkrebs, der mit Ornithogalum behandelt wurde, und ich lese jetzt nur vor etwas sehr Interessantes.

„ …Diese Patientin geriet nach der ersten Dosis von Ornithogalum niemals wirklich ins Schwanken, und das trotz des schweren Anfalls von Influenza – dieses schrecklichen Störenfrieds bei so vielen hoffnungsvollen Fällen von Krebsheilung. …"

Sp.: Wiederholen wir noch diesen Satz bitte.

„ …Diese Patientin geriet nach der ersten Dosis von Ornithogalum niemals wirklich ins Schwanken, und das trotz des schweren Anfalls von Influenza – dieses schrecklichen Störenfrieds bei so vielen hoffnungsvollen Fällen von Krebsheilung. Alle, die schon viele solcher Fälle zu behandeln hatten, mußten diese Erfahrung machen. Ein Organismus, der unter der arzneilichen Hilfe tapfer reagierte und bei Doktor und Patient große Hoffnung auf Heilung aufkommen ließ, wird durch die Influenza schlimm vergiftet. Die Vitalität wird gemindert, das Gleichgewicht ist zerstört. Krebs und Influenza ist ein doppelter Feind, dem der schon stark strapazierte Organismus nicht länger Widerstand leisten kann. In diesem Falle war jedoch glücklicherweise genug Vitalität vorhanden, um den Kampf mit beiden aufzunehmen. (...)"

Sp.: Ja, da bin ich mit Dr. CLARKE absolut nicht einverstanden. Er sagt, daß Influenza ein schrecklicher Feind ist. Die Natur ist selten ein schrecklicher Feind. Ich habe im Gegenteil beobachtet, daß, wenn ich einen Krebsfall behandle und eine Influenza auftritt und ich die Symptome dieser Influenza ganz genau repertorisiere, diese Symptome mir das Krebsmittel in die Hand geliefert haben. Und vorher habe ich gar kein Krebsmittel gegeben. Und wenn ich die ganzen Literaturfälle so überblicke und sehe, wie oft ist eine Influenza oder eine Zwischenkrankheit aufgetreten bei einer Gabe eines Mittels, und dann der betreffende Arzt gab das Influenzamittel über zwei, drei Wochen und er hat nachher die Heilung ... äh, wie sagt man? ... Er meinte, die Heilung käme vom ersten Mittel, aber das war nicht so. Die Heilung kam, nachdem er [die] Influenza behandelt hat, wenn man die Fälle genau analysiert. Und das habe ich in meiner Praxis beobachtet. Ich gebe ein falsches Mittel bei einem Krebsfall und dann plötzlich kommt eine Bronchitis. Eine akute Krankheit. Und die muß man peinlichst genau repertorisieren. Und diese Symptome haben mir oft das Mittel gegeben, das für diesen Krebspatienten in Frage kam. Also, kein schrecklicher Feind, sondern ein ganz großer Freund ist die Influenza. Aber wir meinen wahrscheinlich dasselbe, nur ein bißchen anders ausgedrückt.
Gut, jetzt käme eigentlich KENT an die Reihe. KENT, seine Theorie von 1900, da war er eben sehr von Swedenborg angetan und deswegen hat er Dinge geschrieben, die [ihn] eher weggebracht haben von der richtigen Richtung bei der Krebsbehandlung. Was hat er z.B. gesagt? Also, bei KENT in der alten Theorie, Seite 24, *Theorie der Homöopathie* von KENT und in der neuen vom Haug-Verlag Seite 27.

[J.T. KENT, *Zur Theorie der Homöopathie*, 1905, Haug 1996, S. 27 (S. 24 in der Ausgabe des Verlages Grundlagen und Praxis, Leer, vergr.)]
„Nicht jede beliebige Manifestation einer krankhaften Störung im Organismus ist eine Heilanzeige. Diejenigen Symptome, welche durch Gewebsschäden dargestellt werden, also objektive Symptome in chronischen Krankheiten wie zum Beispiel Geschwülste, Krebs usw. werden für sich allein niemals auf die Heilmitteldiagnose verweisen. Der homöopathische Arzt muß absolut unterscheiden können, was an einem Fall heilbar ist, was noch als reversibel gilt,

also vom Heilmittel noch materiell erfaßbar ist. Das sind echte Heilanzeigen. ..."

Sp.: Eben, er sagt, daß sehr selten der Krebs, die Geschwülste, uns Symptome liefern, die es erlauben, das Mittel zu finden. Das stimmt absolut nicht überein mit dem, was er in seiner Praxis gemacht hat. Wenn man die Krebskasuistiken analysiert, die KENT geheilt hat, hat er lauter Symptome der Geschwulst genommen. Also, die Theorie von KENT in dieser Epoche, und das ist ja nur eine Zeitaufnahme, 1900, stimmt nicht überein auch mit den Fällen, die er 1894 z.B. behandelt hat. Dort sind Brustkrebsfälle, sechs Jahre bevor er die Theorie geschrieben hat, wo er lauter Lokalsymptome genommen hat, d.h. Tumorsymptome. Lesen wir weiter.

„...Der Arzt muß eine sehr klare und deutliche Vorstellung von den Gesetzen und Regeln haben, welcher jede organische Funktion unterliegt. Er muß wissen, daß die Ursache aller Krankheit von innen nach außen geht, vom Zentrum zur Peripherie, von den edelsten inneren Organen bis hinaus in die abgelegensten Körperpartien. Stehen wir unter einem Gesetz, das uns regiert, so herrscht dies Prinzip über jeden Vorgang in unserem Organismus. Der Regierung gehorcht alles vom Zentrum aus bis zu den entlegensten Grenzen. Vergleiche man mit der Politik: In Ländern, in welchen man sich der Regierung nicht unterwirft, verliert sich das Vertrauen und bald herrscht überall Anarchie. (...)"

Sp.: Ja, die Meinung von KENT, die er vertritt, im ganzen theoretischen Teil seiner Philosophie ist: man müsse immer alle Symptome des Menschen nehmen, und die Heilung müsse von innen nach außen [gehen], man müsse die Geistes- und Gemütssymptome an oberster Stelle setzen, und das gilt einfach für die Krebsbehandlung nicht immer. Das ist ein Hindernis. Deswegen, wenn man die Statistik, die [von] STEPHENSON – ich glaube um 1924 herum – liest, er hat da alle Autoren, die Krebs behandelt haben, verglichen, und KENT war ganz düster in seiner Prognose bezüglich Krebs. Er hat gesagt in der Materia Medica bei Carbo animalis, wenn jemand soweit ist, Krebs zu haben, dann ist keine Heilung mehr möglich. Und das nimmt den Mut weg, nicht? Das ist vielleicht nur ein kleiner Nävus im Schaffen von KENT. Er hat uns sonst Unendliches geschenkt. Aber diesen Nävus müssen wir wegwischen, damit wir auch mehr Mut haben, Krebs zu behandeln. Ja, er sagt noch etwas auf Seite 62 in der alten Theorie und [Seite] 72 in der neuen.

[KENT, 1905 / 1996, S. 72 (S. 62)]
„Was dann, wenn er objektive pathologische Zeichen findet? Man muß sich erinnern – und ich repetiere es noch des öfteren –, daß nichts in der Natur einer pathologischen Gewebsveränderung eine Indikation für ein tiefwirkendes Heilmittel[1)] abgibt, ...“

Sp.: Genau, er sagt wieder: das sind Gewebsveränderungen, es sind keine Symptome zu finden, die eine Indikation zur Heilung geben – und das ist ein großer Trugschluß. Wir haben [es] gesehen beim Augenepitheliom. Wir haben [es] gesehen beim Fall vom Feldmarschall Radetzki. Wir werden noch sehen bei anderen Fällen, daß wir ... – oder beim Tumor von CARLETON, dem Sarkom – daß wir im Sarkom die Symptome finden. Im Tumor findet man die Symptome für die Heilung. Ja, lesen wir noch weiter.

„ ...da wir es hier nur mit Krankheitsendresultaten zu tun haben. Nehmen wir an, der Patient weise einen Tumor im Abdomen oder ein Adenom in einer Brust auf. Das Feststellen des Tumors und die Untersuchung der äußeren Erscheinungsform hilft absolut nicht aufhellen, welcher Natur die pathologische Störung ist, die ihm zugrunde liegt. ...“

Sp.: Das ist absolut unwahr! Und er hat das Repertorium geschrieben, er sollte es wissen, daß es unwahr ist. Einmal hatte ich eine Frau mit Brustkrebs und dann habe ich die Brust angeschaut und habe gesehen, daß der Knoten bläulich war, und dann habe ich das Repertorium aufgetan unter *Chest; Nodules; livid* und steht nur ein Mittel: Carbo animalis. Und ich habe der Frau Carbo animalis gegeben und der Knoten ist verschwunden. In der Erscheinung des Tumors war die Diagnose, beim Gewebe! Da hat uns KENT, nebst dem riesigen Verdienst, ein bißchen weg gebracht bei der Krebsbehandlung. Weiter.

„ ...Die sichtbaren, objektiven Manifestationen, das heißt die pathologisch-anatomischen Gewebsveränderungen, sind die am wenigsten wertvollen Elemente für die Wahl einer heilenden Therapie. Im Gegensatz dazu ist das, was man am Kranken selbst bemerkt, die Art, wie er sich benimmt, wie er handelt, sich bewegt, seine persönlichen Funktionen und Gefühle, Zeuge dessen, was in seinem Innern vorgeht. Die Natur der Störung, die die Krankheit brachte, zeigt sich dem Beobachter durch Symptome, sei es subjektiver, sei es objektiver Art, und diese muß er zum Führer für seine Verschreibung nehmen. (...)“

Sp.: Jawohl, danke. Es kommt noch ein Abschnitt auf Seite 94 im alten KENT, und [Seiten] 110 bis 113 im neuen. „Das ist speziell zu beobachten …"

[KENT, 1905 / 1996, S. 110 (S. 94)]
„Das ist speziell zu beobachten bei bösartigen Formen von Krankheitsendresultaten. Die Symptome, welche jahrelang da waren, sind verschwunden und der Patient sagt: ‚Oh, das störte mich nicht stark, ich hatte das mein ganzes Leben lang.' Aber das waren eben diejenigen Symptome, die dem Arzt die Natur des Heilmittels gezeigt hätten, da sie das wahre Bild der Krankheit gaben.
Es gibt Ärzte, die sagen: ‚Oh, eines Tages werden wir schon ein Krebsmittel haben', indem sie meinen, man könne für die Krebssymptome schon ein Heilmittel finden; die Krebssymptome sind aber bloß Symptome von Endresultaten einer langen Entwicklung und nicht Symptome, welche die Krankheit selbst repräsentieren. …"

Sp.: Das ist wiederum nicht wahr – es tut mir leid – ist nicht wahr. Lesen wir weiter.

„ …Zwischen diesen beiden Symptomarten ist eine große Differenz. Diese Ärzte würden nicht so sprechen, wenn sie dies erkennen würden und dabei zur Einsicht kämen, daß den Patienten heilen, seinen Krebs heilen bedeutet, und daß man in der Krankengeschichte weit zurückgehen muß, um dort diejenigen Symptome zu finden, welche die ganze Krankheit repräsentieren, nicht nur die nun lädierten Gewebe am Ende der ganzen Entwicklung. Wenn der Patient in letzterem Stadium angelangt ist, haben die ursprünglichen Symptome sich oft völlig verloren, sie sind quasi von der Krankheit ‚verschlungen' worden. Das ist das Bild, wenn die innere Affektion[1)] sich ungestört entwickeln konnte und der ganze Körper nun voller Krankheitsendresultate ist, wie Ödeme, Eiteransammlungen, Hüftgelenksabszesse usw. Die Schmerzen sind nun so stark, daß der Patient darüber seine vorangehenden Symptome vergißt, nicht mehr an sie denken kann. Da kommen dann die Ärzte und verschreiben für diese Endresultate, und das Ergebnis ist gleich Null. (…)"

Sp.: Das stimmt nicht! Sonst hätte HAHNEMANN nicht die einseitigen Krankheiten beschrieben, alle diese Paragraphen. Die einseitigen Krankheiten sind eben diese Endzustände, wo man wenige Symptome hat. Dann verschreibt man dafür, und dann wird das Bild klarer und klarer, und am Schluß steht dann das Mittel da, das auch im früheren Leben in Frage gekommen wäre. Das sogenannte Konstitutionsmittel. Aber, wir haben … wenn wir das lesen, sind wir voll

Hoffnungslosigkeit. Das ist ein Kapitel in der KENT'schen Theorie, wo … ein bißchen nicht so richtig geraten ist.
Wir lesen eine letzte Seite, es sind mehrere Seiten, wo KENT über Krebs redet in der Theorie. Die letzte Seite 329 in der alten und in der neuen [Seite] 402. Ja, ist eine Frage da hinten?
T.: Also, so wie ich jetzt den KENT verstanden habe, hat er einfach gemeint, daß es falsch ist, direkt einfach nur nach der Diagnose zu verschreiben, weil er … drei Zeilen später stand dann: die Ärzte verschreiben Bufo für Epilepsie und Silicea für Hüftgelenksarthrose. Und Sie meinen doch jetzt, einfach die individuellen Symptome der Diagnose noch mit einzubeziehen und das meint er doch … das hat er doch nicht gemeint, daß das nichts mehr bringt. Er hat doch gemeint, es bringt nichts, einfach nur kategorisch z.B. Bufo für Epilepsie zu verschreiben und er hat ja, wie Sie gestern oder so gezeigt haben, auch öfters die individuellen Symptome des Krebses verwendet und damit auch Erfolge erzielt. Und vorher hat er ja auf Seite 24 oder wo das war, wo er gesagt hat, daß man mit den Krebssymptomen nicht ein tiefwirkendes Mittel finden kann, oder so. Und das haben Sie doch auch gesagt, daß meistens das erste Mittel, das man auf die individuellen Symptome des Krebses hin verschreibt, nicht das Mittel ist, das dann den ganzen Fall in Ordnung bringt, sondern nur erstmal Erleichterung verschafft und dann ein neues Mittel sich ergibt aus den Symptomen, die dann auftreten. Also letztendlich widerspricht sich das doch nicht, was der KENT sagt und was Sie jetzt dazu gesagt haben?
Sp.: Gut. Also Sie haben es milde ausgedrückt, wenn Sie sagen, das erste Mittel schafft Erleichterung. Das erste Mittel rettet das Leben! Und das zweite Mittel stabilisiert die Situation.
T.: Das sagt er auch.
T.: Also, er hat es doch genauso gesagt. Er hat ja auch gemeint, das Mittel wirkt halt nicht so tief, sondern … o.k. rettet das Leben, aber es könnte nicht den Menschen heilen, sondern es kann erstmal nur das Leben retten.
[Lachen im Saal]
Sp.: Gut, ich glaube, wir haben uns schon verstanden. Ja?
T.: Ich hätte noch eine Frage, und zwar, solche Endzustände, wir sprechen zwar jetzt über den Krebs, aber solche Endzustände oder schwierigen Zustände finden wir auch bei anderen Erkrankungen: bei einer Multiplen Sklerose z.B. oder bei anderen so schweren Erkrankungen und dann ist ja oft die Frage: nehme ich dann diese Leitsymptome, die im Augenblick da sind, die aber pathognomonisch zur Erkrankung dazu gehören oder nehme ich diese Leitsymptome nicht, d.h. die Frage ist, welche anderen einseitigen Krankheiten, außer denen, die

HAHNEMANN beschrieben hat, sind für uns noch so wichtig, daß wir das Vorgehen ändern müssen?

Sp.: Also, ich muß sagen, daß die meisten Krankheiten sonst nach der Totalität der Symptome behandelt werden. Und nicht nach den ... Bei der Epilepsie ist es komplett falsch die Anfallssymptome zu nehmen und nach denen zu behandeln. Also man nimmt die Symptome der latenten Psora, der ausbrechenden Psora, die uns HAHNEMANN in Band I *Chronische Krankheiten* gegeben hat. Ebenso bei der Bright'schen Krankheit, bei der Glomerulonephritis, wenn man das Glück hat, noch die Symptome der Totalität zu sehen, gibt man einfach dieses Mittel. Bei Multipler Sklerose sowieso, man nimmt die Totalität der Symptome. So, wie wir es gewohnt sind bei der Behandlung der chronischen Krankheiten, schön nach der KENT'schen Methode. Totalität, Hierarchisierung nach HAHNEMANN, KENT. – Hingegen beim Krebs ist es ein Spezialfall. Deswegen habe ich dieses Seminar gebracht, gesondert, weil ich das Bedürfnis hatte, einfach das, was ich gelesen habe, was ich ein bißchen in meiner Praxis gesehen habe, mitzuteilen. Krebs ist wirklich ein Spezialfall. Ich wüßte nicht von einer anderen einseitigen Krankheit, die ich so wie Krebs angehen würde. Und dieses Wissen kommt ja aus der Praxis, nicht aus der Theorie. Ich habe gesehen, bei MS hat man wirklich manchmal ganz schöne Erfolge mit der Methode, die wir gelernt haben. Bei Glomerulonephritis habe ich auch erlebt schöne Heilungen nach dieser Methode. Bei Epilepsie auch schöne Heilungen nach dieser Methode. Es gibt auch Mißerfolge, wenn man nicht das gute Mittel findet. Aber beim Krebs hatte ich lauter Mißerfolge. Und so, aus der Praxis, habe ich begriffen, daß man da einen anderen Weg gehen muß. Und Krebs, muß man wissen, er ist wie ein zweiter Körper im Körper. Er ist ein Fremdkörper. Er hat ein Eigenleben. Er hat sich distanziert von der Kontrolle des ganzen Organismus. Und so muß man dieses autonome Gebiet quasi gezielt behandeln. Der Körper mit dem Konstitutionsmittel hat nicht mehr die Kraft, Einfluß zu nehmen auf diese Autonomie. Und es gibt aber dennoch Mittel, die diese Kraft haben. Und das sind die Mittel, die dem Krebsprozeß entsprechen. Wir werden diesen Prozeß noch herauskristallisieren.

T.: Was ich jetzt noch nicht ganz verstanden habe, ich glaube, es ist doch häufig so, daß wir eben keine äußeren Zeichen von Krebs haben. Es ist ja nicht so häufig, daß der Krebs an der Oberfläche ist. Was mache ich dann in diesen Fällen, die viel häufiger sind?

Sp.: Sehr gute Frage, sehr gute Frage. Intelligente Frage. Sie stellen immer speziell intelligente Fragen, muß ich sagen. Ja, das ist eine praktische Frage. Wenn keine äußeren Zeichen am Krebs sind, dann nimmt man die Symptome, die zuletzt aufgetreten sind beim Patienten, d.h. der Patient sagt: Seitdem ich diesen Tumor habe, habe ich beobachtet, daß ich gehäuft rezidivierenden Herpes habe. Oder: In den letzten paar Jahren habe ich beobachtet, daß ich ständig Bronchitiden habe. Dann muß man speziell Wert legen auf diese Erscheinungen, die zuletzt aufgetreten sind. Das sind die Symptome, die uns nachher oft die Krebsarznei zeigen. Ist Ihre Frage beantwortet? Gut.

T.: Ich wollte nur noch einmal fragen, so wie ich Sie verstanden habe, sagen Sie, wir sollen sehr viel Wert auf die Lokalsymptomatik legen, so wie sie bei dem Carbo animalis-Fall war. Haben Sie Fälle mal in der Praxis erlebt, wo Sie gesagt haben, das ist eindeutig die und die Konstitution, weil die und die Geistes- und Gemütssymptome sind völlig klar; und das Mittel hat zu keinem Erfolg geführt, aber dann das Mittel, was so eine spezielle Krebssymptomatik rausgefiltert hat?

Sp.: Ja, das habe ich wirklich erlebt. Es ist natürlich so, daß wir die psychischen Bilder der Krebsmittel nicht so gut kennen, nicht? Und deswegen meinen wir, jetzt haben wir ein Phosphorbild vor uns, und dann hingegen ist es ein anderes Bild von einem anderen Mittel. Wir kennen eben die Polychreste sehr gut, aber wir kennen die psychischen Bilder von den anderen Arzneien nicht so gut. Und so, wir meinen, wir hätten einen klaren Natrum muriaticum vor uns, und wer weiß, vielleicht, wenn wir die Symptome, die psychischen, anschauen, ein Carbo animalis Fall, der auch keine Gesellschaft gerne hat und auch viele Symptome, die ähnlich wie Natrum muriaticum sind.

T.: Wie weit gehen Sie mit der Diagnostik? Also z.B. bei Prostata, Verdacht auf Prostatakarzinom, bei Mammazysten oder Verdacht auf Tumoren? Wie ist da Ihre Vorgehensweise?

Sp.: Also Diagnostik. So wenig wie möglich invasiv ist mein Motto. Nirgends darf eingestochen werden. Das ist verboten, hineinzustechen irgendwo. Also, ich habe sehr gerne z.B. Ultraschall zum Messen, um Verlaufskontrollen zu haben bei Brustknoten. Dann alle Laborparameter, z.B. CEA bei Darmkrebs, wenn es erhöht ist, diese Marker, Tumormarker, oder saure Phosphatase. Bei Lebermetastasen die Transaminasenerhöhung, die Blutsenkung. Alle diese schulmedizinischen Parameter, die ich erhalten kann, ohne invasiv zu werden, die benutze ich alle, je mehr ich habe, um so besser. Kernspintomographie zum Feststellen bei inneren Organen wie groß der Tumor ist. Verlaufskontrolle. Das ist sehr, sehr wichtig. Weil, wir dürfen uns nur an die Größe des Tumors halten, um den Verlauf zu beurteilen. Wenn der wächst, ist das Mittel falsch, wenn der nicht wächst, ist das Mittel eventuell richtig. Ganz einfach.

T.: Bei einer Patientin wurde bei einer Routinekontrolle ein Lungenlymphom festgestellt und sie hatte vorher jahrelang in Winterzeiten immer ein Hüsteln, das jetzt diesen Winter nicht aufgetreten ist. Habe ich Sie richtig verstanden, daß man jetzt dieses Hüsteln heranzieht, als Symptom, um gegen dieses Lymphom, sozusagen, zu arbeiten?

Sp.: Ich würde dieser Frau sagen, dieses Hüsteln ist ihr größter Freund, den sie im Leben gehabt hat. Und sie soll bitte jetzt nach Hause gehen und sich alles notieren bezüglich dieses Hüstelns, alle Symptome, die ihr in den Sinn kommen und dann wieder mal kommen. Das ist das führende Symptom für dieses Lymphom.

T.: Es ist auch noch einmal eine Verständnisfrage zu der gleichen Thematik, was er eben angesprochen hat. Also, der Krebs kommt nicht an die Oberfläche, wir haben keine Lokalsymptome. Sie nehmen dann die letzten Symptome, die aufgetreten sind oder Begleitsymptome, die sonst äußere Zeichen am Körper sind. Aber meinetwegen, es kommt ein Arzneimittel raus, was keine … in der Materia Medica keinen Bezug zu diesem Krebs haben kann. Würden Sie dann, meinetwegen nach BURNETT, nach einem Mittel suchen, was die Kraft haben kann, so einen Krebs zu heilen? Als Zwischengaben oder sowas? Z.B. die äußeren Symptome gehen weg, jetzt mit dem Mittel, was Sie gewählt haben nach KENT, aber Sie können nicht sicher sein, ob das Mittel die Kraft hat, diesen Krebs zu heilen?

Sp.: Ja, Sie haben recht. Also jetzt, ich nehme einen konkreten Fall, der mir in den Sinn kommt. Ich habe eine Frau lange behandelt. Sie hatte Migräne und schweren Rheumatismus und Depressionen und Gallensteine und viele Störungen, und ich habe dieser Frau Lycopodium gegeben und sie ist aufgeblüht. Und viele Jahre, sie ist älter geworden, es ging ihr sehr gut. Und auf einmal sagt sie: Komisch, ich habe jetzt immer ein bißchen Blut im Stuhl. Und dann habe ich gesagt, ja, vielleicht ist es eine Hämorrhoide, ich weiß nicht, warum das jetzt plötzlich kommt. Warten wir ein bißchen. Und nach vier Monaten sagte sie mir das wieder. Ich schickte sie das Hb machen und dann habe ich gesehen, daß sie ein tiefes Hb hat. Und dann habe ich gesagt, das muß ich jetzt abklären lassen. Und dann hat man festgestellt, daß sie ein Rektumkarzinom hatte. Und dann habe ich diese Frau bestellt, eine Anamnese gemacht und gesehen, daß sich im letzten Jahr eine Menge Symptome für Phosphor entwickelt haben. Und dann haben wir diese Frau eben in die Klinik eingeladen. Sie wollte nachher unbedingt operiert werden, sie war sehr schockiert – alle sind schockiert, wenn jemand homöopathisch behandelt ist und dann so etwas auftritt. Wie gesagt, das passiert jedem von uns, aber da verliere ich heute nicht mehr den Mut. Ich versuche dann, diese Leute wirklich bei der Stange zu halten, weil ich weiß, man kann ihnen sehr helfen. Und dann habe ich Phosphor in der Klinik gegeben und gesehen, daß diese Schmerzen, die sie hatte, diese brennenden Schmerzen im Bauch, vergangen sind, und dann wußte ich, das ist das gute Mittel. Jetzt geht sie zur Operation und wenn sie zurückkehrt, gebe ich ihr nachher das Mittel. Sehen Sie, so kann es passieren. Und ich habe solche Fälle schon mehrere gesehen und ich muß sagen, die Verläufe gehen gut nachher. Ich habe heute keine große Angst mehr. Wenn man diese Leute nachher schön homöopathisch weiterbehandelt, die leben noch viele Jahre.

T.: Die Frage bezieht sich nicht speziell auf Krebs jetzt, sondern fällt mir so jetzt nebenher ein. Sie sagten, das Kriterium zur Beurteilung des richtigen Mittels, z.B. beim Brustkrebs, ist, daß der Knoten kleiner wird.

Sp.: Ja, oder stabil bleibt.

T.: Wie ist das denn bei Brustzysten? Müssen die auch kleiner werden?

Sp.: Unbedingt, die verschwinden sowieso mit den Mitteln.

T.: Weil ich ganz oft gehört habe, das sei irrelevant …

Sp.: Wie?!

T.: … Hauptsache, der Patientin geht es gut, die Zysten bräuchten nicht kleiner zu werden.

Sp.: Aber auch nicht größer, bitte!

T.: Also, sie sollten schon rückläufig sein?

Sp.: Also, entweder stabil, das ist das Mindesterfordernis, oder kleiner werden. Sehen Sie, was HAHNEMANN geschrieben hat? Alles, was im Körper entsteht, entspringt immer aus einem krankhaften Zustand des ganzen Menschen. Und jetzt soll die Zyste nicht wichtig sein? Die ist ganz wichtig.

T.: Ich habe noch eine Frage. Sie haben über die Diagnostik gesprochen, und jetzt fällt mir die erste Patienten wieder ein, die ja im Verlauf von dieser intensiven Behandlung … die hat schulmedizinisch betrachtet ja eine ganz schlechte Prognose, weil sie hat ja dieses Rezidiv in den Narben, und trotzdem unter der Behandlung geht sie zu mehreren Wahl-OP's, um die Brust wieder rekonstruieren zu lassen. Haben Sie da nicht zu ihr gesagt, es wäre momentan noch nicht sinnvoll: sie hat die Narkosen, sie hat die Eingriffe. Ist das nötig oder ist das irrelevant?

Sp.: Ja, wenn ich alles geschrieben hätte in die Krankengeschichte, was ich mit dieser Frau besprochen habe, dann wären es 150 Seiten geworden. Ich habe Stunden um Stunden verbracht mit dieser Frau am Reden, aber am Schluß habe ich verstanden, daß ihr Wunsch, wieder eine Brust zu haben, größer war als ihr Leben. Sie wollte das auf jeden Fall. Dann habe ich begriffen, habe ich mich ihrem Willen gebeugt und ihr Arnica gegeben und es ist alles gut gegangen. Sie ist jetzt ganz glücklich. Das werden wir noch fertig besprechen, diesen Fall. Wenn ein Mensch etwas ganz will und sehr unter einer Sache leidet, das ist auch gegen die Heilung, nicht? Auch wenn es für uns vielleicht nicht so relevant erscheint, aber für den Betreffenden ist das sehr relevant. Noch eine Frage?

T.: Ich hatte diesen Fall bei einem Kind mit Rhabdomyosarkom, wo unter dem homöopathischen Mittel dann die alten Symptome der Bronchitis wieder aufgetreten sind und zwar in genau der Reihenfolge, wie es früher da war, auch der Hautausschlag kam wieder und trotzdem hat sich dann ein lokales Rezidiv wieder entwickelt. Das war zwar bei den bildgebenden Verfahren für die Experten sehr verwunderlich, daß es sich überhaupt nicht so verhielt, wie sie es eigentlich erwartet hätten, weil mit dem PET war es nicht sichtbar und mit dem Kernspin war es auch nicht so hundertprozentig sichtbar, aber es wurde dann doch operiert und es wurde ein Rezidiv festgestellt. An was kann ich mich denn da noch halten, wenn nicht an diese Symptome?
Sp.: Also, wenn ich mich gut erinnere, Sie hatten die Behandlung mit Phosphorus angefangen, und nachher sind Sie auf Tuberkulin übergegangen und unter Tuberkulin wurde dieser Hautausschlag immer größer, nicht?
T.: Nein, also er kam und ging wieder. Und die Bronchitis ebenso: sie kam und sie ging auch wieder. So, wie es ehedem war.
Sp.: Eben, Tuberkulin war nicht richtig, dort. Wissen Sie, bei diesem Kind kam die Chance, als dieser Husten kam und dort haben Sie ganz richtig – Sie haben eine wunderbare Kur gemacht, nicht? – Sie haben dort Phosphor C30 gegeben und schlagartig war dieser Husten weg. Und das war der Hinweis, daß das das richtige Mittel war. Sie haben eine D12 gegeben oder so etwas, und das hat mir sofort gezeigt, ja das ist Phosphor. CLARKE sagt, die Grippe ist der größte Feind, ich sage, die Grippe ist der größte Freund. Da ist die Grippe gekommen, man hat Phosphor gegeben und sie ist schnell weg, man wußte, man muß drauf bleiben.
Noch eine Frage? Gut, dann lesen wir diese letzte Seite da vom KENT, Seite 329 und [Seite] 402 in der neuen Theorie. Das, was er da schreibt hingegen, ist Gold wert, Gold! Soll man rot unterstreichen.

[KENT , 1905 / 1996, S. 402 (S. 329)]
„Der Arzt, welcher die Einzeldosis des Heilmittels in Potenzform, so wie wir es nun in diesen Vorlesungen besprochen haben, eine zeitlang anwendet, überzeugt sich leicht, daß es keinen anderen Weg der Palliation gibt, der wie dieser für den Patienten doch stets noch eine Türe zur Hoffnung offen läßt, nie wird diese mit unserer Methode endgültig geschlossen. *Opium* mag manchmal Schmerzen erleichtern, eine Diarrhoe stillen, einen Husten lindern, aber wehe für den Patienten! Denn dieses Mittel lähmt die Reaktionskräfte so sehr, daß die Krankheit keine Symptome mehr äußern kann. Symptome brauchen wir aber, wenn wir bestimmen sollen, welches homöopathische Heilmittel der Kranke braucht. Wohl sind also die Schmerzen weg, aber von Heilung des Patienten

keine Rede. Was hier von *Opium* gesagt wurde, gilt für alle Analgetika, d.h. allen Drogen, die einseitig nur zur Schmerzlinderung gegeben werden. Wenn ein Opiat gegeben werden muß, …"

Sp.: Entschuldigung. Das lesen Sie jetzt mit spezieller Betonung, das was jetzt kommt.

„…Wenn ein Opiat gegeben werden muß, muß uns klar sein, daß von diesem Moment an der Weg zur Heilung dieses Patienten verlassen wird. Welcher denkende Arzt wird aber die Hoffnung auf Heilung in einer schmerzhaften Krankheit aufgeben, solange noch ein Fünkchen Leben vorhanden ist? Auch bei Tuberkulose, Krebs und anderen schweren, zur Kachexie führenden Leiden wird dasjenige Mittel, welches auf die Gruppe der schmerzhaftesten Symptome nach dem Ähnlichkeitsgesetz am besten paßt, die größte Erleichterung bringen, und dasselbe verlassen, würde auch den letzten Hoffnungsstrahl aufgeben heißen."

Sp.: Ja, ich habe nichts gesagt gegen Röntgen, ich habe nichts gesagt gegen Chemotherapie, aber Opium, wenn man einen Fall in die Hand nimmt, muß komplett abgesetzt werden, sonst wirken unsere Mittel einfach nicht. Das ist eine Beobachtung.
T.: Nur Opiate oder auch andere Schmerzmittel?
Sp.: Speziell die Opiate, ja. Aber besser alle Schmerzmittel weglassen, sonst kann der Körper keine Symptome mehr produzieren und so können wir keine Kuren mehr machen.
T.: Cortison?
Sp.: Cortison, bei welcher Krankheit?
T.: Karzinom.
Sp.: Karzinom. Nein, nein, weg. Cortison würde ich nur lassen, dort, z.B. wenn jemand eine schwere Glomerulonephritis hat und man weiß, jetzt ohne dieses Mittel könnte eine Insuffizienz entstehen. Dann lasse ich Cortison und das homöopathische Mittel zusammen in Q-Potenzen und schleiche langsam das Cortison aus. Oder schweres Asthma, solche Sachen, aber bei Krebs nicht. Krebs – wirkt ja komplett gegen das Krebsgeschehen, Cortison. Es lähmt die letzten Immunitätsmöglichkeiten.
T.: Wie ist es mit Hirnmetastasen?
Sp.: Mit Hirnmetastasen?
T.: […] muß man ja Cortison geben.
Sp.: Muß man Cortison geben? Nein, nein.
T.: Es bessert die neurologischen Symptome.

Sp.: Ja, es bessert, aber wissen Sie, wenn Sie ein gutes Mittel geben, ist [es] tausend mal besser als Cortison, egal wo die Metastasen sind.
T.: Was halten Sie von der Misteltherapie?
Sp.: Kenne ich nicht. Habe ich keine Ahnung, kenne ich nicht. Ich kann mich nicht aussprechen. Ich habe leider das Gefühl, daß mein Leben zu kurz ist, um die Homöopathie gut zu lernen. Und so, andere Methoden wären dann zu viel. Und so mache ich nur eine und versuche, die gut zu machen.
Gut, jetzt aber wollen wir sehen, was KENT geschrieben hat 1912, also vier Jahre vor seinem Tod. Jetzt ist eine ganz andere Musik, was wir hören von KENT. Er hat sich schon gegen Ende des Lebens korrigiert, dann.

[*Remedies related to Pathological Tissue Changes*, J.T. KENT, in: *Science and Art of Homoeopathy*, Indian Books & Periodicals Syndicate, New Dehli, S. 18. (*Arzneimittel und ihre Beziehung zu pathologischen Gewebeveränderungen*)]
„Arzneimittelprüfungen werden nicht bis zum Auftreten pathologischer Gewebeveränderungen (Verhärtungen, Infiltrate, Eiterungen, Karies, usw.) fortgeführt. Die meiste Information über die Indikationen der Arzneimittel bei diesen Zuständen müssen wir den klinischen Erfahrungen an Patienten mit solchen Zuständen, entnehmen. Wenn einem Patienten mit Gewebeveränderungen ein Arzneimittel aufgrund des Symptomenbildes verordnet wurde, so ist die Rückbildung der bestehenden Gewebeveränderung das Ergebnis der Reaktion auf die Arznei. Diese [Gewebeveränderungen] werden zu verläßlichen klinischen Symptomen des Arzneimittels: Demonstrationen der Macht der Arznei über die veränderten Gewebe. Diese Arzneien passen dann für Zustände, bei denen diese pathologischen Veränderungen auftreten können. Daher sind sie für den Verschreiber von gleicher Bedeutung, als wären sie in der Arzneiprüfung selbst aufgetreten. …"

Sp.: Jetzt sagt plötzlich KENT, daß die pathologischen Veränderungen ebenso wichtig sind, wie die anderen Symptome, nicht? Das ist jetzt eine ganz andere Sache als in der Theorie 1900. Ja.

„ …In vielen Fällen erwies sich eine solche Heilung der Pathologie als erfreuliche Überraschung für den Arzt, der in dieser Tatsache die Genauigkeit der Verschreibung erkennen konnte, die nicht nur die funktionellen Aktivitäten wiederherstellte, sondern auch die Versorgung [engl.: nutrition] in dem Maße veränderte, daß die *Krankheitsprodukte* verschwanden.
Die Schwierigkeit bei der Verschreibung für Patienten mit solchen Gewebeveränderungen – Katarakt, Hepatisation (bei Pneumonie), Drüsenverhärtungen,

Arteriosklerose, Fibrome, Krebs usw. – besteht in der Tatsache, daß, wenn solche Gewebeveränderungen auftreten, die Symptome, auf denen die Verschreibung beruhen sollte – die Symptome des Patienten – verschwunden sind. Die zu dem Zeitpunkt vorhandenen Symptome sind Symptome der Pathologie. Falls die Symptome, die diesem Zustand voraus gingen, in Erfahrung zu bringen sind und zusammen mit den späteren Folgen der Störung – den pathologischen Geweben – in Betracht gezogen werden, kann es möglich sein, ein Arzneimittel zu wählen, das sowohl zum Patienten, als auch zu seiner Pathologie ausreichend in Beziehung steht, um die Heilung beider zu bewirken, immer vorausgesetzt, daß die Reaktionsfähigkeit und die Vitalität des Patienten ausreichen um eine Heilung zu erlauben.

Caust., Graph., Lyc., Nit-ac., Staph., Thuj. und viele andere Arzneien besitzen eine Beziehung zu Auswüchsen. Hautveränderungen entsprechen Ant-c., Calc., Con., Lyc., Phos., Rhus., Sep., Sil., Sulph. und ähnlichen Arzneimittel. Verhärtete Drüsen finden ihre Mittel in Benz-ac., Brom., Calc., Calc-f. und Arzneien mit ähnlicher Tiefe, während solche Arzneimittel wie Caust., Bry., Con., Kali-c. und Lyc für Muskelverhärtungen als passend gefunden wurden.

Acon., Bapt., Gels., Ipecac und Arzneien dieser Reichweite wurden nie dafür bekannt irgendwelche Veränderungen durch Verhärtung oder Infiltration hervorzurufen. Deshalb wird der weise Verschreiber diese Arzneien nicht für Patienten mit den obengenannten Zuständen auswählen, wenn er welche zur Auswahl hat, die hervorragend auf den genau vorhandenen Zustand passen. Die letztliche Auswahl der Arznei, wenn solche Veränderungen vorhanden sind, ist nach dem Charakter der vorangegangenen Symptome zu treffen, oder nach denen, die vorhanden und für den Patienten selbst bezeichnend sind.

Bei Pneumonie, im Stadium der Hepatisation, wenn die Symptome auf Arsenicum deuten, wird der Patient sterben, wenn ihm Arsenicum verordnet wird, da dieses Mittel nicht tief genug wirkt um dieses Infiltrat miteinzuschließen: Sulphur, Lycopodium, Phosphor, Calcarea usw. muß die Arbeit da aufnehmen, wo Arsenicum nicht mehr weiterkommen konnte. Eines dieser Mittel wird die Lungen in ein paar Stunden frei machen, mit dem Verschwinden all der Symptome, die durch die Infiltration bedingt sind. Der Patient, von seiner Last befreit, wird zu richtiger Gesundheit wiederhergestellt werden, anstatt der mechanischen Einwirkung und der daraus folgenden Luftnot zu erliegen.

Bei Arteriosklerose, Katarakt, Verhärtung der Leber oder anderer Drüsen gilt das gleiche Prinzip. Ars., Bry., Puls. und andere kurz oder mittelkurz wirkende Arzneien sind ungenügend, weil sie nicht die Kraft haben diesen Zuständen beizukommen. Während Silicea, Calcarea fluorica, Sulphur und solch tiefwirkende Arzneimittel dafür bekannt geworden sind, die Gewebeveränderun-

gen durch ihre tiefere Wirkung zum Verschwinden zu bringen, also ähnlicher sind. Eines von ihnen könnte gewählt werden und sich als heilend erweisen.
Durch Konsultation des Repertoriums findet der Verschreiber Arzneien, die in dieser Hinsicht Eiterungen entsprechen, die für Krebs passen, für Tuberkulose, die Beziehung zum Apoplex haben, usw. und als ein intelligenter Verschreiber sollte der Arzt ein Arzneimittel für den Patienten wählen, das dessen Endzustand ähnlich ist. Das unterscheidet sich vollkommen von einer Verschreibung nach der Pathologie alleine, oder von der Suche nach einem Spezifikum für den Namen eines Endzustandes, ohne Beachtung des Patienten."

Sp.: Vielen Dank. Jetzt sehen wir, ist vollkommene Übereinstimmung zwischen dem, was BURNETT gesagt hat über den Haltepunkt der Wirkung und dem, was KENT uns sagt. Und Dr. KÜNZLI, am Ende seiner Supervision, als er schon sehr viel Erfahrung hatte, sagte uns immer: Ja, das Mittel sollte irgendwie auch die Fähigkeit haben, diese Pathologie zu ergreifen, wenn wir heilen wollen. Also nicht nur so die Symptome nehmen, die oberflächlichen, ohne daß man auch die Tiefe des Mittels berücksichtigt.
Das war zu James Taylor KENT. Und jetzt ein kurzer schöner Fall, den ich euch diktiere von KENT, Jahrgang 1884.
Also, Frau H. hatte mehrere Kinder. Sie ist 35 Jahre alt, hatte immer viele Schwierigkeiten mit ihren Schwangerschaften und Geburten. Die letzte Geburt war relativ leicht, aber sie hatte länger gedauert, wegen einer Elongation der Zervix. In der ersten Schwangerschaft hatte sie einen Abszeß in der rechten Mamma. Wurde schlecht behandelt, dieser Abszeß, und die Narbe hat ihr immer Probleme gemacht. Jetzt, bei der letzten Geburt, versuchte ich sie vorzubereiten so gut ich konnte, von den Symptomen geführt. Das Kind ist ca. zwei Monate alt, also es war während der Stillzeit jetzt. Und sie leidet an einem harten Knoten in der rechten Mamma. Wegen dieser Beschwerden in der Narbe hatte KENT ihr Graphites gegeben und Phytolacca. Das sind die zwei berühmten Mittel, wenn Beschwerden in den Narben sind, nach Abszessen und so. Aber diese Frau hat davon nicht profitiert. Inzwischen wurde durch diesen Knoten die Brustwarze eingezogen. Und sie bekam einen Knoten in der Achsel. Sie beklagt sich über Brennen und Stechen im Knoten. Sie sagt, daß sie eine Menstruation bekommt während des Stillens. Das war immer so. Die Menstruation ist gekommen während der Stillzeit. Und der Fluß, der Menstrualfluß ist dunkel und klumpig. Also dunkel und klumpig. Wenn sie schlafen geht, schwitzt sie reichlich. Sie wird sehr müde nach jeder Menstruation, auch wenn sie nicht viel Blut verloren hat. Und sie sieht irgendwie kachektisch aus.
Jetzt ist interessant zu sehen, wie KENT das Mittel gefunden hat, schauen wir,

ob wir es auch schaffen.
[Repertorisation der Teilnehmer]
[…] oder sein großes Wissen. Inzwischen ist es 13.00 Uhr geworden, wir gehen essen und mit dem vollen Magen werden wir es besser lösen, dann. Guten Appetit. [Applaus]

[Mittagspause]

Sp.: Bis jetzt haben alle dasselbe Mittel gebracht, aber es ist leider nicht das richtige. Also diese Menstruation während der Stillzeit, das hat sie nach jeder Schwangerschaft gehabt, das ist quasi ein chronisches Symptom. Das zu eurer Hilfe.
[Repertorisation der Teilnehmer]
Noch einmal: schön ja, das ist schöne Arbeit, aber eben, um Krebs zu heilen muß man manchmal weniger schön arbeiten.
Ja, wir wollen schauen, wie KENT vorgegangen ist. Was haben wir gesagt, welche Symptome nimmt man zur Heilung eines Krebses? Hm? … Die Symptome, speziell die aktuellen Symptome, und diese Blutung während der Stillzeit, das hat sie bei jeder Schwangerschaft gehabt. Also ist [es] etwas, was konstitutionell quasi da ist und das soll uns nicht auf Irrwege führen. Was hat KENT genommen? Schreibt mal die Symptome auf. Er hat genommen:
1. Brennen in der Brust, in der Mamma.
2. Stechen in der Mamma.
3. Knoten in der Mamma.
4. Krebs der Mamma.
Und da war er, 1884, also am Anfang seiner Praxis. Nachher:
Schweiß während Schlaf. Dann:
große Schwäche nach der Menses. Nachher:
Menses während der Stillzeit. Das hat er auch genommen.
T.: Alles China.
Sp.: Alles ist China, sagt ein Kollege. Alle anderen haben gemeint Silicea. – Aber keines von beiden. [Lachen]
Jetzt, was hat KENT für Überlegungen gemacht? Er hat gesagt, kein Mittel deckt alle Symptome wirklich, aber zwei gehen durch. Und das sind Phosphor und Carbo animalis. Zwei gehen hochwertig durch. Und jetzt, was hat er gemacht, KENT? Was meint ihr, daß er gemacht hat? Irgendein Vorschlag, mit dem Mikrophon wenn möglich. Was hat er wohl gemacht? Was würdet ihr machen? Keine Idee? Was würdet ihr machen, wenn jetzt rauskommt Phosphor, Carbo animalis?

T.: Mit Phosphor anfangen.
Sp.: Wer ist damit einverstanden, mit Phosphor anzufangen? … Einer, zwei. Ein anderer Vorschlag, der ist nicht so beliebt, tut mir leid. Ein anderer Vorschlag.
T.: […]
Sp.: Das ist auch noch nicht die ganz richtige Antwort. Was würdet ihr machen in der Praxis? Ganz normal.
T.: Materia Medica anschauen.
Sp.: Ja natürlich! Die Materia Medica anschauen, oder? Wenn man zwischen zwei Mittel zu differenzieren hat und das Repertorium gibt die zwei Mittel hochwertig, man geht zur Materia Medica. Und welche war die beste Materia Medica, die KENT konsultiert hat?
T.: Die *Guiding Symptoms* …
Sp.: Die *Guiding Symptoms*, ja, von HERING. Dort hat er gelesen. Und dort hat er gelesen, daß eine dunkle Menses mit Klumpen ist viel eher Carbo animalis als Phosphor. Und 2. daß so eine große Schwäche nach Menses, die in keinem Verhältnis steht zum Blutverlust, ein viel wichtigeres Symptom für Carbo animalis als für Phosphor ist. Das ist schöne Arbeit. Und deswegen hat er Carbo animalis in welcher Potenz gegeben?
Da war wieder diese komische Zeit. In der 3.000, 3 M einfach. Eine Dosis trocken. Vier Wochen später war Brennen und Stechen weg, die Drüse in der Axilla verschwunden. Die Medizin wurde wiederholt nach 39 Tagen, der Knoten war komplett weg. Zwei Dosen Carbo animalis 3M in 40 Tagen Abstand, die eine von der anderen: komplette Heilung.
Ich frage mich, was ihm in [den] Sinn gekommen ist, dann diese theoretische Abhandlung zu schreiben, in der *Philosophie der Homöopathie*, wenn er so schön die Fälle gelöst hat in der Praxis! Und er hat lauter Lokalsymptome verwendet zur Lösung der Fälle. Das ist die Realität, nicht? Schön. Und so, wenn jemand kommt mit einem Brustkrebs und hat Brennen und Stechen, schaue ich immer [in] diese Rubriken. Brennen in der Brust, Stechen in der Brust und alle diese Lokalsymptome des Krebses und dann schaue ich die Totalität, ob eine Totalität rauskommt.
Jetzt brauche ich wieder jemanden, der beim Lesen hilft. Zum Glück haben wir einen kräftigen Mann. Das ist ein harter Brocken jetzt. Also, es hätte mir weh getan, die Epoche von KENT zu verlassen, ohne einen seiner besten Schüler zu konsultieren: GRIMMER. Und er hat eben ein Kapitel geschrieben über die Krebsarzneien und es interessiert mich, was er für Arzneien nennt. Bei BURNETT, bei CLARKE, da hat man alle möglichen exotischen Mittel gehört, nicht? Ornithogalum umbellatum, Acidum uricum und alle diese Sachen, diese Mittel,

die gar nicht so in unser Arsenal hineinpassen. Und jetzt hat es eine Entwicklung gegeben und was erzählt uns GRIMMER? Lesen wir mal. Das ist das Büchlein *Krebs und Krebssymptome* von BERNOVILLE / GRIMMER, Seite 162.

[BERNOVILLE / GRIMMER, *Krebs und Krebssymptome,* 1933, Müller & Steinicke, 1996, S. 162]
„*Einige Krebsarzneien und ihre Indikationen.*
Je mehr ich mich mit Krebs beschäftige und je mehr ich für Krebs verschreibe, um so mehr bin ich davon überzeugt, daß unsere Ergebnisse um so besser werden, je eher wir mit der Behandlung von Krebs beginnen. Manchmal erreichen wir in weit fortgeschrittenen Fällen erstaunliche Ergebnisse, aber das sind Ausnahmen und weit entfernt vom Normalfall. Wir verringern ihre Schmerzen und Leiden, verbessern ihre allgemeine Gesundheit und verlängern ihre Tage; daran besteht kein Zweifel. Was die Heilung betrifft, so ist sie in fortgeschritteneren Fällen sehr selten. ..."

Sp.: Und bei GRIMMER muß man sagen, daß er sich speziell mit dem Krebsthema beschäftigt hat. Er hat viele Krebspatienten behandelt. Quasi ein Spezialist, muß man sagen, darauf [auf diesem Gebiet].

„ ...In frühen Fällen, bei denen wir gerade erst einen Anfangszustand haben, mit schon beginnender Kachexie und ersten Schmerzen, und in einigen Fällen, die schon ein wenig beginnende pathologische Veränderung zeigen – kleine Knoten in der Brust und charakteristische Einbeziehung der Drüsen – werden Sie staunen, was eine sorgfältige Verschreibung in den meisten dieser Fälle tun kann. ..."

Sp.: Entschuldigung. Man soll nicht jetzt den Eindruck gewinnen, daß, wenn etwas fortgeschritten ist, man es loslassen soll. Es ist ein wunderschöner Fall vom verstorbenen Kollegen BERNDT Dietrich. Er hat eine Frau mit Knochenmetastasen im ganzen Körper 20 Jahre lang mit Carbo animalis behandelt. 20 Jahre war sie schmerzlos! Und dann eines Tages, war sie im Ausland und hat sie einen Ischias bekommen und sie hat Schmerzmittel genommen und da ist die Krankheit ganz schnell rasant ... hat die Frau getötet. Aber 20 Jahre konnte er mit Carbo animalis diese Krankheit unter Kontrolle halten. Das muß uns Mut machen. Ja, lesen wir weiter.

„ ...Krebs ist ein Zustand, die Folge einer sehr schwachen Verfassung, um die Sprache von Dr. KENT zu benutzen, der unzweifelhaft aus allen Miasmen plus

Drogen, Impfstoff und anderen Störungen zusammengesetzt ist. ..."

Sp.: Dieser Satz ist sehr wichtig. Wenn man Krebs behandeln will, muß man die Theorie der Miasmen von HAHNEMANN sehr gut studieren und überdenken. So, wie es im Band I *Chronische Krankheiten* steht. Nicht so, wie es interpretiert wird überall. Ja, und dazu muß man auch noch die Theorie der Impfungen in Betracht ziehen. Und die Arzneimittelbehandlungen der Patienten, überall kann ein ätiologischer Moment sein. Eine unterdrückte Gonorrhoe und dann kann das Mittel nur Medorrhin sein. ALLEN, in seinem Buch *Die Nosoden*, schreibt: Eben, speziell Krebse der Ovarien, der Brust mit Medorrhin geheilt. In einem sehr schönen Artikel schreibt ALLEN: „Bevor ich die Kraft von Med. kennenlernte, um Brustkrebs zu heilen, hatte ich sehr wenig Erfolge in meiner Praxis." Also, immer auch an diese Miasmentheorie denken. Das ist wirklich am Platz, die Miasmentheorie. Lesen wir weiter.

„ ...Ich bin davon überzeugt, daß alle diese Faktoren zum Krebswachstum beitragen. Die Behandlung der „alten Schule" ist noch genau wie vor 20 Jahren, trotz der Tatsache, daß ihre Verluste erschreckend sind. Sie haben einige scheinbar außergewöhnliche Heilungen erzielt. In meiner Praxis habe ich niemals die Heilung von Krebs durch eine dieser Methoden beobachtet; aber ich habe gesehen, daß viel Schaden angerichtet wurde. Ich glaube, daß sie das Leben des Patienten verkürzen, und daß sie uns die Möglichkeit nehmen, eine homöopathische Arznei erfolgreich zu verschreiben, wie z.B. Bellis perennis oder Cadmium jodatum. ..."

Sp.: Die Spezialität von Dr. GRIMMER – jeder Behandler hatte seine Spezialität – waren die Cadmium-Salze, er hat sich sehr intensiv damit beschäftigt.

„ ...Man braucht ein Antidot gegen Radium- und Röntgenstrahlen in hoher Potenz. Cadmium jodatum, Acidum fluoricum und Silicea sind meine besten Arzneien bei den schmerzhaften Folgen von Radiumverbrennungen gewesen. ..."

Sp.: Ja, GRIMMER ist derjenige, der eine schöne Liste gegeben hat von wenigen Arzneimitteln für Folgen von Röntgenstrahlen. Diese Liste ist nicht vollständig, die da drin steht. ... Wo ist die publiziert? In einem kleinen Büchlein vom Vater vom Rajan SANKARAN. Dort sind alle Antidote und prophylaktischen Mittel aufgeführt und da stehen auch die Mittel gegen Röntgenstrahlen. Da steht z.B. Cadmium iodatum, Acidum fluoricum, Silicea und noch Phosphor und noch ein paar andere. Für Folgen von Röntgenstrahlen, z.B. eine Frau hat eine

Bestrahlung bekommen, eine Fibrose entwickelt in der Lunge von dieser Bestrahlung der Mamma. Früher waren die Bestrahlungen nicht so gezielt und so fein wie jetzt, nicht? War noch viel massiver, und da kann man eins dieser Mittel geben. Lesen wir weiter.

„ …Wie Sie wissen, verursachen beide eine Aufhebung der kapillaren Durchblutung.
Die große Schwierigkeit in fortgeschrittenen Krebsfällen, ist die Unmöglichkeit, therapeutisch wertvolle Symptome des Patienten zu bekommen. Sie haben pathologische Veränderungen und alle übrigen, damit zusammenhängenden Symptome, die aber für eine gute homöopathische Verschreibung nicht ausreichen. Diese Symptome berichten über den Krebs, aber nur sehr allgemein über eine Gruppe von Arzneien. Meine Erfahrung zeigt, daß es keinen Krebsfall ohne tuberkulinischen Hintergrund gibt. Der Krebs wächst auf einem tuberkulinischen Boden. Dieses Miasma hat die Verschmelzung aller anderen Miasmen zur Folge. …"

Sp.: Das ist so eine Meinung von GRIMMER. Bei ALLEN *Nosodes* sieht man einen sehr schönen Fall von Brustkrebs, wo mit Tuberkulin allein geheilt wurde, auf Grund der tuberkulösen Vorgeschichten der Familie. Also Tuberkulin kann auch einmal ein Brustkrebsmittel sein. Diese ganze Miasmentheorie um diese Belastungen ist sehr wichtig.

„ …Oft stehen einem nur pathologische Veränderungen zur Verfügung. In diesen Fällen muß man in der Patientengeschichte so weit wie möglich zurück gehen. Von der Geburt an muß man Schritt für Schritt seine Erkrankungen, Reaktionen auf Umweltbedingungen, den Werdegang von Dingen, die sich durch einen Unfall ereignet haben, und andere Reizungen, einschließlich Impfungen und Impfseren herausfinden. Am besten noch zusätzlich die Geschichte der unmittelbaren Vorfahren und seines engeren Familienkreises. …"

Sp.: Ja, man weiß nie, wo der Schlüssel zur Lösung ist. Es kann sein, wie gesagt, eine Pockenimpfung, die nicht angegangen ist, oder es kann sein eine schwere Verletzung oder auch eine leichtere Verletzung in der Vorgeschichte an der Brust, und danach hat begonnen sich ein Knoten zu entwickeln. Deswegen muß man die Anamnese ganz vollständig machen. Also, wenn man sagt, daß man nachher speziell auf die Krebssymptome schaut, das heißt natürlich nicht, daß man nicht eine ganz ausgedehnte Anamnese macht. Die muß noch viel ausgedehnter sein, als in anderen Fällen. Oder zumindest so gut. Und dann schaut man aus der ganzen Totalität: wo fange ich an? Wo fange ich an?

„…Dies gilt besonders in solchen Fällen, die einer Verletzung folgen. Hier war der Patient vorher bei guter oder robuster Gesundheit, und plötzlich erscheint nach einem Trauma eine Geschwulst in der Brust, die in einigen Fällen schmerzhaft ist, und in einigen nicht. Für solche Fälle haben wir zwei *wundervolle* Mittel. Es gibt zwar noch andere, aber diese beiden sind die herausragenden Arzneien, die des Studiums und der Betrachtung wert sind.
Die eine Arznei ist Bellis perennis. Hier ist mehr oder weniger Entzündung und Empfindlichkeit vorhanden, ganz ähnlich wie bei Arnica; aber bei Bellis haben wir die Drüsenbeteiligung, die bei Arnica nicht so auffällig ist. Bellis perennis ist Arnica vorzuziehen.
Die andere Arznei, mit der ich den meisten Erfolg hatte, ist Conium maculatum. Angewendet wird sie in Fällen von eingeschrumpfter Brust mit beginnender Schwäche und allgemeinen Symptomen der Auszehrung. Im Allgemeinen zeichnet sich der größte Teil der Fälle durch Schmerzlosigkeit aus, oder wenigstens erscheint der Schmerz nicht gleich am Anfang. …“

Sp.: Danke. Also, ich habe, – ich muß sagen: mehrere – sehr schöne Fälle, wo ein Tumor nach einem Schlag gekommen ist. Egal, ob es an der Brust oder am Hoden war. Conium hat immer geholfen. Ganz schnell. Conium ist eine sehr schnell wirkende Arznei. Also, wenn jemand kommt und hat z.B. einen Fußschlag in der Hodengegend bekommen, und nachher hat sich eine Verhärtung entwickelt, ein Knoten: Conium 10.000. Eine Frau bekommt einen Schlag an die Brust, [es] entwickelt sich ein Tumor: Conium 10.000. Das geht schnell zurück diese ganze Geschichte. Also ich habe nie etwas anderes gebraucht als Conium in solchen Fällen. Und jetzt kommt etwas sehr Interessantes. Wir kommen jetzt zur modernen Krebsbehandlung, muß ich sagen.

„…Ich habe ein paar schmerzhafte Fälle gesehen, aber diese waren schon weit fortgeschritten, bevor der Zusammenfall begann. Dies sind meine zwei besten Arzneien.
Wenn Sie unsere Krebsrubriken zur Hand nehmen und die Lokalisationen von Krebs durchgehen, …“

Sp.: Krebsrubriken – Entschuldigung – Krebsrubriken: also, wenn wir jetzt alle Krebsrubriken untersuchen und schauen, was da durchgeht, nicht? Was kommt heraus dann, als Lösung?

„ …werden sie überall, wo immer unsere geprüften Arzneien Zustände geheilt haben, durchgehend Carbo animalis, Carbo vegetabilis und Graphites finden. Dies sind die häufigsten Arzneien, die durch die verschiedenen Regionen völlig durchgehen. (…)"

Sp.: Also diese Kohlenstoffderivate. Wir nähern uns langsam der modernen Wissenschaft, der modernen Chemie. Wir werden mehr verstehen nachher. Lesen wir bitte weiter.

„ …In fortgeschrittenen Fällen, bei denen viel pathologische Veränderung und Gewebszerstörung vorhanden ist, bin ich mit der Gabe zu hoher Potenzen sehr vorsichtig. Ich ziehe niedrige Potenzen vor, wie z.B. D 6, D 12 oder D 30. Man erzielt bessere Ergebnisse und hat nicht diese schrecklichen Verschlimmerungen höherer Potenzen; wenn ein Fall unheilbar sein sollte, werden Sie den Patienten schneller in den Tod treiben. Wenn der Fall nicht unheilbar ist, die Arznei ähnlich genug ist und in den niedrigen Potenzen gegeben wird, werden Sie das Gleichgewicht wieder herstellen, den Schmerz verringern und dem Patienten das Wohlbefinden zurückgeben, so daß es ihm viel besser geht. Bei einem Fall an der Grenze der Heilbarkeit, können Sie einfach eine höhere Potenz der niedrigeren folgen lassen. …"

Sp.: Ja, das ist seine persönliche Meinung. Wir werden nachher anhand einer Statistik sehen, was rausgekommen ist, wenn man größere Zahlen untersucht hat, aber heute haben wir dieses Dilemma nicht so akut durch die Q-Potenzen, wie gesagt, nicht? Durch die Q-Potenzen können wir, wenn ein Fall fortgeschritten ist, alles das umgehen.

„ …Soweit zur allgemeinen Betrachtung dieses Themas.
Carbo animalis ist eine Arznei für Drüsen, und manchmal könnten Sie Schwierigkeiten haben, es von Conium zu unterscheiden. Die Pathologie ist sehr ähnlich, aber es gibt eine klare Unterscheidung: im allgemeinen hat Carbo animalis eine purpurartige Farbe, …"

Sp.: Seht ihr, wenn wir zwei Knoten in der Brust haben und man muß differenzieren Carbo animalis – Conium. Wenn es irgendwo blau ist, dann ist es eher Carbo animalis. Es ist wirklich sehr bewährt.

„ …insbesondere um den Brustbereich. Bei den Allgemeinsymptomen gibt es noch andere Unterscheidungen, wenn sie sich durch die Vergangenheit des

Patienten arbeiten; aber diese Fälle aufzunehmen ist wirklich mühsame Arbeit. Graphites paßt besonders in Fällen, bei denen die Brust aufgeschnitten wurde. Die Narben dieser aufgeschnittenen Brüste werden häufig einen Fall offenbaren, bei dem einem Graphites mit seiner Wirkung viel Freude bereiten wird. ..."

Sp.: Es hat auch in meinen Fall Graphites viel Freude bereitet, muß ich sagen. Ohne dieses Wissen wäre ich vielleicht gar nicht auf Graphites gekommen. Erst, als ich begriffen habe, Graphites gehört auch in die Gruppe der Kohlenstoffe, es gehört auch zu dem Wesen des Krebses, es paßt zu dieser Narbengeschichte, dann hat Graphites viel Gutes getan in diesem Fall. Was sagt KENT dazu?

„ ...Dr. KENT dachte, daß Graphites von allen die beste Arznei bei Brustkrebs wäre. Er hatte großes Vertrauen in die Möglichkeiten dieser Arznei. ..."

Sp.: Es ist ein bißchen übertrieben, finde ich, was er da sagt, entspricht nicht gerade unbedingt der klinischen Erfahrung, wenn man sieht die Brustkrebsfälle und die Anwendung von Graphites. Aber Graphit ist eine große Arznei, die darf man gar nicht vergessen, wenn man den Fall betrachtet. Und wenn man an Graphites nicht denkt, wird man auch die Graphites-Symptome nicht sehen. Wenn man nicht weiß, welche Arzneien Beziehung zum Krebs haben, wir werden auch nicht die Symptome dieser Arzneien sehen. Aber, wenn wir wissen, welche Arzneien eine Ähnlichkeit mit dem Krebsgeschehen haben, werden wir plötzlich die Symptome entdecken. Es sind manchmal ganz geringe Sachen, ganz winzige. Ein Riß in der Nase, ein Herpes an einer bestimmten Stelle, und dann sieht man, ja dieses Krebsmittel und diese Symptome, paßt dazu. Lesen wir weiter, was sagen KENT und GRIMMER weiter?

„ ...Silicea war eine andere der Arzneien, die er anwendete, wenn der Zustand nicht zu weit fortgeschritten war. Vor ein paar Jahren zeigte er mir einen Fall einer 75 Jahre alten Dame, die einen aufgebrochenen Brusttumor hatte, schlimm aussehend, sehr schmerzhaft und mit viel Eiter. ..."

Sp.: Eben. KENT hat sehr viel Krebs behandelt. Was er geschrieben hat in der Materia Medica bei Carbo animalis hat viele Leute entmutigt, aber wenn man schaut in seiner Praxis, er hat sehr viel Gutes getan. Schaut mal diesen Fall wieder an.

„ ...Dieser Patientin wurde Silicea C 10.000 gegeben. ..."

Sp.: 10.000! Ja.

„ …Es folgte eine beängstigende Verschlimmerung; die gesamte Brust schorfte ab und verheilte dann perfekt – hervorragende chirurgische Arbeit, erledigt durch ein homöopathisches Mittel. Die alte Dame lebte noch 5 Jahre und starb später an Pneumonie. …“

Sp.: Also, die Indikation war: ein Geschwür, ein offener Krebs mit Eiter drauf. Jetzt würde man denken, ja warum soll da eine Hochpotenz wirken? Und die Gegenfrage könnte lauten: warum nicht? Die hat gewirkt.

„ …Es gibt ein paar Arzneien, die ich erwähnen möchte und die, soviel ich weiß, nicht im Repertorium stehen. Eine ist Lac caninum. Sie werden erstaunt sein, was Lac caninum in Fällen tun kann, bei denen eine Brust amputiert wurde. Als ich vor vielen Jahren Student am Hahnemann College war, assistierte ich in Dr. KENT's Sprechstunde. Sehr häufig überließ er mir die ganze Sache. Eine Patientin erschien mit einer kleinen, schmerzhaften Geschwulst in einer Brust. Es gab keine Symptome, bis wir in der Geschichte der Patientin Folgendes fanden: Ein paar Monate bevor sie zu uns kam, war sie häufig in einem anderen Krankenhaus. Durch einen übereifrigen, sehr bekannten Chirurgen, den sie aufsuchte, wurde die Brust amputiert und alle Drüsen entfernt – eine sehr schöne Operation, für die er 1500 $ verlangte. Um diese Rechnung bezahlen zu können, mußte ihr Mann sein kleines Klempnereigeschäft aufgeben. Interessant für uns ist, daß sich ein paar Monate später auf weitgehendst gleiche Weise ein kanzeröser Zustand in der anderen Brust entwickelte: eine Geschwulst mit ganz den gleichen Symptomen erschien. Sie wollte sich nicht operieren lassen, und ich versicherte ihr, daß, meiner Meinung nach, eine Operation nicht nötig sei. …“

Sp.: Er hatte schönen Mut, GRIMMER. Er war sicher, das braucht keine Operation, so sicher war er.

„ …Die Symptomatologie sprach für Lac caninum und ich gab es in der C 1.000. …“

Sp.: Seht ihr, vorher sagt er, in fortgeschrittenen Fällen darf man nur D6 geben und da gibt er eine C 1.000. Es ist einfach so, die hohen Potenzen, mit den Jahren hat man gesehen, daß es einfach das Beste ist. Das werden wir noch sehen.

„ ...Das Ergebnis war erstaunlich. In ein paar Monaten war das Ding verschwunden, die Gesundheit der Frau war tadellos, und in den folgenden zwei Jahren kam sie ab und zu vorbei, um uns den Erfolg der Therapie zu zeigen. Sie können sich ihre Gefühle vorstellen, als sie unsere Arbeit mit der des Chirurgen verglich. Sie wollte uns viel mehr bezahlen als wir verlangten. Wir bestanden darauf, daß sie den geringen Betrag, den die Klinik von jedem verlangt, bezahlt und versicherten ihr, daß wir als Ärzte nichts anderes annehmen könnten. Sie kam kaum über die Tatsache hinweg, daß sie für ein paar Cents eine soviel bessere Arbeit bekommen hat als von dem großen Chirurgen.
Vergessen Sie Lac caninum in den Fällen nicht, bei denen zuerst die eine Brust und dann die andere betroffen ist. Natürlich müssen Sie vielleicht Lycopodium oder Lachesis einsetzen. Diese beiden Mittel sind auf der Liste von Dr. KENT's höhergradigen Krebsarzneien.
Die Liste ist in den Repertorien zu finden, und ich glaube, Sie haben nicht die Erwartung, daß ich mir die Zeit nehme, sie vorzutragen. Ich erwähnte Silicea. Da sind Arsenicum, Mercurius corrosivus, Cadmium, Phosphorus, ...“

Sp.: Jetzt werdet ihr immer wieder diese Namen hören, immer wieder diese Namen hören. Deswegen lasse ich das vorlesen, damit ihr langsam so ein Gefühl ins Blut bekommt.

„ ...Kalium bichromicum ist öfter bei echtem Magengeschwür angezeigt; ich fand es bei echtem Krebs nicht ausgesprochen passend, aber wenn es Beziehung zu dem Fall hat, kommt es unzweifelhaft in Frage; aber Arsenicum erscheint durchgehend in allen Krebsstudien. ...“

Sp.: Hört gut zu! Nochmals: „ ...aber Arsenicum ...“

„ ...aber Arsenicum erscheint durchgehend in allen Krebsstudien. Wo immer im Körper sich Krebs entwickelt, darf man die Pathogenese von Arsenicum nicht übersehen. Arsenicum hat alles, was mit Krebs zu tun hat, aber nach meinen Erfahrungen ist es besonders bei Fällen des Magens, des Darms und der Haut angezeigt; bei Magen- und Darmfällen ist Arsenicum eine herausragende Arznei. ...“

Sp.: Das kann ich bestätigen. Arsenicum ist etwas Wunderbares. Zumindest um die Leute aus dem Schwersten, aus dem Gröbsten herauszuziehen. Ja.

„ …Sie kennen alle seine Anzeigen: Den Patienten geht es > durch warme und < durch kalte Getränke, und natürlich haben sie die Schwäche. Warme Getränke sind meist das einzige, was die Patienten vertragen können, das genaue Gegenteil von Phosphorus. Phosphorus ist eher geeignet bei Blutungsneigung. (…)"

Sp.: Gehen wir zum Plumbum.

„Plumbum ist noch eine Arznei, die – wie ich sehe – Dr. KENT übersehen hat, die aber den Arzt, der sie benutzt, manchmal belohnt. Ich habe Plumbum einige wunderbare Arbeit tun sehen, wenn die charakteristische Verstopfung, Schwäche und Abmagerung vorhanden war. …"

Sp.: Jetzt wieder ein Mittel, das unsere Achtung sehr verdient. Speziell bei Tumoren des Ösophagus.

„ …Dr. KENT lobt Alumina sehr und erwähnt es häufig. Die Symptomatologie von Alumina hat viel von Plumbum. Die Ärzte, die uns soviel über seine Gefahren berichtet haben, wußten worüber sie sprechen; es ist ein heimtückisches und schädliches Ding. Es kann Jahre dauern, bis sich die Alumina-Verstopfung entwickelt hat, aber bei einem anfälligen Patienten wird sie sich entwickeln und Sie werden das wahre Bild von Krebs haben – Anämien, Neuralgien, die eigentümliche Art von Verstopfung und die Teillähmung, die damit zusammenhängt. Die besten Ergebnisse erzielt man meiner Erfahrung nach mit Alumen und Alumina silicata, die ich häufig nutzbringend eingesetzt habe. (…)"

Sp.: Ich erinnere mich an einen schönen Fall, den ich gelesen habe, von Ösophaguskarzinom. Der Patient konnte nicht mehr schlucken, ich glaube, es ist ein Fall von Dr. CHAND. Er wurde mit Alumina behandelt und das ging so, so, und dann kam eine Grippe dazwischen und er hat so geschrieben: „Für die Grippe habe ich Phosphorus verschrieben, C30, und nachher plötzlich hat Alumina wunderbar gewirkt." Da war aber die Phosphoruswirkung auch da, nicht? Diese Grippe war etwas ganz Wichtiges. Er wurde geheilt, komplett geheilt, dieser Fall: Alumina, Phosphorus, Alumina. Und das Interessante, wenn ich es gut im Kopf habe, ist, daß im Laufe der Alumina-Behandlung ein paar Mal so eine Grippe aufgetreten ist. Und jedes Mal hat er Phosphor gegeben. Lesen wir noch ein bißchen weiter. Vielleicht jetzt bei Condurango.

„Condurango, Graphites, Hepar, Hydrastis, Lycopodium, Mercurius und Mercurius jodatus flavus, Acidum nitricum, (...)“

Sp.: Wissen Sie, das müssen Sie nicht unbedingt aufschreiben, das sind so Mittel, die er aufzählt, wo ich aber das Gefühl habe, die sind nicht so häufig in der Krebsbehandlung. Viel häufiger sind ... hören Sie mal den Text und schauen Sie, was sich immer wiederholt. Ich lasse diesen Text extra lesen, weil da drin ganz wichtige Dinge stehen, betreffend der Mittel. Gerade diese Reihe ist nicht speziell ... die nächste: „Phosphorus“ noch ...

„ Phosphorus, Phytolacca, Psorinum, Sanguinaria, Sepia, Silicea und Sulfur. ...“

Sp.: Ja, das sind mächtige Mittel, wenn das Gröbste beim Krebs behandelt ist, nachher sofort unmittelbar schließen sich diese Arzneimittel an, nicht? Ja, Phosphor z.B., man hat gegeben Carbo animalis und dann kommt Phosphor raus, und dann kommt Sepia am Schluß raus. Ja.

„ ...Zwei weitere Mittel möchte ich dieser Liste gern noch hinzufügen: Thuja und Sabal serrulata. (...)
Vier Arzneien bei Krebs am Penis: Arsenicum, Belladonna, Carbo animalis, Carb. sulf. Diese sind oft angezeigt. Es gibt noch ein paar mehr: Conium, Phosphorus, Phytolacca, Silicea, Spongia, Thuja.
Epitheliom: Carbo animalis, Phosphorus.
Scirrhus: Carbo animalis, Alumina.
Hodenkrebs: Spongia.
Uteruskrebs: Wir haben 50 Arzneien, und es macht keinen Sinn, diese zu wiederholen. Aber wir haben die Kohlenstoffe, die Arsenverbindungen, Bufo und Conium, die in der gleichen Rubrik durchgehen. Es mag hier und da ein paar Zusätze geben, aber es sind sehr wenige und von niedriger Wertigkeit.
Krebs der Vagina: Kreosotum. ...“

Sp.: Kreosotum: wiederum eine Kohle. Die Kohlen haben eine <u>große</u> Wirkung.

„ ...Kehlkopfkrebs ist interessant: Es gibt nicht viele Arzneien: Arsenicum, Acidum nitricum, Phosphorus, Sanguinaria, Thuja.
Achselkrebs: Asterias. ...“

Sp.: Ja. Asterias rubens, der Seestern. Ja – Was für ein Symptom hat Asterias? [...]
T.: Tabakrauchen verbessert.
Sp.: Wirklich?
T.: Ja.
Sp.: Schauen wir im Repertorium nach. Unter *Generalities; Tobacco; smoking; amel.* [Kein Aster.!]
Was bessert allgemein?
T.: Bei Asterias ist bekannt linksseitige Brustschmerzen, rechtsseitige Ovarialschmerzen.
Sp.: Sehr gut. Oder noch was, was ist das berühmteste Symptom von Asterias? ... Dieses Gefühl, daß die Brustwarze nach innen gezogen wird. Wie durch einen Draht wird [sie] nach innen gezogen.
T.: Entschuldigung, das ist Aranea [bei Tabak >]
Sp.: Eben. Das ist Asterias, eine berühmte Arznei von Eli JONES. Lesen wir noch ein bißchen weiter.

„ ...Krebs der Zunge und des Schlundes macht viel Mühe. Wir können sicher besseres tun als zu operieren. Ich war überrascht über die Anzahl der Arzneien, die Dr. KENT zusammengestellt hat. In dieser Rubrik finden wir Apis, Alumina, Arsenicum. Es wäre gut, Beiträge zu folgenden Arzneien zu schreiben: Apis, Arsenicum, Aurum, Acidum benzoicum, Calcium carb., Carbo animalis, Causticum, Conium, Crotalus horridus, Hydrastis, Kalium chloricum; Kalium cyanatum...“

Sp.: Kalium cyanatum war eine berühmte Arznei von Eli JONES für Krebsfälle der Zunge, die sehr fortgeschritten sind.

„ ...Kalium cyanatum ist eine gute Arznei und hat in der Literatur einen recht guten Ruf, da sie einige Fälle geheilt hat; Lachesis, Acidum muriaticum, Acidum nitricum, Phosphorus, Phytolacca, Sepia, Silicea, Sulfur, Thuja. Ich habe dieser Liste noch Radium bromatum hinzugefügt. Ich hatte mit Radium bromatum mehr zufriedenstellende Ergebnisse als mit jeder anderen Arznei.
Auch Rektumkrebs und -geschwüre stellen Sie vor eine schwere Aufgabe. In einigen dieser Fälle, wenn sie nicht zu weit fortgeschritten sind und Spezialisten nicht zuviel daran herumgepfuscht und geschnitten haben, können sie wirklich etwas tun. Alumina, Calcarea, Causticum, Chamomilla (eine Arznei in Fettdruck bei Rektumkrebs), Carbo animalis, Hepar, Hydrastis, Kalium carbonicum, Jodum, Paeonia. (...)“

Sp.: Diese da unten noch:

„Petroleum, Phosphorus, Pulsatilla, Sarsaparilla, Syphilinum. (...)"

Sp.: Ja – wir haben es geschafft. Vielen Dank.
Jetzt, ich weiß – ich bewundere euch für eure Geduld, daß ihr das alles so gelassen hinnehmt, oder wie sagt man, mutig, aber ich erkläre euch den Sinn dieser ganzen Lektüre. Plötzlich entdecken wir jetzt, wenn wir diesen Autor lesen, eine Reihe von Mitteln, die die früheren Autoren überhaupt nie verwendet haben, z.B. man findet bei BURNETT, bei CLARKE, bei Eli JONES sowieso, kaum einen Fall von Phosphor, kaum einen Fall von Carbo animalis. Alle diese Mittel, die wir da kennen, unsere bekannten Mittel, sind kaum verwendet worden durch unsere Krebsspezialisten. Und jetzt, als ich auf dem Weg dieser Studie war, habe ich mich gefragt: ja, aber, wie soll man jetzt anfangen, soll man jetzt nach BURNETT oder nach CLARKE oder nach Eli JONES oder nach GRIMMER arbeiten? Deswegen habe ich den nächsten Autor dann genommen, der aufgebaut hat auf diesen Alten, und der hat wirklich ... es ist wunderschön, daß wir in der Gegend sind, wo er gewohnt hat ... der Herr SCHLEGEL. Also, es ist wunderschön, daß es einen Herrn SCHLEGEL gegeben hat. Er hat dieses ganze Wissen genommen und in die Praxis umgesetzt. Und jetzt schauen wir uns die Arbeit vom Herrn SCHLEGEL an. Ich habe natürlich Eli JONES übersprungen jetzt. Ich habe es gemacht nur im Wissen, daß im Buch von SCHLEGEL eine sehr schöne Beschreibung von der Arbeit von Eli JONES drinsteht und deswegen lesen wir die jetzt vor. Ist ganz kurz, aber sehr prägnant.
Wer möchte mir helfen? Ich habe leider ein Skript da, das durch einen Kollegen ausgeteilt wurde und das stimmt nicht überein mit eurem Skript, so kann ich nicht die Seitenzahl angeben, jetzt. Ich habe nur die Seitenzahl vom Buch von SCHLEGEL *Die Krebskrankheit*, ein altes Skript mit alten Zahlen. Also in diesem Skript ist es auf Seite 73: „Gewissermaßen als Einleitung ..."

[E. SCHLEGEL, *Die Krebskrankheit – Ihre Natur und ihre Heilmittel*, Hippokrates, 1927, S. 109 {107}]
„Gewissermaßen als Einleitung in die homöopathische Therapie ist hier noch über ein Buch zu berichten: E l i G . J o n e s , Cancer, its causes, symptoms & treatment. Greaves publishing Co., New York City. Im Titel (vom Jahre 1911) wird noch bemerkt, daß über 40jährige Erfahrung vorliege. ..."

Sp.: Also 40jährige Erfahrung in der Krebsbehandlung. Er hat nur Krebse behandelt.

„ …Es ist das gute warmherzige Buch eines amerikanischen Eklektikers, der die Homöopathie schätzt und viele ihrer geprüften Mittel verwendet, ausdrücklich hervorhebt, daß er die genaueren Indikationen der homöopathischen Lehre verdanke, was auch jedem Kenner bald ersichtlich wird. J o n e s nimmt insofern einen abweichenden Standpunkt ein, als er die Mittel meist in tiefen Gaben (Urtinktur und niedrige Potenzen) relativ reichlich gibt; …"

Sp.: Also, es ist tröstlich zu sehen, daß SCHLEGEL schon in die Kategorie Menschen gehört, die sagen: „JONES nimmt insofern einen abweichenden Standpunkt ein, daß er die Mittel in tiefen Gaben gibt." Also, SCHLEGEL ist schon in die Kategorie der hohen Gaben hinein gekommen, nicht?

„ …jedoch verwendet er z.B. Lachesis 6, Thuja 30 und die S c h ü s s l e r'schen biochemischen Mittel meist in 6. Verreibung. Öftere Gaben und äußerliche Anwendungen (z.B. der Tinkturen mit Glyzerin) sind ihm vertraut, besonders auch Ätzungen mit Karbolsäure, Zinkchlorid, Chromsäure. Auf Arsenikätzungen hält er jedoch nichts, erklärt sie für zu gefährlich und zu schmerzhaft. Sein Standpunkt ist recht amerikanisch, praktisch und achtenswert aufrichtig.
Den Operationen gegenüber ist Jones schroff ablehnend; ebenso gegen die Strahlentherapie (Röntgen). Beides bedarf der Einschränkung, zumal seit 1911 die Technik sehr verbessert ist. …"

Sp.: Also das Vorwort zu diesem Buch ist 1926.

„ …Der grundsätzliche Gesichtspunkt ist ja richtig und wird von mir im allgemeinen geteilt. In der Diätfrage ist Jones sehr entschieden. Alkohol bedeutet für Krebskranke Öl ins Feuer. Alle anderen Reizmittel, Tee, Kaffee, viel Fleisch vermindern Kraft und Widerstand des Organismus. Hebung der Nervenkräfte und des Lebens ist die erste Aufgabe, denn geschwächte Vitalität ist die Ursache des zunehmenden Krebses: jede Epidemie, Krieg, Finanzkrisen vermehren die Zahl der Krebsfälle. Von innen heraus muß auch wieder die Heilung kommen: Chirurgie ist die letzte Zuflucht eines inkompetenten Arztes. Um die Reaktion des Lebens zu gewinnen, muß viel frische Luft zur Anwendung kommen; zeitweise ein Bad mit etwas Bittersalz (schwefelsaure Magnesia) wirkt günstig und auch schmerzlindernd. Vor jeder Krebskur muß allen Kraftverlusten des Organismus vorgebeugt werden; dauern sie gewohnheitsmäßig fort, so ist keine Heilung möglich. Bei schlechtem Puls und bei Röntgenopfern gibt Jones kleine Dosen von Strychninum sulfuricum als Anfangs- und Zwischenmittel."

Sp.: Vielen Dank. Jetzt zählt er ein bißchen auf die Arzneimittel, die er verwendet hat, und da sieht man, daß im Grunde genommen Eli JONES sehr knapp zusammengefaßt hat, was das Wesen dieser Mittel ist. Zum Beispiel:
Hydrastis. Für ihn war Hydrastis ein Fall von Brustkrebs mit lanzinierenden Schmerzen, breiter Zunge mit Zahneindrücken, Blähungen und Verstopfung. Diese vier Symptome haben genügt, daß er Hydrastis verschreibt. Und dann hat er Hydrastis in Tinktur gegeben, in sehr tiefen Potenzen. Das ist im Grunde genommen so circa das, was wir gesehen haben bis jetzt, nicht? Wir haben einen fortgeschrittenen Krebsfall, schauen jetzt, was sind die Symptome, die auffallen und da finden wir: Zunge mit Zahneindrücken beim Brustkrebs, diese Verstopfungen, diese Verdauungsstörungen im Magen; da denkt man an Hydrastis. Wenn wir noch einen Riß im Mundwinkel haben, um so besser.
Kalium muriaticum. Bei Kalium muriaticum war das Auffallende der Brustkrebs mit einem weißen Belag auf der Zunge. Wenn wir die Pathogenese von Kalium muriaticum lesen sieht man, daß das Leitsymptom ist: weiße Fibrinbeläge überall. Oder:
Calcium fluoricum: die harten, alten Knoten, so höckerig.
Condurango: wunde Mundwinkel und krampfige Schmerzen im Magen bei Brustkrebs.
Asterias rubens: lymphatisches Temperament, rotes Gesicht, lanzinierende Schmerzen. – Ganz einfache Indikationen. Und das stimmt überein mit der homöopathischen Materia Medica, nicht? Nichts dagegen.
Lachesis: wenn die Blutungen erleichtern. Also ein Krebs mit Blutungen, die erleichtern, die Blutungen sehen so aus, daß sie wie verbranntes Stroh aussehen, so koagulierte Teile wie verbranntes Stroh.
Kreosot bei Uteruskarzinom mit Brennen wie Kohlen. Wenn wir nur diese einfachen Dinge im Kopf behalten, das kann uns helfen zu finden die Mittel auch in der Homöopathie. Sie sind gar nicht so schlecht, seine Indikationen, muß ich sagen. Es kommt eine Frau mit einem Uteruskrebs wie brennende Kohle, und wenn wir an Kreosot denken, können wir weiter suchen nach den Symptomen von Kreosot. Wenn wir an Kreosot nicht denken, dann finden wir es nicht, weil das eine Arznei ist, die wir selten verschreiben.
Sempervivum tectorum: Zungengeschwüre, da sind sehr schöne Kasuistiken von Zungenkrebs. Sempervivum tectorum. Nachher:
Acidum aceticum, Essig: er sagt, das ist das einzige Mittel, das fähig ist, die Krebszellen im Magen aufzulösen. Also, er hat es in Tiefpotenz gegeben.
Lapis albus: Fibroide mit brennenden Schmerzen.
Jod: Pankreaskrebs mit Abmagerung, Eßsucht, Hitzeschauer und so fort.
Das ist die Homöopathie, wie sie Eli JONES betrieben hat. Er hat einfach

Organmittel gegeben, und mit gutem Erfolg, wenn man seine Fälle schaut. Er hat viele Hunderte, sogar Tausende von Fällen von Krebs geheilt. Was sagt SCHLEGEL dazu?

[SCHLEGEL, 1927, S. 112 {110}]
„Diese Bemerkungen, keineswegs vollständig, entfernen sich natürlich vom Ideal der homöopathischen Heilkunst durch ungebundene Zugriffe, durch Mischung der Mittel, durch große Arzneigaben. Immerhin sind sie höchst dankenswert bei einer Krankheit wie Krebs, gegen welche doch nur der Erfolg gilt. (...)“

Sp.: Also, man sieht, SCHLEGEL ist schon weiter. Er hat schon zuviel Wissen jetzt um die Krebskrankheit, als daß er jetzt anfangen würde mit Urtinkturen und Gemischen ranzugehen. Er geht anders vor. Wie geht er vor? Das wollen wir jetzt schauen. Wir werden jetzt bis ... bis die Zeit reicht, Kasuistiken von ihm anschauen. Wer hilft mir bei der Lektüre? Also, Seite 77 in diesem Skript.

[SCHLEGEL, 1927, S. 115 {113}]
„Würden wir homöopathischen Ärzte uns mit Vertrauen auf unser Heilsystem und mit etwas Mut auf der ganzen Linie an die Bekämpfung jener bösartigen Geschwülste heranmachen, wir brächten in wenigen Jahren ein auch den Gegner überzeugendes kasuistisches Material zusammen, das die Erfolge der Röntgenbestrahlung weit in den Schatten stellen würde.“

Sp.: Das ist sehr schön. Heute hat mir Herr Dr. B. gesagt, es wäre schön, wenn man sich hier und da trifft und die Erfahrungen, die man gesammelt hat, auch austauscht. Das finde ich eine sehr gute Idee. Wenn man einige Krebsfälle geheilt hat, dann sollte man die in einer Runde bringen, und jeder bringt seine Fälle mit, und so kann man das Wissen potenzieren und man kommt schnell vorwärts. Er macht uns viel Mut, SCHLEGEL.
Jetzt kommt ... da auf der nächsten Seite: „In den Homöopatischen Monatsblättern ...“

[SCHLEGEL, 1927, S.116 {114}]
„In den Homöopatischen Monatsblättern 1907, Nr. 10, teilt Staeger weitere drei Fälle von Krebsheilungen mit, aus welchen ich den nachfolgenden hier zum Abdruck bringe: ...“

Sp.: Ich bringe diese Kasuistiken nur aus folgendem Grund: Da ist ein seltenes Mittel beschrieben, das aber bei allen Autoren als höchst wirksam bezeichnet wird, obwohl ich gar nichts in der Literatur finden konnte an feineren Symptomen. Aber das sind sehr schöne Krebsheilungen da und ich wollte es mal erwähnen. Lesen wir mal das.

„ …Der z w e i t e F a l l betrifft eine Frau M. in Bern und ist dem Fall 1 sehr ähnlich. Es handelt sich auch um Brustkrebs und zwar um eine karzinomatöse, h a n d g r o ß e Geschwürsbildung der rechten Brustdrüse. Im Innern der Brust ließ sich eine apfelgroße Verhärtung, die allerdings noch beweglich war, nachweisen (Drüsenanschwellungen in der Achselhöhle). Nur das beständige Drängen des Hausarztes zur Operation brachte die Frau, die auf Homöopathie bisher nicht viel gehalten, in meine Behandlung. Der Homöopath hat ja immer die dankbare (!) Aufgabe, gerade die schwersten Fälle in Behandlung zu bekommen. …“

Sp.: Das könnte man auch unterstreichen.

„ …Die Frau lag schon seit 3 Wochen zu Bette, hatte gar keinen Appetit mehr und war elend und schwach. – Ich verordnete ihr Sedum repens 30., …“

Sp.: Halt. Entschuldigung. „Ich verordnete ihr Sedum repens“, das ist diese berühmte Arznei, die von vielen gelobt wird, „30, viermal täglich.“ Jetzt kommen wir zur Dosierung von SCHLEGEL, nicht? Er hat ja viele Tumoren behandelt. Schaut mal, jetzt plötzlich eine C30 viermal täglich.

„ …viermal täglich fünf Körner, und ließ äußerlich Kompressen mit verdünnter Calendulatinktur machen, welche ich nach und nach unverdünnt anzuwenden befahl. Das erste war: Der Appetit kam wieder, die Frau verlangte zu essen. Das Aussehen wurde besser, der Blick heller. Die Patientin konnte nach 14 Tagen aufstehen, das Geschwür schied massenhaft schleimigen Eiter ab, reinigte sich, wurde nach und nach kleiner und ist jetzt seit bald 4 Monaten total geschlossen. Ich hatte die Patientin am 14. Januar 1907 das erste Mal besucht. Der Knoten ist nur noch nußgroß, schmerzlos. …“

Sp.: Es ist erstaunlich, was dieses Mittel gemacht hat bei diesem sehr fortgeschrittenen Karzinom, in dieser Dosierung. Vergessen wir nicht diese Substanz: Sedum repens. Und ich hörte von Forschung, heute beim Mittagessen, das wäre gerade eine Substanz, die eine Arzneimittelprüfung verlangt, eh? Sedum repens.

„ ... In Nr. 10 der Homöopatischen Monatsblätter von 1907 führt Dr. S t a e - g e r einige Fälle von Brustkrebs an, welche er durch Sedum repens geheilt hat. Ich bat den Verfasser des betreffenden Artikels, mir eine Probe von dem Mittel zu überlassen und wandte dasselbe bei verschiedenen Kranken an. Der erste Fall ist zu auffallend, als daß er verschwiegen werden dürfte. Eine Frau, 74 Jahre alt, erkrankte an Gelbsucht, mit Schmerzen in der Lebergegend und Erbrechen von dunklen Massen. Der hinzugerufene Arzt stellte die Diagnose auf Entzündung der Gallenblase. Bei meiner Untersuchung, welche einige Wochen später stattfand, war die Leber vergrößert, der Leberrand deutlich mit Knoten durchsetzt. Es war noch immer Gelbsucht vorhanden, und die Kranke klagte über schreckliche, besonders des Nachts, heftiger werdende Schmerzen in der Lebergegend, hochgradige Abmagerung, Erbrechen, Appetitlosigkeit u. dgl. ...“

Sp.: Ja, wenn wir das so sehen, würde man denken: ein Bild von Arsenicum album, so im ersten Moment.

„ ...Ich stellte die Diagnose auf Leberkrebs und verordnete Cancroin. ...“

Sp.: Cancroin, so eine Nosode.

„ ...Die Schmerzen ließen darauf wohl etwas nach – wenigstens am Tage – wurden aber mit der Zeit so unerträglich, daß ich zu Morphium greifen mußte. Tägliche Einspritzungen von ein- bis zweimal 0,01 Morphium hydrochloricum linderten zwar die heftigsten Schmerzen, hielten aber den Kräfteverfall der Patientin nicht auf. Sie war dem Tode nahe. Da las ich den Artikel von Dr. S t a e g e r und erlebte folgendes: Am zweiten Tage nach Einnahme von Sedum repens waren die Schmerzen v o l l s t ä n d i g v e r s c h w u n d e n. Die Patientin schlief ohne Morphium. Die bis dahin belegte Zunge reinigte sich. Appetit stellte sich ein, die Kräfte nahmen zu, und nach 5 Wochen wandelte Frau S. wieder umher. Plötzlich war das Mittel vergriffen. Was nun tun? Die Knoten in der Leber sind noch vorhanden – der Fall ist also noch nicht geheilt. Ich wandte mich wiederum an Dr. S t a e g e r und erhielt jetzt ein Präparat, welches er Sedum specificum benannt hatte. Da bei der Patientin infolge eines Diätfehlers sich wiederum heftige Schmerzen einstellten, so gab ich derselben jetzt Sedum specificum und erlebte denselben Erfolg wie bei Sedum repens.
Als ich sie vor kurzem besuchen wollte, um eine Nachuntersuchung vorzuneh-

men, war dieselbe verreist – ein Zeichen, daß das Mittel bei vorliegendem Krebs auch in dem hohen Alter der Patientin Erfolge erzielt hat, wie man sie von keinem bisher angepriesenen Mittel zu verzeichnen hatte.
Ein zweiter Fall, der mit Sedum repens bzw. Sedum specificum behandelt wurde, war folgender: Ein Schuhmachermeister, E. Sch., erkrankte an Gelenkrheumatismus. Nach Verschwinden der fieberhaften Erscheinungen und nach Beseitigung der Herzentzündung nahmen die Kräfte so ab, daß der Patient nur mehr „gestützt" im Bette aufrecht sitzen konnte. Schmerzen in der Magengegend traten auf, welche nach den Seiten hin ausstrahlten, verbunden mit Erbrechen und Schlaflosigkeit. Der Kranke bot das Bild eines kachektischen, entkräfteten Mannes. Die Leistendrüsen waren deutlich vergrößert.
Eine Geschwulst an der Leber, am Magen oder an der Bauchspeicheldrüse war nicht nachzuweisen. Da ich den Fall als höchst bedenklich ansah und eine krebsartige Entartung vermutete, bat ich einen Kollegen, den Fall zu untersuchen. Derselbe sagte: „Wenn ich auch keine Geschwulst nachweisen kann, so nehme ich in diesem Falle eine krebsige Neubildung im Unterleib an". Ich verordnete darauf Sedum repens und erlebte die Freude, daß der Todeskandidat nach Wochen wieder umher ging und seinen Beruf ausfüllte."

Sp.: Ja, da sind mehrere Fälle mit Sedum repens. Vergessen wir dieses Mittel nicht, untersuchen wir es, machen wir eine Arzneimittelprüfung. Aber, was kommt jetzt?

[SCHLEGEL, 1927, S. 118 {116}]
„Man könnte nach so gehäuften guten Erfahrungen glauben, daß ‚das Krebsmittel' nun endlich gefunden sei; aber die Freude fortgesetzter Erfolge von einem Mittel dauert gewöhnlich nicht allzulang. Ich habe Ähnliches auch schon erlebt, und plötzlich hörten die Erfolge auf. Es kommen aber auch örtliche und zeitliche Dispositionen in Betracht, wie namentlich Rademacher und seine Schüler beobachtet haben. (...)"

Sp.: Jawohl, vielen Dank. Also, das war nur so eine Klammer für dieses Mittel. Es brauchte diese Würdigung, dieses Mittel, das so unbekannt ist und doch so eine Kraft hat. Vielen Dank.
Jetzt machen wir aber die ganz interessante Analyse der SCHLEGEL-Fälle. Wer möchte da ein bißchen lesen? ... Ja gerne, kommen Sie.
Er sagt: „Ich will die unerfreulichsten Krebse, die der weiblichen Brustdrüse, voranstellen." Das ist sehr interessant, für SCHLEGEL sind das die Schwierigsten zu behandeln, z.B. Darmkrebs ist für ihn gar nicht so schwierig, sagt er.

[SCHLEGEL, 1927, S. 127 {124}]
„Ich will die unerfreulichsten Krebse, die der weiblichen Brustdrüse, voranstellen: Frau H. hier, eine robuste Person von 48 Jahren, kam am 6. Juni 1901 zu mir und zeigte mir ihre Brust, welche seit längerer Zeit unregelmäßig verhärtet war. Die ganze rechte Mamma war fest infiltriert, höckerig, besonders die seitliche obere Partie. Achseldrüsen vorhanden; Warze eingezogen. Die Brust der Sitz schmerzhafter scharfer Stiche; Periode schwach. Befinden sonst gut. Ich verordnete Belladonna 30 und Bryonia 30, nach einigen Tagen Bellis perennis in Tinktur. Schon am 21. Juni war die Verhärtung bedeutend vermindert, hatte sich nur nach oben lateralwärts erhalten. Jetzt Conium maculatum 30. Am 2. Juli noch unbedeutende Reste; am 18. Juli kein Befund und keine Beschwerden mehr. – Im Jahre 1903…"

Sp.: Also 2 Jahre später.

„ …kam dieselbe Patientin wieder mit erneuter Verhärtung, die aber nicht so bedeutend war als das erste Mal. …"

Sp.: Aufpassen!

„ …Sie erhielt Conium und später Carbo animalis, wonach jede Härte sich verlor. Bei einer gelegentlichen Begegnung hat sie mir gesagt, daß alles gut sei. Man könnte hier gleich an der Krebsnatur der Geschwulst zweifeln. …"

Sp.: Entschuldigung. Kann man zweifeln, wenn man eine höckerige Verhärtung hat, mit Einziehung der Brustwarzen, mit Stechen in dem Tumor, an der krebsigen Natur?
T.: Und Lymphknoten.
Sp.: Und Lymphknoten. Das ist eine klare klinische Diagnose. Er ist zu bescheiden, Herr SCHLEGEL, aber das gefällt uns. Bescheidene Menschen gefallen uns.

„ …Alles wohl erwogen, möchte ich es nicht tun, trotz des ganz ungewöhnlichen raschen und günstigen Verlaufs; sicher ist, daß die Patientin sofort operiert worden wäre bei chirurgischer Richtung der Therapie. …"

Sp.: Da sieht man ganz deutlich, daß Dr. SCHLEGEL das ganze Wissen der Vorgänger in der Hand hat, jetzt … ganz klar, er sucht nur nach der Form, nicht? Aber jetzt sind die Mittel schon in seiner Hand: das ganze Wissen von

BURNETT, CLARKE, BÖNNINGHAUSEN, hinauf zu KENT, zu GRIMMER ... Das manipuliert er jetzt: Conium, Carbo animalis, Belladonna, Bryonia – erinnert euch an diese Liste von BÖNNINGHAUSEN, alles steht schon drin – und in C30, in täglichen Gaben. Das werden wir noch lesen. Nächster Fall bitte.

„ ...F r ä u l e i n P . B . h i e r, 51 Jahre alt, kommt im April 1900 in meine Behandlung. Sie ist psychisch nicht ganz normal, hat vor einigen Jahren einen Selbstvergiftungsversuch mit Phosphor gemacht..."

Sp.: Aufpassen, sie hat einen Selbstvergiftungsversuch mit Phosphor gemacht. Und jetzt.

„ ...und bot darauf das Bild der akuten gelben Leberatrophie, erholte sich aber wieder völlig, abgesehen von großer Magerkeit. Sie hat jetzt eine verhärtete linke Brustdrüse. – Sie erhält Hydrastis 3, unter dessen Gebrauch sich die Härte völlig zurückbildet, die Warze wieder frei wird. Im August desselben Jahres war von der Geschwulst nichts mehr zu finden. ..."

Sp.: Es ist sehr interessant, obwohl er wußte von der Phosphorintoxikation, hat er nicht [daran] gedacht, Phosphor zu geben. Er hat einfach die Symptome genommen und Hydrastis gegeben. Das ist Homöopathie. Das andere ist Isopathie, nicht? Und die Homöopathie ist der Isopathie immer weit überlegen.

„ ...Es ist möglich, daß die frühere Phosphorvergiftung den Krebs entwickeln half; ..."

Sp.: Er hat es ganz klar wahrgenommen, SCHLEGEL, aber er hat trotzdem nicht Phosphor gegeben. Das ist ein Mann, der schon sehr viel wußte.

„ ...gerade deshalb mögen die konstitutionellen Ursachen weniger stark gewesen sein und einer Therapie zugänglicher. ..."

Sp.: Nächster Fall.

„ ...F r a u M . h i e r, 46 Jahre alt, erscheint 1903 mit Induration über der linken Warze und Einziehung der letzteren. – Sie wird vom Januar bis zum Juni behandelt; ihre erschöpfenden Periodenblutungen hatten einen Zustand von Anämie bewirkt, der im Laufe der Zeit sich besserte. Auch sie nahm Hydrastis und am 26. Juni fand sich von der früheren Härte nichts mehr vor; die Warze war wieder in Ordnung. …“

Sp.: Seht ihr, wie lieb der Dr. SCHLEGEL ist, er schenkt uns allen dieses Wissen. Er zeigt uns, mit welchen Mitteln er Brustkrebs geheilt hat. Man muß es nur lesen und den Mut haben, das in die Praxis umzusetzen. Und ihr seht, daß wenn die Brustwarze eingezogen ist, [es] ein Zeichen der Heilung ist, daß die Brustwarze wieder an ihre alten Stelle rauskommt. Das beschreibt er sehr schön da drin. Also, [das] ist auch ein Parameter, die Brustwarze kommt raus, die Brust bekommt ihre alte Form.

„ …F r ä u l e i n L . h i e r, 40 Jahre alt, kommt am 15. Februar 1906, bemerkt sei kurzem einen Knoten in der linken Mamma nach oben außen. Es ist eine halb pflaumengroße Portion harter Drüsenläppchen, etwas aufgeworfen, keine Schmerzen verursachend. Patientin ist umso mehr beängstigt, weil wegen einer ähnlichen Affektion ihrer Schwester eine Brust abgenommen wurde. Verordnung: Conium 30. Schon am 17. März ist die Härte völlig beseitigt; …“

Sp.: Ein Monat.

„ …Kontrolle am 20. April und am 15. November ergab normale Verhältnisse. …“

Sp.: Wiederum Conium. Seht ihr, wie schön? Jetzt kommt langsam Klarheit in die ganze Szene. Ja … nächster Fall.

„ …F r a u S c h . in N., 50 Jahre alt, kommt am 7. Dezember 1894, gibt an, daß sie im Herbst an die rechte Brust gestoßen worden sei und seit etlichen Wochen einen Knoten bemerke. Ich finde die ganze Brustdrüse gleichmäßig etwas härter als die linke und verordne Bellis perennis. Am 31. Dezember läßt sich eine Partie oberhalb der Warze als fester und vorgewölbter erkennen; die Haut etwas gerötet. Ich nehme an, daß ein Abzeß in Vorbereitung ist und verordne Hepar sulfuris und Belladonna. Am 11. Januar 1905 Aufbruch. Die Brust ist wieder normal, aber merkwürdigerweise bleibt eine kleine Infiltration über der Warze bestehen; eine Verkrustung läßt zuweilen noch etwas Eiter austreten. … „

Sp.: Jawohl, also diese Bellis perennis-Geschichte hat er übernommen von den alten Autoren. Das ist alles uns geschenkt. Nächster Fall.

„ …C. Sch., 48 Jahre, ledig, aus K., kommt am 30. Oktober 1886 in meine Behandlung. Sie war im Krankenhaus, wo man ihr die linke Brust operieren wollte. Hier ist seit einigen Wochen ein Knoten von ihr wahrgenommen worden. Sie hat eine nußgroße Verhärtung in der oberen Hälfte der linken Mamma. Drüsen in der Achselhöhle; deutlich fühlbares „Murmeln" in der Geschwulst bis unter den Arm. Sie erhält Conium und Bryonia. …"

Sp.: Conium und Bryonia! Immer diese Arzneien, immer diese Arzneien. Ja …

„ …Erst im Jahre 1888 sehe ich sie wieder; sie hat inzwischen noch öfter homöopathische Mittel nach eigenem Ermessen eingenommen; von einer Geschwulst ist keine Spur mehr vorhanden. Dann sah ich die Patientin wieder im Jahre 1894, wo sie angab, nach Influenza Schmerz in der linken Brust zu spüren; es war aber objektiv nichts nachweisbar. Endlich kam sie 70jährig im Oktober 1907 wegen Katarrhs und Kopfschmerz, …"

Sp.: Elf Jahre später, nicht?

„ …sonst ganz gesund. Ich verwendete diese Krankengeschichte wegen der langen Beobachtungszeit, die über die Geschwulstbildung hinging.
Frau F. in U., 33 Jahre, im September 1892 in meine Behandlung gekommen wegen einer kleinen Härte unter der linken Brustwarze, die seit einigen Monaten besteht und operiert werden sollte. …"

Sp.: Halt: Sie erhält – was wohl? Was rät ihr?
T.: Conium und Bryonia.
Sp.: Sie sind einer, der schnell lernt. Lesen wir.

„ …Sie erhält Belladonna, Bryonia und später Conium. Am 17. November ist die Verdichtung nur noch angedeutet, später verlor sie sich ganz, und diesen Erfolg konnte ich bis zum Jahre 1906 feststellen, wo die Patientin aus der Gegend verzog."

Sp.: Also, 14 Jahre später, nicht? Lange Nachbeobachtung, das meinte ich vielleicht heute morgen, nicht? Nächster kleiner Fall.

[SCHLEGEL, 1927, S. 130 {128}]
„Kinderschwester Sch., 48 Jahre, aus St., kommt im November 1892 mit einer Verhärtung der inneren Partie der linken Brustdrüse. Sie wurde

schon von drei Ärzten beraten und einmütig zur Operation gewiesen, die Geschwulst als krebsig erklärt. Patientin war ohnehin schon viel krank, hat an Magenblutungen gelitten und bietet für die homöopathische Mittelwahl gute Vorbedingungen. ...“

Sp.: Jetzt diese Krankengeschichte sieht ein bißchen wie meine aus. Lesen wir.

„ ...Sie erhält Bryonia und ferner Mercur, Hepar, Conium, Lycopodium, Belladonna, Arsenik, Phosphor und andere Mittel, welche volle Heilung der Brust und jahrelange Arbeitsfähigkeit ermöglichten. Im Jahre 1902 und 1905...“

Sp.: 13 Jahre später.

„ ...sah ich die Patientin persönlich wieder. Sie hatte inzwischen verschiedene Krankheitsfälle erlitten, auch Magenblutungen; jedoch ihre Brust war gut geblieben.“

Sp.: Also, sehr schön. Nächster Fall.

[SCHLEGEL, 1927, S. 131 {130}]
„F r a u M . aus L., 27 Jahre alt, kommt am 10. Januar 1903, nachdem sie seit September 1902 eine Geschwulst in der rechten Brust bemerkt hatte. Ihr Hausarzt wollte damals trotz ihrer Schwangerschaft sofort operieren, auch wieder seit ihrer vor 4 Wochen erfolgten Niederkunft. Rechts über der Warze findet sich eine runde, nicht sichtbar vorspringende Festigkeit. Manchmal empfindet Patientin etwas Stechen und Schmerz darin. Patientin heruntergekommen durch frühere starke Periodenblutungen wie auch durch große Blutverluste bei der Nachgeburtslösung. Ich gab für kurze Zeit ein Eisenpräparat, dann Tuberculin, Calcarea phosphorica 6, auch Belladonna und Bryonia. Auch hier fand ich auffallend dunkle Pigmentierung der Warzenhöfe. Schon am 16. Februar war die kleine Geschwulst in der Brust nicht mehr zu finden, aber anfangs Oktober trat sie wieder auf mit etwas Schmerz bis in den Arm; am 1. Februar 1904 wurde mir mitgeteilt, daß die Geschwulst deutlicher durchzufühlen sei, ...“

Sp.: Wir haben gehört von diesem Tumor mit diesem Stechen, und so aus dem Gefühl, welches Mittel kommt euch hoch? Dieses Stechen da ... heute haben wir auch einen Fall mit Stechen gelöst.
T.: Carbo animalis.
Sp.: Ja, Carbo animalis.

„ …wonach ich Carbo animalis verordnete. Seitdem habe ich nichts mehr von der Dame gehört. Vielleicht hat sie sich operieren lassen, denn die eingeredete Angst tut oftmals bald die erwünschte Wirkung. Auch dieser Fall war dazu angetan, durch homöopathische Behandlung ganz geheilt zu werden. …"

Sp.: Ja, nächster bitte.

„…F r a u M . L . , Witwe, in H., 42 Jahre alt, ist durch eine Härte in der linken Brust, welche stechende Schmerzen und Wehtun durch Korsettdruck verursacht, sehr beunruhigt, zumal ihre Schwester an Brustkrebs operiert wurde. Am inneren und oberen Umfang der Warze ist eine deutliche Verdichtung zu fühlen, dieselbe soll schon längere Zeit bestehen. Ängstigt sich und ist oft schlaflos. Patientin erhält Bryonia, …"

Sp.: Halt. Langsam: „Bryonia …"

„ …Belladonna, Sulfur, Pulsatilla, Conium, Arnica. …"

Sp.: Eben, irgendeines von den Krebsmitteln fehlt nie. Ihr könnt schauen welche Kuren ihr wollt, wenn man mit Antipsorika anfängt, früher oder später kommt noch so ein Krebsmittel heraus. Und bei ihm war es sehr oft Conium, nicht? Weiter.

„ …Am 9. Juni 1903 begann die Behandlung; am 13. Juni 1904 ist der Drüsenkörper frei und keine Härte mehr zu fühlen. …"

Sp.: Also ein Jahr.

„ …Dieser gute Erfolg bestand bis in den März 1906, wo Patientin wegen anderer Anliegen meinen Rat nachsuchte. …"

Sp.: Nächstes.

„ …Ein merkwürdiger Fall, über den ich nur durch einmalige persönliche Beobachtung orientiert bin, der aber von allgemeinem Interesse bleibt, ist folgender:

F r ä u l e i n K . G ., 24 Jahre alt, wurde laut ihrer brieflichen Mitteilung vom 22. Juli 1902 im vergangenen Jahre operiert, und zwar mit voller

Amputatio mammae (am 13. Juni von Dr. W. in S.). Sie hatte früher an offenen Füßen gelitten, die zugepflastert wurden, dann bekam sie schweres Augenleiden, welches ebenfalls äußerlich behandelt wurde. Die Periode ist jetzt schon ein halbes Jahr ausgeblieben; das Aussehen ist gut, aber die Stimmung sehr gedrückt, denn sie soll bereits wieder operiert werden und auch die andere Brust verlieren, weil sich jetzt in dieser dieselben Knotenbildungen zeigen. Ich sandte…"

Sp.: Halt. Was hat er gesandt wohl? … Was hat er wohl gesandt? Nie die Gauß'sche Kurve vergessen. Lesen wir.

„ …Ich sandte Belladonna und Conium 30; am 15. September kam dann die Patientin selbst und teilte mir mit, daß es ihr viel besser gehe, die Periode sei eingetreten, die Knoten seien schon zurückgegangen. Es finden sich nach rechts oben leichte flache Verdichtungen, und wegen ähnlicher sei die linke Brust weggenommen worden! Achseldrüsenschwellungen seien nicht vorhanden gewesen. – Da ich hier nicht histologische, sondern ärztliche Probleme betrachte, hat der Fall volles praktisches Gewicht in der Krebstherapie und in den Reformbestrebungen. – Patientin erhielt noch Sulfur und ähnliche Mittel; ich hoffe, sie ist gesund geblieben. …"

Sp.: Noch [einen] letzten Fall.

„ …Frau Sch. aus C., 53 Jahre alt, kommt am 21. Juni 1909. Bemerkt seit 14 Tagen Härte in der linken Brust. Vom Hausarzt und vom Hofrat V. zur Operation gewiesen. Links unter der Warze leicht verschiebliche kleine walnußgroße Geschwulst. Darüber Hautnarbe von früherer Mastitis. Periode stark, alle 3 Wochen. Verordnung: Calcarea jodata 6. – 7. Juli Geschwulst etwas kleiner; Patientin wohler, Periode mit 4 Wochen eingetreten. Arsenicum jodatum 6. – 9. August Härte fast ganz beseitigt; noch etwas Reißen und Kitzeln. Periode mit 5 Wochen. Sulfur 30. – 16. September: Wie letztmals; Brust friert; Kreuzweh. …"

Sp.: Und jetzt muß kommen eine Krebsarznei.
T.: […]
Sp.: Diesmal nicht, die Gauß'sche Kur hat auch zwei Schenkel. Aber ist noch ziemlich oben, nicht? Was kommt jetzt für ein Mittel?

„ …Graphit 30. – …"

Sp.: Graphit C30 jetzt plötzlich. Immer solche Mittel, nicht? Ja.

„ ...7. Januar 1910. Patientin kommt wegen Husten und Schweratmen. Die Brust ist völlig frei und bleibt dies auch, doch kommt Patientin im Oktober 1910 wegen einer waldkirschengroßen Festigkeit in der rechten Brust, die aber nur eine pralle, nicht harte Bildung darstellt, welche sich bis zum 17. November wieder verkleinert hat, wo am linken Auge ein Chalazion aufgetreten war."

Sp.: Vielen Dank ... also, Sie haben sehr gut vorgelesen, danke schön. Jetzt nähert sich die Pause.
Als ich dieses Buch entdeckt habe, vom SCHLEGEL, ich habe es gelesen wie den aufregendsten Roman meines Lebens. Ich muß es sagen. Denn ich war konfrontiert mit diesen krebskranken Patienten. Ich hatte Angst. Man hat nirgends etwas gesehen und jetzt plötzlich sehe ich, daß dieser Mann, dieser Praktiker, nicht einer, der sich als großer Spezialist hinstellt, er betont später noch in seinen Schriften, daß er viele Fehler gemacht hat, weil er hatte immer eine Praxis voller Leute und er hat oft eben nicht die Zeit gehabt, die Symptome immer so genau zu suchen. Er hat so schöne Heilungen gemacht! Er hat die Mittel gewechselt, er hat versucht die Symptome zu ... irgendwie das Similegesetz zu respektieren und ich habe gesehen die schönen Sachen, die er tut. Und da habe ich großen, großen Mut bekommen. Wir werden weiterlesen morgen von diesen Fällen. Es ist noch viel zu lesen und zu studieren. Die Zeit ist knapp, die wir haben, aber SCHLEGEL hat mir am meisten gegeben, muß ich sagen, von allen Autoren. Und wenn man das alles liest, von A bis Z, bekommt man ein Gefühl, wie man vorzugehen hat bei der Krebstherapie. Und morgen werden wir dann das noch mehr verfeinern und am Schluß hoffe ich, daß wir einen vorläufigen optimalen Stand der Krebstherapie erreichen können dann. Gute Pause.[Applaus]

[Pause]

Sp.: Wir wollen diesen Fall [weiter]lesen [von Dr. Spinedi]. Wer hat das Mikrophon?
Wir sind im Jahre 1992, 23. September. Wir haben gesehen, wie man mit Graphites und Lachesis dieser Frau geholfen hat, daß ihre Narbe in Ordnung geht, und jetzt wie geht es weiter? Es ist eine richtige Odyssee.

„ ...(23.9.92) War bei Dr. R. Hb = 67%, Atemnot könnte daher kommen. Im allgemeinen gut gefühlt.

Atemnot beim Steigen. Röntgen der Lunge i.O.
Stuhlgang ziemlich normal.
Kopfweh bei Wetterwechsel.
Schulterschmerz bei Wetterwechsel, v.a. rechts, aber auch links, wenn es zum schlechten Wetter geht.
Wenn Wind kommt Schläfrigkeit.
Seit 2-3 Tagen Schmierblutungen. Vor Menses: Inguinalschmerz, Nausea, überempfindlich auf Gerüche. Ruhelos vor und während Menses. Explodiere schnell.
Denke zuerst an die anderen, mehr als an mich.
(Brief Dr. R.:) Analysen: keinerlei Zeichen von Metastasen.
Laborresultate: schön. ...“

Sp.: Ja, also dieses tiefe Hämoglobin, es braucht einfach ein Mittel, das ist noch nicht in Ordnung. Wir müssen immer nehmen, was objektiv pathologisch ist und das nachher zum Verlaufsparameter machen. Jetzt ist die Narbe in Ordnung, bin ich zufrieden, aber jetzt das Hämoglobin ist nicht in Ordnung, da bin ich nicht zufrieden. Jetzt muß ... ja?
T.: [...]
Sp.: 67%. Ja, die Norm war natürlich viel höher als 67, nicht?
T.: [...]
Sp.: Ja, einfach jedes Labor macht es anders. Auf diesem Zettel waren die Prozente angegeben und dann stand drauf, wieviel normal ist. Und das war viel tiefer als die Norm.
Was habe ich wohl da gegeben? Ich sehe diese Wetterfühligkeit, diese Überempfindlichkeit auf Gerüche, dieses mitfühlende Wesen, was habe ich da gegeben?
T.: Phosphor.
Sp.: Ja, jetzt komme ich wieder zum Phosphor zurück. Phosphor 200 am 23.9. Wie geht es weiter? Ungefähr 2 Monate später:

„ ...(18.11.92) Gestern Kontrolle, Hb = 67 (15 Tage nach Menses). ...“

Sp.: Das ist wichtig, nicht? Wenn es zu nahe an der Menses ist, kann es vielleicht durch die Blutung verursacht sein.

„ ...Kopfweh sehr stark wegen Wetterwechsel, Gefühl, man reißt mir die Haare weg. Schmerz bei Berührung.
Immer verstopft.

Fühle mich müde.
Schlafe nicht gut, Schlaf durcheinander. Vorher ein Monat ziemlich ruhig.
Atemnot beim Steigen v.a. in letzter Zeit.
Überlegen. ...“

Sp.: Also, kein Wanken im Hämoglobin, Kopfweh sehr stark bei Wetterwechsel. Ich habe nochmals irgendwie die Symptome genommen, die mir wichtig schienen. Was habe ich da genommen? ... Kannst Du das lesen, Ch.?

„ ...I - nodules
- external throat, clothing aggr.
- cicatrices, painful
- cicatrices, painful, changing weather aggr.

III - Ulcus
- konvergierender Strabismus
- Schafkotstuhl ...“

Sp.: Wenn ich das nehme, was werde ich wohl gegeben haben? ... Ja, es tönt im Raum. ... Ja, Lachesis 200.

„ ...(Brief 30.11.92, Dr. R.:) Hb = 12,1 = 76%
Leidet an Juckreiz an Vagina, verwendet eine Creme, Mycolog, mit Cortison.
(2.12.1992) Lange eine Cortisoncreme verwendet. Juckreiz bis an Anus, juckend, stechend, kratze bis es schmerzt, dann vergeht es. Wärme aggr. Wein aggr. ...“

Sp.: Das kommt jetzt da heraus. Ohne es mir zu sagen, hat sie immer diese Cortisoncreme verwendet, nicht? Das sind solche Dinge, die passieren in der Praxis. Dann auf einmal sagt der Patient: Ja, ich habe immer etwas verwendet. – Was ist das? – Ja, das ist so eine Salbe, ist nicht schlimm. Und dann ist [es] Cortison! Nebst der ganzen Therapie ... aber das ist einfach die Praxis, ich kann nichts dafür. Lesen wir weiter.

„ ...Mittel vor sechs Tagen eingenommen.
Schlafe gut, morgens im Bett aggr.
Man sieht keine Hautausschläge.
Stuhlgang gut. Viel Luft, v.a. im rechten Hypochondrium, massieren hilft.
Kopfweh sehr leicht diesmal, bei Wetterwechsel, aber Knochenschmerz in den Schultern, stark, bei Wetterwechsel.

Hb ist gestiegen.
Überlegen. …"

Sp.: Jawohl, jetzt habe ich nochmals natürlich alles überlegt, und jetzt dieser chronische Juckreiz an der Vagina und die ganzen Symptome von früher, habe ich mir gedacht: ja, willst du sehen, daß jetzt sind wir wieder in die Sepia-Phase reingerutscht und deswegen gebe ich Sepia 1.000 und fünf Placebos, alle sechs Tage einzunehmen.
T.: […]
Sp.: Ja, weil sie mir sagt, daß immer fürchterlich war dieser Juckreiz vaginal, hat nie gebessert. Mußte immer Creme einstreichen, die ganze Zeit. Das war aber absolut keine Besserung, nicht? Ja, gehen wir weiter, am 11.1.

„ …(11.1.93) Juckreiz vaginal weniger stark, auch anal, v.a. abends im Bett, tagsüber besser. …"

Sp.: Also, jetzt ohne Creme, dieser lästige, schwere Juckreiz hat gebessert. Das hat mir irgendwie gefallen.

„ …Wenn ich uriniere, starker Juckreiz, dann nimmt er ab. Bei den 6 Mitteln Aggravation nach 2 Mitteln, auch der Eierstockschmerz war aggr.; Mittel 3: Besserung, es kam die Menses. Ging gut, 4. - 5. Mittel besser, beim 6. Mittel kehrte [alles] zurück wie vorher, aber besser. Im allgemeinen gut gefühlt.
Stuhlgang normal.
Moralisch am Boden, bei einer Freundin fand man Brusttumor.
Manchmal geblähter Bauch.
Weniger Kopfweh bei Wetterwechsel.
Narben sind flacher geworden: vorher waren [sie] wie knotig.
Überlegen. …"

Sp.: Also, irgendwie eine allgemeine Besserung, hatte ich das Gefühl. Das Mittel hat Ruhe in den Fall gebracht. Aber sie sagte, beim sechsten Mittel kehrten die Sachen zurück, nicht? Da sind 36 Tage vorbei. Was habe ich daher gemacht? … Ja. Sepia 1.000 nochmals. Und jetzt bekommt sie Mut, und was sagt sie da am 9.2.?

„ …(9.2.93 Kons.) Möchte rechte Brust machen lassen, Montag 15.2. OP.
Hb = 70%.
Um den 17. 1. Menses gekommen. 1 Tag fast nichts, 2 Tage hämorrhagisch

aber befreiend, im Stehen hämorrhagisch und Coagula, dabei fühlte ich mich leichter, am 3. Tage nichts mehr, fühlte mich gut.
2. Mittel, 3. Mittel genommen. Juckreiz zurück, kneifender Schmerz am Rücken. Genitaljuckreiz besser, fühle mich gut im allgemeinen.
Kopfweh viel weniger bei Wetterwechsel, mehr in Schultergelenken.
Nehme zu. Koche viel gedämpft mit Gemüse der Jahreszeit. Große Lust nach Zwiebeln.
Als ich Impfungen hatte, sehr hohes Fieber gehabt.
Manchmal ein Brennen in den Venen, Hochlagern amel., mehr rechts als links.
Wie Wasser im rechten Ohr und Schmerz, Kopfbewegen aggr.
Trinke Schwarztee, bei Früchtetee Verstopfung. ..."

Sp.: Ja, dann hat sie eben diese Operation gemacht am 15.2. Sie hat Arnica genommen und bis zum 7.7.93 hat sie [sich] nicht mehr gemeldet. Und jetzt ruft sie wieder einmal an. Es kommt ein Telegramm und ich rufe zurück.

„ ...(7.7.93 Rückruf auf Telegramm) Sehr nervös, weine für nichts. Vor 10 Tagen Schmerz in Leiste (Eierstockschmerzen) – seit 3 Tagen keine Menses, sehr übler Geruch vom Genitale, heute Morgen meine Menses.
Weinte für nichts, nervös, sehr traurig, für die geringsten Bemerkungen geweint.
Erwache um 2.00 - 3.00 Uhr, bin 1 - 1,5h wach.
Weeping at trifles – Flucht zwischendurch – Wenig Kopfweh.
Morgens Mühe zu erwachen.
Schwellung um die Augen.
Manchmal Schwellung der Knöchel beidseits, wenn ich wenig uriniere.
Sonne sehr gerne.
Habe zugenommen um den Bauch.
Überlegen.
Approach of a storm - Sympathetic - Weeping at trifles - Weeping when reproached - Veins painful - Ulcer - Clairvoyance - Cancer of mammae - Cicatrice painful - Sheep dung - Period returned after having ceased.
Draufbleiben. ..."

Sp.: Die Periode kehrt zurück, nachdem sie aufgehört hatte. Und da habe ich wahrscheinlich zu viel überlegt. Wenn man zu viel überlegt, kommt es immer schief heraus, und habe ihr Lycopodium 1.000 gegeben. Lyc. M. am 08.07. und jetzt kommt das von der Konsultation am 07.09.

„ ...(7.9.93 Kons.) Hb 68 – die Nerven sind zum Zerreißen (a fior di pelle)...."

Sp.: „A fior di pelle" bedeutet die Nerven sind wirklich da zuoberst bei der Haut.

„ …Nervosität, aber gleichzeitig Apathie. Eher Gleichgültigkeit. Großes Kältegefühl. Gefühl von kalter Luft im Gesicht, Gefühl zu schwitzen an der Stirne (as from cold wind).
Dieser Geruch vom Tabak macht Übelkeit, am nächsten Tag, Pfeife und gute Zigaretten gerne.
Am 5.9. kam Menses nach 40 Tagen, übelriechend.
Am linken Arm Gefühllosigkeit.
Spärliche Menses, dunkelrot. Blähungen vor Menses. Vor Menses sehr verstopft.
Gehe auf 2500m. Mühe zu atmen. Mußte ständig verdauen. Dann schön aufgestoßen, es besserte.
Manchmal Doppeltsehen (diplopia).
Dieser Genitaljuckreiz kam von BIDEX R, man hat es aus dem Handel gezogen.
Dieser Juckreiz ist immer da.
Obwohl ich moralisch unten bin, bin ich optimistisch. Familiäre Situation, finanziell schwer. Finde keine Arbeit, möchte etwas verdienen.
Schwellung unter den Augen.
Die Kinder machen mich wütend. Sie sind uns gegenüber sehr hart. Sie sahen mich das Elektrische installieren, das Haus malen. Sie sagen mir, ich sei faul geworden. Koche nicht mehr für sie, aber Bügeln immer noch. Wenn ich hart sein muß, leide ich. Wenn ich diese Diskussionen habe mit den Kindern, weine ich aus Zorn. Weine, wenn ich an mein Leben denke. Es kommen mir jetzt die Tränen. Dann ziehe ich mich eher zurück. Lieber kein Trost. Trost würde mich aufregen. Die Kinder sehen, daß es mir nicht gut geht, aber haben Angst, mich zu nehmen. Ich schließe mich. Möchte offener sein, aber kann mich nicht ausdrücken. Es ist wie ein Block. Kann mich nicht so öffnen. Bekam nie Liebe, wenn man Liebe nicht bekommt, kann man auch keine geben. Liebe die Kinder sehr, kann es aber nicht zeigen. Schimpfe eher, als sie zu umarmen. Hatte nie Liebe von der Mutter, war dann sofort in einem Internat. Zwischen den Kindern hatte ich zwei Spontanaborte. Hämoglobin war immer tief, v.a. in den Schwangerschaften. In der letzten Schwangerschaft viele Spritzen bekommen. Gerüche der Speisen machte Übelkeit. In dieser Schwangerschaft nur 2,7 kg zugenommen. Hatte sehr tiefen Hb. Beide Kinder mit Kaiserschnitt. Starke Blutungsneigung. Mit dem ersten Kind „apprensiva", ängstlich. Heute 21 Jahre vedovanza. …"

Sp.: „Vedovanza", d.h. sie ist seit 21 Jahren ohne Mann, nicht?

„ …War eher verschlossen, fühlte mich auch intim blockiert (Haß, Rachegefühle, Nachtragen)
Manchmal Risse im Mundwinkel, v.a. links.
Freundin mit Tochter mit 54 Allergie. …“

Sp.: Ja. Also jetzt sehe ich … mache diese Anamnese, und wie immer – diese Krankengeschichte habe ich ganz abgenutzt vom ständigen Blättern – sage ich mir: nein, das muß jetzt wirklich Sepia sein. Und gebe ihr nochmal Sepia XM. Diese Risse in den Mundwinkeln, diese ganzen Symptome da, die Erstanamnese … also was passiert? Jetzt, vier Monate später meldet sie sich.

„ …(27.1.1994) Hb 71% – bin immer müde. – Cholesterin = 310, leicht hoch.
Ein leichter Schmerz an rechter Flanke in Höhe der Leber.
Juckreiz stellenweise am ganzen Körper, sehr schmerzhaft, v.a. am Rücken, den Beinen und den Armen.
Verdauung sehr langsam.
Alles zusammen mit einer großen Nervosität. …“

Sp.: Da am 1.2. habe ich Sepia XM wiederholt. Und jetzt kommt der Bericht also fast … ja, drei Monate später, circa.

„ …(20.4.94) Sehr nervös.
Schlafe wenig nachts.
Juckreiz genital immer da, etwas besser.
Wenn ich Fruchttee nehme, Ekzem inguinal vom Kaiserschnitt nach links.
Wir wollen das Haus verkaufen, gehe vielleicht weg von Biasca, suche mir eine Wohnung, mitten in den Leuten hilft mir.
Schwitze immer zwischendurch am Rücken, mehr nachts.
Wenn ich gereizt bin, kann ich nicht weinen, kann nicht, auch wenn ich will.
Linkes Auge mit Strabismus war operiert: jetzt wieder Strabismus.
Stechen am inneren Canthus links bis zum Kopf ausstrahlend. Gefühl von Tränen, dann kommt Wasser heraus (Striktur). Doppeltsehen, wenn müde.
Herpes an Oberlippe.
Die Kinder, die nicht verstehen, was ich gemacht habe für sie.
Vaginaljuckreiz – Moral – Schmerz im Auge – Schielen.
(21.4.94 Labor) Hb = 12,2; y-GT = 26,6 (- 28); GOT = 30,5; GPT = 42,4? …“

Sp.: Ja, am 20.4. gebe ich Nat-m. XM. Also: sie hat einen divergierenden Strabismus an einem Auge und nachher diese Striktur des Tränenkanals entwickelt; wenn man diese zwei Rubriken zusammen nimmt, kommt Natrum muriaticum heraus. Und dieser ständige Kummer und Natrum hat immer gut getan. Ich habe gesagt: ja, Sepia, weiß ich nicht so recht, gebe ich jetzt mal Nat-m. noch einmal.

„ …(30.5.94) Heute morgen Kontrolle wegen Krebs.
Hb wieder gesunken auf 65 %. …“

Sp.: Eben, das ist genug: 20.4. Nat-m. XM, 30.05. Hb gesunken, das ist jetzt für mich abgeschrieben, Nat-m. Wenn unter einem Mittel das Hb sinkt, deswegen ist Hb der Parameter, den ich immer betrachtet habe. Habe ich gesagt: fertig jetzt, Nat-m. Jetzt gebe ich eine Sepia 100.000 und schaue, was geschieht. Sepia 100.000 und fünf Placebo zehntägig am 31.05.

„ …(1.6.94) Kontrolle…“

Sp.: Das ist am nächsten Tag, da konnte das Sepia noch gar nicht wirken.

„ …Kontrolle, Hb = 65 %
Halsweh, Husten katarrhalisch. Halsbrennen. Wenig Fieber.
Genitaljuckreiz schlimm (nach Mittel sehr schlimm): im Wasser aggr., dann amel. ein paar Stunden, v.a. im Bett ist es schlimm, ano-genital ein Gefühl, daß die Haut reißt. Gefühl, es kommt eine Flüssigkeit heraus, dann brennt es sehr. Tags auch, aber mehr nachts, beim Urinieren brennt es sehr. Brennen und Juckreiz.
Uriniere weniger, weil es brennt.
Weniger Strabismus, Augen sind gerade. …“

Sp.: Der Strabismus hat [sich] tatsächlich gebessert, ja.
T.: Mit dem Strabismus, also es war am Anfang ein konvergenter […].
Sp.: Ja, das ist dann ein divergierender geworden. Ja, das war ganz am Anfang, nicht? Ganz am Anfang in der Erstanamnese. Ja.

„ …Bin ruhiger, bin ziemlich ruhig. Je weiter weg die Kinder sind, desto besser geht es mir. *Überlegen.*
Manchmal schwillt der Bauch an, ohne Schmerzen, kommt und geht.
Manchmal schwitze ich am Nacken und Rücken. Eher kälteempfindlich.
Am meisten kalte Füße, bis Knie.

Etwas apathisch zum Essen.
(19.8. Telegramm: Rückruf. Arzt abwesend.) . …"

T.: Sie haben da ein Mittel gegeben, wahrscheinlich?
Sp.: Ja.
T.: Wollen Sie das Mittel noch sagen, was Sie noch … oder gab es keine?
Sp.: Also, da steht am 31.5.: Sepia CM, sie hat es noch nicht genommen. Da steht am 3.6.: soll das Mittel nehmen.

„ …(22.8.94 Anruf) Lust zu weinen, keine Lust zu tun, zu kochen, sehr faul.
Schlafe sehr schlecht, gehe schlafen um 24.00 Uhr, schlafe ein um 3.00 Uhr.
Morgens tiefer Schlaf, nachmittags würde ich schlafen.
So eine Enttäuschung, für Kinder, für den Mann.
Hb = 72-73%.
Vaginaljuckreiz, sehr stark, sie hätte eine Mykose, lauwarmes Wasser amel., Warmes brennt sehr, v.a. nach Urinieren. Wenn Blase voll ist, aggr.
Nach Urinieren Juckreiz aggr.
Keine Lust, den Haushalt zu machen, Haushalt stört mich. Keine Lust, zu tun.
Im Garten arbeite ich gerne, im Haus nicht so.
Kontrolle beim Gynäkologen i. O.
Wenn Hb tief ist, dann Atemnot.
Während der Kur ging [es] gut. Augenschmerz ist weg. …"

Sp.: Also, mir scheint gar nicht so schlecht der Bericht, abgesehen von diesem Juckreiz, und was mache ich da? Also 3.6., 3.7., 3.8. Dieser 22.8. Was würdet ihr machen?
T.: Placebo.
Sp.: Placebo, genau. Ich habe vier Placebo fünftägig mitgegeben. Daß sie nicht zu lange wartet, ich wollte, daß wir ungefähr noch 20 Tage warten.

„ …(19.8.94 Bericht, Dr. R.) Kam zu mir, klagt über Depressionen, …"

Sp.: Also, das ist ein Bericht von Dr. R., das ist dieser Arzt, der bei ihr in der Nähe wohnt, sie wohnt weiter von mir weg und jetzt ist sie zu ihm gegangen, ein bißchen klagen. Ja: „Kam zu mir und klagt über Depressionen, …"

„ …Verlust an Interesse an allem, allgemeine Müdigkeit, Lust zu schlafen, nichts zu machen.
Hb ist jetzt 11,8 = 73%, am 21.04. 12,3 = 76%.

Leichte hypochrome Anämie, [die] aber nicht allein den depressiven Zustand erklärt.
Schmerzen an der Schulter rechts, nach Trauma vom Umfallen am 16.4.94.
(23.8.94 Brief an Dr. R.). …"

Sp.: Ich habe also nichts gegeben, die ganze Zeit habe ich einfach gewartet, jetzt.

„ …(28.9.94) Sah einen „alten" Geliebten, wieder eine Freundschaft angefangen, er ist schwerkrank: Niereninsuffizienz, kommt von den Kopfwehtabletten, hat eine Allergie. Dialyse seit 2-3 Jahren, 2x in der Woche, 4h.
Alle Mittel eingenommen, eines half mir gut, war weniger faul.
Vaginalbrennen sehr zugenommen, naß am Genitale, Fluor acid, …"

T.: Acidum fluoricum, oder?
Sp.: Nein, Fluor, das ist … also meine Krankengeschichten sind ein richtiger Mischmasch, Fluor acid bedeutet: Ausfluß sauer.

„ …muß mich waschen, stark brennend. Wasser hilft. Manchmal wie ein Ekzem inguinal bis zum Kaiserschnitt, sehr juckend, unregelmäßig.
Wenn ich Wein und „gazzosa" trinke, dann [ist es] wie etwas Asthma.
Dann Stechen unter der Leber und geblähter Bauch.
Gemütsmäßig geht es besser, bin ruhiger.
Wenn ich mich ausziehe, brennt es sehr. Erwache um 3.00 Uhr mit sehr starkem Juckreiz und Brennen vaginal. Waschen hilft.
Wenn ich leicht steige, Puls 120, Palpitation ascending [= beim Bergaufgehen, Steigen]. Palpitation manchmal paroxysmal.
Bei Wetterwechsel wird die Narbe violett und es zieht in der Narbe.
Bin gestürzt, den rechten Arm gerissen. Manchmal fehlende Kraft. …"

Sp.: Ja, es sind vier Monate vergangen seit der Sepia 100.000 und dieser Juckreiz ist jetzt wieder sehr stark. Was machen?
T.: Wiederholen.
Sp.: Sehr gut. Ja, ich gebe nochmals eine Sepia 100.000 jetzt, Sepia CM, ich will schauen, was passiert, jetzt. Ich habe mir gedacht: wahrscheinlich bin ich aus der Gefahrenzone heraus, ich weiß es nicht, jetzt bleibe ich mal drauf. Aber am 7.12. kommt ein Telegramm.

„ …(7.12.94 Telegramm): „Brennen ist unerträglich. …"

Sp.: Ist unerträglich! Also, sie hat gesagt, so geht es keine Sekunde mehr weiter. Und wenn ein Patient so etwas sagt, dann stimmt etwas nicht ganz. Jetzt habe ich gesagt – nach HAHNEMANN, ich habe mich da nicht an die Weisungen von Dr. KÜNZLI gehalten, leider – habe ich mir eingebildet, ich will nach HAHNEMANN vorgehen und die Situation etwas klären und eine Sulphur dazwischen geben. Weil dieses Sepia, ich hatte das Gefühl, ich muß es antidotieren, und dieses Brennen da, so verrückt, im Bett, so schlimm, habe ich gesagt, ich gebe eine Sulphur 200. Und jetzt, was ist passiert? Am 7.12. habe ich Sulphur 200 gegeben, obwohl noch nicht die drei Monate vergangen sind nach der Sepia 100.000. Ich hatte einfach Angst, nicht? … die ganze Zeit, war ich … ich hatte Angst, ich wollte nichts verpassen. Es ist nicht die normale Einstellung wie bei einer anderen chronischen Krankheit. Ich hatte immer die Furcht, jetzt kommt wieder der Tumor. Und jetzt, am 28.12. was passiert? Sulphur hat irgendwie Ordnung gemacht in den Fall. Was passiert da?

„ …(28.12.94) Nach einem Jahr wo [die Mens] weg war, ab 19.12. Metrorrhagie, intermittierende Blutung.
Schmerz in Leisten beidseits. Geblähter Bauch.
Hellrotes Blut, es tut gut.
Hatte immer Kopfweh vor dieser Blutung, jetzt amel.
Abends oder morgens ‚gushing'. Viel Angst gehabt. …"

Sp.: Ah – jetzt habe ich gedacht, jetzt habe ich wirklich ein klares Bild vor mir: *Menses intermittent (returns after having ceased), gushing, bright red, inguinal pain during menses, during menses amel.* Was für ein Mittel gibt das?
Schauen wir mal ein bißchen im Repertorium und sehen wir, ob etwas durchschimmert.
[Kurze Repertorisation der Teilnehmer]
T.: Was heißt gushing?
Sp.: Gushing, das ist gußweise, jawohl. Diese Rubrik schaut man bei *Metrorrhagia, gushing*. Also, sie sagte, es spritzt so raus. So ein Guß, ganz aktiv, nicht so ganz normal langsam, es spritzt heraus. *Metrorrhagie, Schwall* im SYNTHESIS, gut … Metrorrhagie Schwall, gußweise, gushing. … Schimmert irgendein Mittel durch? Kein Mittel?
T.: Phosphor.
Sp.: Phosphor, sehr gut. Ich hatte schon Angst, ich hätte Unrecht gehabt. Also, ich habe gedacht, jetzt vielleicht langsam kommt Ruhe in diesen Fall. Am 28.12. gebe ich … Ja?
T.: Zwei Fragen: zum einen, wenn sich das so stark gebessert hat, diese

Blutung, warum warten Sie dann nicht noch ein bißchen? Weil es zu bedrohlich war mit dem Blutverlust? Das ist das eine, und das andere: ich habe die ganze Zeit wirklich sehnlichst darauf gewartet, daß Sie mal Sulphur geben irgendwann zwischendurch.

Sp.: Haben Sie erwartet?

T.: Ja, weil …

Sp.: Ja, ich weiß, ich bin ein schlechter Behandler.[lächelnd]

T.: Nein! Aber …

Sp.: Ja, Sie haben recht, ich hätte es vorher geben können.

T.: Nein, ich wollte Sie nur fragen, ob Sie … z.B. wenn so ein Symptom so hartnäckig bleibt, wie jetzt ihr Juckreiz und Brennen vaginal, suchen Sie nicht dann ein Komplementärmittel, irgendwie … auch nur in einer kleinen, tiefen Gabe, was die Symptome nehmen könnte?

Sp.: Ich könnte Ihnen sagen, ich habe Fälle, wo ich diesen Juckreiz und dieses Brennen über Jahre mit demselben Mittel behandelt habe, bis es dann am Schluß wegging definitiv und es der Patientin sehr gut ging. Immer mit demselben Mittel, nicht? Ihr dürft nicht denken, daß wenn ihr jetzt so einen Juckreiz und Brennen habt, chronisch: Trichomonas oder Candida, daß das mit ein paar Dosen eines Mittels weg geht. Man muß manchmal jahrelang dasselbe Mittel geben. So, aus dieser Erfahrung heraus habe ich nicht gedacht, ich muß sofort Sulphur dazwischen geben. Das mache ich äußerst selten, daß ich Sulphur dazwischen gebe. Ich gebe Sulphur dazwischen, nur, wenn es ganz deutlich Sulphur ist.

Ja. Und die erste Frage war, wenn sich die Blutung gebessert hat, der Allgemeinzustand des Menschen. Ja, es hat gebessert, aber sehen Sie, was sie sagt, viel Angst hat sie dabei. Also, sie verliert Blut, gußweise, es bessert den Kopfschmerz, aber sie hat viel Angst, und es blutet. Die Situation war schon so, daß man handeln muß. Ich habe das Gefühl gehabt, jetzt ist etwas Wichtiges passiert. Und ich schicke Phosphor 30. Jetzt bin ich ganz bescheiden geworden. 28.12. Der Bericht kommt sechs Monate später. Und jetzt, was kommt?

„ …(9.6.95) Gestern Untersuchung bei Dr. P. Alles in Ordnung. Man nennt mich die ‚Miracolata ‘. …“

Sp.: Ja, sie ist bekannt im Spital als die „Frau des Wunders“. Sie ist überall im Spital mit diesem Namen benannt. Die Frau „Miracolata“, das sind Leute, die ein Wunder erlebt haben. Das freut mich natürlich, daß so etwas passiert ist. Das ist sicher ein Wunder. Lesen wir weiter.

„ …Mammographie gemacht, alles in Ordnung.
Striscio…“

Sp.: Das ist der Abstrich.

„ …auch in Ordnung. Phos. half sehr gut.
Jetzt fühle ich mich müde. Müdigkeit: Jahreszeitwechsel.
Schlafe schlecht nachts.
Juckreiz vaginal immer da, kommt und geht. Soll eine saure Seife verwenden, es sei ein Pilz (vom Schwimmbad).
Kopfweh sehr gebessert (bei Wetterwechsel).
Geblähter Bauch, wie schwanger, seit Menses aufgehört hat. Kleidung aggr.
Habe zugenommen. RR 150/90-100. Zuerst immer tiefer RR.
Hb 70%.
Moralisch geht es gut. Mit den Kindern geht es gut. Gehe immer Käse verkaufen.
Weil ich nachts nicht schlafe, schläfrig tagsüber. Erwache oft ganz verschwitzt.
Linker Axillarschweiß übelriechend.
Manchmal ruhelose Beine im Liegen.
Immer Clairvoyance, sieht Sachen im voraus.
Fleisch aggr. Fisch gerne. …“

Sp.: Ja, was machen wir da?
Herr R. sagt: Phosphor. Wer ist einverstanden? … Die meisten, gut, das freut mich. 12.6., nach sechs Monaten Phosphor 30 wiederhole ich. Und jetzt geht es wieder vier Monate, wo alles gut ging. Inzwischen kommt ein Bericht von Dr. P.: Kontrolle alles in Ordnung, man findet nichts mehr. 12.10. …

„ …(12.10.95) Grippe. …“

Sp.: Was macht man da, 12.10.: Grippe?
T.: Hausmittel.
Sp.: Ja, Hausmittel, aber das war eine Grippe mit scharfen Symptomen, nicht? Diese Frau hat mich nicht angerufen für jedes Beaubeau [Wehwehchen]. Deswegen: … nochmals Phosphor. Jetzt ist die Sache klar. Phosphor 200. Weiter.
T.: Eine Frage: hat die Grippe jetzt genau auf Phosphor hingewiesen, oder haben sie automatisch Phosphor gegeben?
Sp.: Sie hat auf Phosphor hingewiesen. Das war überhaupt eine Epidemie im

Tessin, wo es Phosphor gebraucht hat, und sie hat es sowieso gebraucht, dann habe ich es ihr gegeben.

T.: Wenn sie nicht hingewiesen hätte?

Sp.: Wenn es nicht hingewiesen hätte? Ja, dann wäre das nicht so schön [schmunzelnd]. Zum Glück hat es hingewiesen. Lesen wir weiter.

„ …(29.11.95) Magenschmerzen, tags und nachts, wenn ich esse, bessert es.
Schon früher Magen operiert: 3/4 Magen wegoperiert.
Das zweite Kind schlug Kopf an ‚colpo di frusta', hat viel Kopfweh jetzt.
Bis vor einer Woche fühlte mich schwach, lustlos, hatte Fieber bis 34,6°. …"

T.: Stimmt das?

Sp.: Da ist etwas nicht ganz in Ordnung. Ja, da war meine Sekretärin ein bißchen müde, und ich auch, hab's übersehen. Lesen wir bitte weiter.

„ …Vergangene Woche Grippe, 36,9°, wie 40° Fieber spürte ich. …"

Sp.: Sie war nur 36 … ah, jetzt begreife ich: sie sagt, wenn sie ein bißchen mehr Fieber hat, sie fühlt sich, wie wenn sie sehr hohes Fieber hätte, nicht? Es gibt Leute, die sagen: Ich habe immer Untertemperatur, und sobald ich zwei Linien höher habe, dann ist mir ganz, wie wenn ich hochfriebrig wäre. Ja.

„ …Hatte einen Herpes an den Lippen, dann ging es besser, jetzt 35,5° - 35,8°
Habe manchmal Schweißausbrüche.
Spüre noch den Zyklus: schwelle an wie ein Ballon, dann vergeht es.
Ließ den Wein weg. Warme Getränke stören im Magen. …"

Sp.: Das hat mir natürlich gefallen: warme Getränke stören im Magen – meine Phosphorpatientin.

„ …Stoße auf, wie eine Schwere auf dem Magen, Eructation amel.
Wie wenn ich Stuhlgang hätte. Viel Luft im Bauch. Einmal verstopft, einmal normal.
Kopfweh besser, spüre Wetterwechsel.
Weniger Juckreiz vaginal. …"

Sp.: Ja, also was macht man da? … 29.11.?

T.: Wiederholen.

Sp.: Sehr gut! Also, ihr macht mir eine Freude, die unglaublich ist. 29.11., da habe ich Phosphor M gegeben. Ich habe einfach übersehen, daß ich nur eine 200 gegeben habe und bin sofort zu M gegangen. Ja. 12.02.:

„ …(12.2.96) Menses kam wieder, so tropfenweise. Seit 3-4 Tagen nicht so gut.
Inguinalschmerz: spüre den Wind.
Gestern abend kleine Hämorrhagie.
Dann: Starke Magenschmerzen, wie ein Brennen, wie ein Ulcus, ließ den Wein weg.
Eine zeitlang Mandarinenverlangen: 1 kg am Tag gegessen.
Im allgemeinen gut gefühlt.
Letzte Kontrolle im Januar: alles i.O.
Er sagt: …"

Sp.: „Er" ist der Prof. V.

„ …Er sagt: ich bin geheilt vom Krebs: ‚es sei ein Wunder'. …"

Sp.: Noch einmal!

„ …Hb: 85%…"

Sp.: Seht ihr, das Hb, jetzt? Jetzt kommt Ruhe in den Fall. Zuerstmal die Krebssymptome weg, jetzt das Hb, das hinauf geht, jetzt kommt langsam Ruhe in den ganzen Fall. Lesen wir bitte weiter.

„ …Vor dieser Hämorrhagie sehr schläfrig.
Ich sah den Tod im Gesicht von zwei Personen, und ein fauler Geruch: nach 1 Woche starben sie.
Überlegen. …"

Sp.: Das ist ganz merkwürdig, diese Clairvoyance von Phosphor. Also, wenn jemand so clairvoyant ist, das ist oft Phosphor. Die sehen irgendwie Dinge, die nachher geschehen, nicht? Das ist verrückt. Ja, was habe ich da gemacht?
T.: Phosphor M.
Sp.: Herr R.: Phosphor M, ja. Er hat ein feuriges Temperament, ein bißchen wie meines, ich habe auch Phosphor M gegeben. Ein anderer hätte vielleicht etwas mehr gewartet, nicht? Das ist keine Kur, die absolut ist. Das ist die Kur eines gewöhnlichen Sterblichen, wie wir alle sind. [lachend] Ja, es gibt viel zu kritisieren, wenn man will. Lesen wir weiter.

„ …(6.3.96) Gestern abend polenta conscia gegessen: nicht verdaut, schwindelig. …“

Sp.: Das ist so Polenta mit Käse drin, und dann läßt man alles braten und der Käse wird weich. Das nennt man polenta conscia.

„ …Pfeifen im rechten Ohr.
Gefühl einer Lähmung rechts. Mittel vor 15 Tagen.
(2.4.96) Hat einen Unfall gehabt: Ein „motorino“ [Motorradfahrer] hat sie angefahren.
Blau am Körper. …“

Sp.: Da gebe ich ihr am 2.4. Arnica natürlich, 1000.

„ …(10.7.96) 17.6. Menses wieder gekommen. Sehr wenig, sehr spärlich, 2 Tage gedauert.
Sehr schlecht gefühlt. Vor Menses sehr stark Lumbalschmerz.
Schafskotstuhl 1 Woche lang.
Kopfweh nach Menses, dann ging es besser. Vorher ging es besser.
Am linken Bein auf Höhe der Wade Gefühl: Vene sollte explodieren.
Vierte Zehe wird manchmal steif, passiert nicht oft: seit 2-3 Monate.
Sehe weniger.
Sonst diskret.
Mache „mercatini“. …“

Sp.: Also, sie geht so ihren Ziegenkäse verkaufen auf dem Märktli.

„ …Wohne in einer Wohnung. Mit den Kindern geht es sehr gut. Chiaroveggenza…“

Sp.: Clairvoyance …

„ …immer da.
Wenn schlechtes Wetter kommt, werden die Haare kraus.
Rheuma bei Wetterwechsel. Rechte Schulter: vor allem bei Wetterwechsel.
Verletzt, ich sollte operieren.
Überlegen. …“

Sp.: Ja, also, es sind jetzt fünf Monate nach der Phosphor 1.000 vergangen und jetzt wieder hat sie Beschwerden bei dieser Menses. Sie fühlt sich nicht so wohl. Was machen wir? … Ich schaue immer bei Herrn R. jetzt. Also, zweimal M, jetzt käme die XM. Phosphor XM. Jetzt beginnt die Kur mir zu gefallen. Lesen wir weiter.

„ …(?.8.96) An linker Niere „sospetto idronefrosi". …"

Sp.: So ein Suspekt [Verdacht] einer Hydronephrose. Irgend so ein Pendler hat ihr das gesagt. Das ist verrückt, was die Leute da rumerzählen. Ja?

„ …RR 160/95, manchmal 120/80
Ultraschall gemacht, im allgemein gut gefühlt.
(11.9.96) Falscher Alarm. …"

Sp.: Eben, am 11.9., es war ein falscher Alarm. Ich habe sie geschickt zum Dr. R. und er hat gesagt, das stimmt überhaupt nicht mit der Hydronephrose. Die Pendler machen so Diagnose mit dem Pendel und sagen, Sie haben das und Sie haben jenes … Lesen wir weiter.

„ …Helicobacter im Blut gefunden.
Verdauung ist langsam.
Manchmal Stechen in Lebergegend.
RR manchmal normal, manchmal 160/100.
Gliederschmerzen bei Wetterwechsel.
Sehkraft aggr.
Gestern morgen ziemlich Nasenbluten.
Schulter ziemlich gut. Wetterwechsel aggr.
Kopfweh eher wenig, nicht so schlimm.
Überlegen. …"

Sp.: Ja, diese Sehkraft aggraviert, so daß sie jetzt die Zeitung mit der Zeit nicht mehr so nah halten kann, nicht? Sie braucht jetzt so eine Brille für… wie nennt man das? – Weitsichtigkeit. Alterssichtigkeit, ja. Jetzt, was macht man da? … Sind zwei Monate um. Ja, Nasenbluten, etwas Objektives, starkes Nasenbluten. … Was? … XM, Phosphor XM, jetzt geht die Sache wie am Schnürchen. Und jetzt, wie geht es weiter?

„ …(1.10.96) Morgens Fieber 37,2°, 37,5°.
Um 13:30 bis 14h Kopfschmerz vor allem linke Seite. Gefühl Haare werden gerissen an linker Schläfe.
Husten schlimm: mit Brechwürgen.
Stuhlabgang dabei und Urinabgang.
Husten: Auswurf gelbgrün, lumpy.
Schnupfen manchmal frei, manchmal zu.
Um 17h vergeht alles.
Nachts Husten: erwache durch Husten, muß aufstehen.
Wenn ich mich hinlege, aggr. Wie eine Feder im Hals.
Kein Appetit, kein Durst, trotz dieser Geschichte war ich in Altdorf am Markt.
Orangensaft aggr. Schwarztee und Mineralwasser gerne getrunken.
Bläschen am Gaumen brennend.
Überlegen.
Thymiantee trinken und im Bett bleiben. Umschläge auf Brust. …“

Sp.: Ja, ich habe gedacht es sind zweieinhalb Wochen nach Phosphor, das ist eine Ausscheidungskrise. Ich erwarte nachher eine lange Besserungszeit. Und tatsächlich habe ich nichts gegeben, und was passiert? Sieben Monate hat sie sich nicht mehr gemeldet. Und in dieser Zeit ist es ihr sehr gut gegangen, ich habe es leider nicht vermerkt in der Krankengeschichte. Ich vermerke immer nur die Beschwerden, wenn die Patientin anruft, was jetzt in den letzten Tagen und die letzten paar Wochen geschehen ist. Aber vorher war meistens eine gute Zeit. Lesen wir. … Lesen wir 22.5.97, jetzt sind wir gerade in den letzten Monaten.
T.: […]
Sp.: Habt ihr nicht? Das war das letzte [auf euren Blättern]? Also dann kommt jetzt diese Verschreibung:

„ …(22.5.97) Lange Verdauung.
Rechtes Bein und Arm wie Krämpfe, Ameisenlaufen.
Sehr nervös.
Verstopfung verschlimmert. …“

Sp.: Was machen?
T.: Phosphor CM.
Sp.: Ja, Phosphor CM, und bevor ich hierher gekommen bin, habe ich angerufen, sie hat mir gesagt, es geht ihr sehr gut, wie schon lange nicht. Phosphor CM am 22.5.97.
Es sind 10 Jahre seit Beginn der Kur. Die Ärzte nennen sie die „Miracolata“. Ich

habe immer noch die Angst in den Knochen, weil ich nicht weiß, was passiert, nicht? Bei Brustkrebs weiß man nie, es kann auch nach vielen Jahren nochmal losgehen, vielleicht, aber vorläufig geht's gut.

Ich habe diesen Fall gebracht, nur um zu zeigen, wie man umgehen kann und ich glaube, das ist eine Kur, die jeder von euch nachmachen kann. Und sicher noch besser als ich, nicht?

Jetzt, sind irgendwelche Fragen dazu? Ja … aus den Fragen lernen wir mehr, als aus allen anderen Dingen.

T.: Also, mich würde interessieren … die Symptome von der Erstanamnese, z.B. daß sie Enges am Hals ja nicht ertragen konnte, was Sie auf Sepia und Lachesis gebracht hat. Hat sie das jemals noch erwähnt? Oder ist das …

Sp.: Ja. Nehmen wir nochmals die Erstanamnese. Wo steht das? … Sie haben recht, jetzt sollten wir analysieren, warum wir nicht sofort Phosphor gegeben haben. Und warum wir nicht die ganze Zeit bei Phosphor durchgehalten haben, die ganze, von A bis Z – aber so geht es. Wo steht das von den Kleidern, wer findet es?

T.: Auf Seite 3, also auf dem dritten Blatt in der Mitte.

Sp.: Moment, ich habe eine andere Version als eure, ich muß das Original suchen. Ich komme zu euch. Ah, da ist es. Also drittes Blatt, und wo, circa?

T.: […]

Sp.: Eben, „geschlossene Kragen stören. Es scheint mich zu ersticken, lieber weite Kleidung". Jetzt, wenn ich das sehe, heute, würde ich eine andere Rubrik nehmen. Einfach unter *Generalities – clothing aggr.* Schauen wir, ob Phosphor dort steht. … Zweiwertig! Seht ihr, wie viele Fallen es in diesem Fall gibt. Sie hat allgemein die Kleidung nicht gern, nicht? Es steht so schön im Spontanbericht. „Geschlossene Kragen stören, lieber weite Kleidung". Also: *Generalities – clothing aggr.* So ist es. Noch andere Sachen, Frau R., Sie sind gut im Rausbringen von den Fallen? Was hat uns noch weggehalten vom Phosphor? Welche anderen Symptome? Analysieren wir die ein bißchen zusammen. Welche anderen Symptome haben uns von Phosphor weggebracht?

T.: Der braune Fleck am Rücken.

Sp.: Der braune Fleck am Rücken, ja. Sehen Sie …

T.: Und daß der Trost so massiv verschlechtert hat.

Sp.: Trost verschlechtert. Trost verschlechtert. Das ist es eben … wenn man Phosphorpatienten fragt: So, wie steht es mit Trost? Nachher sagen sie: Das habe ich nicht gerne. Und wenn man genauer fragt, nachher wird man sehen, daß sie es doch gerne haben. Ja, so ist, das ist eine zweite Falle. Also, heute, wenn ich die Anamnese mache, bin ich viel vorsichtiger als früher. Viel vorsichtiger. Ich frage bis in alle Details. Ich will wissen: Ja, wie ist es genau.

Wie haben Sie es gern. Wenn sie einen Schmerz haben, was tun Sie? Und dann sehe ich sofort, ob Trost verschlechtert oder nicht. Vielleicht sagt jemand: Ja, Trost habe ich überhaupt nicht gern! Und dann frage ich: Wenn Sie Kummer haben, ein Problem, was tun Sie? – Oh, da bin ich sofort beim Telefon. Tja, dann ist es vorbei mit *Trost verschlechtert*: Ich muß mit jemandem reden. …

T.: Dann war auch noch Reizbarkeit vor der Menses. Explodiere.

Sp.: Diese Rubrik nehme ich nur noch, wenn der Partner auf den Rücken des anderen springt und auf den Kopf schlägt. [Lachen.] Ja, ein bißchen Reizbarkeit vor Menses haben viele Frauen, viele. Es muß schön ausgeprägt sein. Nein, nicht so extrem, aber es muß schon ausgeprägt sein.

T.: In der Folgekonsultation am 7.5. ganz am Anfang auf dem 5. Blatt, da hatte sie auch einen Schnupfen mit viel blutiger Absonderung, das war ganz am Anfang, wo Sepia Q3 kam und das haben wir überhaupt nicht beachtet.

Sp.: Ja, natürlich haben wir es nicht beachtet. Da war ich noch in der Phase wie BURNETT, wo ich geglaubt habe, daß die Erkältung ein Feind ist. Heute weiß ich, daß die Erkältung ein Freund ist. Ich habe an diesem Fall sehr viel gelernt. Es genügt, daß man einen Fall allein gut behandelt. Von A bis Z, und dann hat man Unendliches gewonnen für alle anderen Fälle. Aber man muß es gründlich machen, bis zur letzten Konsequenz.

T.: Wo würden Sie da nachgucken …?

Sp.: Ja, dann hätte ich natürlich mich viel mehr auf die Symptome dieser Grippe konzentriert. Schon die „Cinese“, die sie bekommen hat, diese Grippe aus Asien, nicht? Dort hätte ich sicher schon das Bild von Phosphor entdeckt.

T.: Und dann der blutige Schnupfen unter *Nose; discharge; bloody*.

Sp.: Ja, *bloody*, und dann gab es sicher andere Symptome für Phosphor. Heute weiß ich, daß es so ist. Wenn ich einen Krebsfall behandle und eine Grippe kommt, dann weiß ich, es kommt ein Freund zu mir. Das ist für euch alle eine wichtige Information.

T.: Ich habe noch eine etwas provokante These, …

Sp.: Provokante These?

T.: Ja, weil am Anfang hatte mich gestört, daß so in Ihrer Rubrik I, also in Ihrer Unterteilung [Hierarchisierung] I bis V, daß in I dieser braune Fleck am Rücken so großes Gewicht haben sollte, das konnte ich – ich bin das erste Mal bei Ihrem Seminar – das konnte ich nicht gut nachvollziehen. Da stehen aber Sepia und Thuja. Und meine Idee wäre, die Frau braucht auch irgendwann nochmal Thuja, weil ohne Sykose gibt es sicherlich keinen Krebs.

Sp.: Nicht das, aber was hat die Frau gesagt im Laufe der Behandlung?

T.: Wind im Gesicht …

Sp.: Nicht nur Wind im Gesicht. Aber was hat sie uns gesagt, aber es freut

mich, daß ihr alle das auch nicht gesehen habt.
T.: Zwiebelverlangen …
Sp.: Zwiebelverlangen, gut.
T.: Die Impfung.
Sp.: Die Impfung! Was hat sie bekommen bei der Impfung? … Hohes Fieber! Brauner Fleck am Sacrum! Rückblickend, ich habe gedacht, die Kollegen werden [es] sicher merken. Und nachher diese Impfreaktion. Thuja dazwischen hätte den Verlauf gewaltig beschleunigt und viele Komplikationen weggenommen.
T.: Würden Sie das jetzt nochmal irgendwann geben?
Sp.: Ich bin sehr auf der Hut, jetzt.
T.: Ich wollte noch was anderes schnell fragen, nur eine technische Frage. Wenn Sie die gleiche Potenz wiederholen, meinetwegen das Phosphor XM, jetzt ein paar Mal, geben Sie das dann irgendwie verdünnt? Also ändern Sie die Gabe etwas? Oder …?
Sp.: Noch einmal bitte Ihre Frage, langsam.
T.: Ja, wenn Sie die gleiche Potenz noch einmal wiederholen, so wie beim Phosphor XM jetzt ein paar Mal, …
Sp.: Zweimal. Ja?
T.: … verändern Sie dann leicht die Gabe, indem Sie es auflösen oder so etwas?
Sp.: Nein. Zweimal … Sie kennen die KENT'sche Skala? … Soll ich die noch kurz wiederholen?
T.: Ja.
Sp.: Ja, die KENT'sche Skala ist einfach 30, 200, 1.000, 10.000, 100.000 und die Million und das Mittel gibt man jedes Mal zweimal, zweimal die C30, zweimal die 200, zweimal die 1.000 usw. Und wenn ein Mittel sehr gut wirkt, z.B. eine C30 sieben Monate wirkt, dann kann man es auch drei-, viermal geben, bis die Wirkungsdauer abnimmt. Ich habe gemeint, ja, die KENT'sche Skala kennen alle, aber das ist eine dumme Meinung von mir gewesen. Vielleicht sollte man diese Dinge nochmal sagen, ganz genau, nicht? Ist ein Bedürfnis da, die noch einmal zu wiederholen?
TT.: Ja. Ja.
Sp.: Ja, wenn dieses Bedürfnis da ist, wiederhole ich die. Das ist natürlich ganz wichtig, sonst kann man die Kuren nicht machen. KENT, nach vielen Jahren des Forschens, und nach viel Leiden, bei vielen klinischen Fällen hat herausgefunden eine optimale Skala wie man die Mittel geben kann. Er hat probiert, z.B. die C30 zu geben und dann die C50. Das hat dann nicht so gut geholfen. Die C200, das hat gut geholfen. Dann hat er gegeben die C200, hat gut geholfen, die C500 hat nicht geholfen, erst die C1.000 und so, durch viel Erfahrung hat er

herausgefunden, daß es eine optimale Skala gibt, wie in der Musik. Und diese Skala heißt C30, C200, C1.000, C10.000, C100.000 und C 1 Million. Und er hat herausgefunden, daß, wenn man eine Potenz zweimal gibt, daß in der Regel diese Potenz immer gut wirkt, wenn man [sie] ein drittes Mal gibt, dann die Wirkungsdauer kürzer wird. Und so hat sich eingebürgert in der Praxis, daß man zweimal dieselbe Potenz wiederholt. Zweimal 30, zweimal 200 usw., hinauf bis zur 100.000 und dann fängt man von neuem an. Nochmals 30, 200, 1.000, 10.000, 100.000. Das ist das Vorgehen bei chronischen Krankheiten. Diese Potenzen haben eine Mindestwirkungsdauer, – und das ist sehr wichtig zu kennen, – das bedeutet, innerhalb dieser Zeit darf man die Mittel nicht wiederholen. Die C30 Minimum 35 Tage, die C200 [Minimum] 35 Tage, die 1.000 [Minimum] 35 Tage, die 10.000 Minimum 35 Tage, die 100.000 Minimum drei Monate und die Million Minimum ein Jahr, das ist die Mindestwirkungsdauer. So, noch eine Frage?

T.: KENT in Ehren. Im übrigen, er hat auch die 50M noch erwähnt. Aber HAHNEMANN sagt ganz eindeutig, wir sollen nicht die gleiche Potenz unverändert wiederholen, sondern wir sollen sie modifiziert wiederholen. Und deshalb ist es besser, wenn wir die zweite Dosis einer Potenz in Wasser verrührt verordnen. Ich hoffe, Sie haben es vorne verstehen können.

Sp.: Das stimmt, was HAHNEMANN gesagt hat. Nur, seit HAHNEMANN hat die Homöopathie eine große Entwicklung durchgemacht. Und KENT hat auf Grund seiner klinischen Erfahrungen gefunden, daß das die beste Art der Gabengröße ist. Und KENT hat pro Jahr ungefähr 40.000 Patienten supervidiert. Kein Mensch von uns hat diese Erfahrung wie er gehabt. Deswegen habe ich das Wissen von KENT als absolut maßgebend immer hingenommen, weil es Pierre SCHMIDT so praktiziert hat 50 Jahre, KÜNZLI 40 Jahre so praktiziert hat, und wir haben [es] so gelernt. Dann gibt es sicher Variationen, weil man kann bei der Dosierung noch lange diskutieren und man kann sicher noch bessere Dinge herausfinden, aber was diese großen Meister ausprobiert haben, über viele Jahrzehnte, sollte man nicht über Bord werfen, ohne daß man eine lange klinische Untersuchung gemacht hat, die uns beweist, daß es etwas Besseres gibt. Sonst therapiert jeder nach seinem eigenem Motto, nach seinen eigenen Vorstellungen. Ja?

T.: Ja, ich wollte einfach bestätigen, was Herr B. gesagt hat. Das haben wir auch gesehen in Indien, meine Lehrer, die haben auch so die nächste Gabe, wenn wir wiederholen […], schütteln die Potenz und dann einnehmen. Und das mache ich hier auch, und das hat eine schon bestimmte Wirkung, wenn man gleiche Potenzen wiederholt oder nochmal zehnmal schütteln und dann wiederholt.

Sp.: Ich meine, das kann man natürlich auch probieren …

T.: So hat das HAHNEMANN in *chronic diseases,* glaube ich, gesagt.

Sp.: Man kann alles probieren, nicht? Und ich finde, das ist auch, wenn Kollegen, die seriös sind, gefunden haben, daß das eine gute Wirkung hat, dann soll jemand einmal viele Fälle mit dieser Methode behandeln, und wenn man sieht, daß das eine sehr gute Wirkung hat, kann man das mal publizieren. KENT hat das gemacht an Tausenden von Fällen und er hat viele Jahre, Jahrzehnte [geforscht], bis er diese Skala herausgefunden hat. Und die ist für mich einfach jetzt ein Maßstab, auch weil meine verehrten und geliebten Lehrer so gearbeitet haben.
T.: Ich habe jetzt noch einmal eine Frage zu diesem Verdünnen. Ich weiß gar nicht, wo hat HAHNEMANN das denn geschrieben, daß bei den C-Potenzen, die jedesmal verändert werden sollen? Denn das, was ich kenne, ist das sechste Organon und da geht es doch nur um die Q-Potenzen.
anderer T.: Mich hat jetzt nur gerade zum Schluß bei dem Fall noch verwirrt, daß Sie gesagt haben, die warmen Getränke stören den Magen. Nach der Phosphor C200 hat Sie das so gefreut, wie haben Sie denn unterschieden, ob das jetzt nicht ein Prüfungssymptom ist?
Sp.: Also, Sie stellen wieder eine sehr gute Frage. Wo ist das gewesen?
T.: Das war Seite 19, 29.11., ziemlich weit unten.
Sp.: Sehr gut, ja. Also da habe ich gegeben …
T.: Vorher war Phosphor C200 nach dieser Grippe.
Sp.: Ja, eben, sehen Sie, [am] 12.10. habe ich Phosphor 200 gegeben, und am 29.11. berichtet sie. Da sind wieviele Tage vergangen? 45 Tage glaube ich, oder täusche ich mich? Ja, ungefähr 46 Tage, und jetzt die letzten Tage hat sie dieses Symptom. Das ist außerhalb der Wirkungszeit des Phosphor 200. Das ist nicht ein Prüfungssymptom von Phosphor.
T.: Heißt das, man kann sagen, wenn jetzt so ein Symptom nach den 35 Tagen kommt, dann kann es kein Prüfungssymptom mehr sein?
Sp.: Ja, man kann das nach HAHNEMANN so sagen. HAHNEMANN sagt im Band I *Chronische Krankheiten*, wenn ein Symptom des Mittels auftritt, das nicht von lästiger Stärke ist, dann kann man ruhig das vorübergehen lassen. Es kann manchmal passieren, daß ein Symptom des Mittels auftritt, aber dem Patienten geht es sehr gut, das Symptom ist nicht von lästiger Stärke. Das bedeutet, [es] ist ein pathogenetisches Symptom, das jetzt zufällig aufgetreten ist. Und man kann ruhig warten.
T.: Aber es sollte dann schon mit der Zeit auch wieder verschwinden?
Sp.: Ja, ja, und es sollte nicht von lästiger Stärke sein. Es kommt so ein bißchen eine Störung, man sieht, ja, es mutet uns so phosphorisch an, aber dem Patienten geht es gut, und es stört nicht so sehr, und wir warten.
T.: Gut, danke.

Sp.: Bitte.

T.: Ich wollte nur darauf hinweisen, Sie hatten auch einmal einen KENT-Artikel zitiert, wo es hieß, die 10.000 ist immer eine gute Potenz, um damit anzufangen. Das war auch zu späten Zeiten von KENT. Mit gewissen Ausnahmen dann.

Sp.: Also, KENT hat natürlich, wie gesagt, geforscht und geforscht wie HAHNEMANN und alle diese großen Leute, und er hat am Schluß postuliert, und das hat nachher Pierre SCHMIDT und auch KÜNZLI so übernommen, daß bei chronischen Kuren in den meisten Fällen, wenn [es] keine schwerwiegenden Veränderungen lebenswichtiger Organe gibt, die beste Potenz, um die chronische Kur anzufangen, die XM ist, weil man mit der XM sofort sieht, ob eine Reaktion ist oder nicht. Das ist ganz schön, dann.

T.: Ich habe nochmal eine Frage zu dem braunen Fleck. Wann kann ich das als Symptom nehmen? Also, weil viele Menschen haben ja auch an anderen Stellen braune Flecken oder kleine braune Flecken. Ab welcher Größe oder ab wann ist das ein Symptom? Darf dann nur am Sacrum ein brauner Fleck sein und sonst nirgends? Oder …?

Sp.: Ja, das ist eine sehr gute Frage und praktisch sehr relevant. Diese braunen Flecken sind im großen und ganzen sehr wertvoll. Wenn ein Mensch irgendwo am Körper einen braunen Fleck hat, soll man bei der entsprechenden Körperstelle schauen, *Discoloration, brown, spots*, oft sind [es] kleine Rubriken mit wenigen Mitteln, in der Regel zuverlässige Rubriken, sehr gute. Und ab welcher Größe? Ja, so die Hälfte eines Fünf-Rappens. Es dürfen nicht diese Leberflecken sein, diese Nävi. Es müssen schon richtige Pigmentflecken sein, so café-au-lait-Flecken. Die sind in der Regel sehr gut.

T.: Aber in der Hautebene, also die müssen nicht erhöht sein.

Sp.: Ja, nicht so Warzen oder Fibrome oder so Sachen. Es muß richtig so in der Ebene der Haut drin sein.

T.: Auch wenn es sehr viele sind?

Sp.: Auch wenn es sehr viele sind, ja. Es gibt manchmal Leute, die haben so einen Guß, man sieht vielleicht 50 braune Flecken nebeneinander, so ein Guß. Dann schaut man am Oberarm, am Unterarm. Ich hatte mal einen Patienten, der hatte so einen Guß am Unterarm, der war schon behandelt worden mit vielen Mitteln. Und dann kam er in meine Praxis und dann habe ich das sofort gesehen, und dazu hatte er einen zweigeteilten Strahl beim Urinieren. Schaut mal, was für ein Mittel hat er gebraucht.

T.: Thuja.

Sp.: Ja, ihr wißt schon alles, wie gut. Schaut im Repertorium nochmals. Also *Extremities; discoloration; brown; spots,* also *forearm,* und dann zweigeteilter Strahl unter *Harnblase; urinieren/* [*bladder*;] *urination; forked/ geteilter Strahl.*

Da geht nur ein Mittel durch. Thuja, ja. Durch diese Beobachtung und diese Aussage war schon Thuja gefunden, das hat dem Kollegen sehr gut geholfen. Nach einer Dosis 10.000 war der Strahl nicht mehr zweigeteilt.
T.: Ich hätte auch noch eine Frage und zwar haben wir doch am Anfang gesagt, daß der Krebs nicht konstitutionell zu heilen ist, sondern das Tumormittel braucht. Aber jetzt habe ich doch den Eindruck, als wenn diese Frau konstitutionell geheilt wurde mit Phosphor dann schlußendlich, und Sepia einfach falsch war.
Sp.: Haben sie das Gefühl?
T.: Also Sepia ging so stark durch, aber nachher, als Sie es wiederholt haben mit der XM, XM, CM ging es ihr eigentlich nicht so gut. Sie hat nie gesagt, mir ging es gut in der Zeit. Sondern sie war immer müde, immer psychisch schlecht drauf. Das war ja nach Phosphor dann ganz anders.
Sp.: Ja, ja …
T.: Würden Sie sagen, es ist jetzt doch konstitutionell zu heilen gewesen?
Sp.: Ja, also konstitutionell, ja genau. In diesem Fall, Phosphor hätte vielleicht den ganzen Fall geheilt von A bis Z. Das ist gut möglich. Wenn Sie eine Arznei finden, – ich möchte dieses Postulat nochmals aufstellen –, das unter die Krebsarzneien gehört und zugleich das Konstitutionsmittel des Patienten ist, dann können Sie mit diesem Mittel vielleicht eine vollständige Heilung bewirken. Wenn jemand ein Phosphoriker ist und nachher bekommt er einen Tumor, sehr wahrscheinlich kann man mit dem Phosphorus diesen Tumor heilen. Es ist aber sonderbar, daß bei allen Autoren, bis zu KENT hinauf, Phosphor kaum gebraucht wurde in der Krebstherapie. Und das zeigt uns, welche große Entwicklung innerhalb der Homöopathie gemacht wurde. Und wie jeder dem anderen geholfen hat. Wir kommen nur vorwärts, wenn wir uns alle an der Hand halten.
T.: Ich habe noch eine Frage. Mir fällt auf, daß manchmal ein halbes Jahr zwischen den Konsultationen liegt. Wie besprechen Sie das mit Ihren Patienten, wann sie sich wieder melden sollen? Was für Kriterien?
Sp.: Jetzt haben Sie entdeckt meine Achillesferse. Es ist so, Dr. KÜNZLI sagte im Alter, daß ein Heilungshindernis zu seltene Konsultationen sind. Und man sollte die Konsultationen nicht zu selten machen. Je öfter man die Leute sieht, umso besser. Speziell in solchen Fällen, nicht? Wenn ein Fall ganz gut geht, ohne Probleme, dann muß man nicht die Leute dauernd sehen. Aber in solchen Fällen, wenn man zu lange Intervalle läßt, das ist gar nicht gut. Man hört nie auf zu lernen.
Noch eine Frage zu Symptomen des Falles, die uns von Phosphor weggebracht haben?

T.: Ich habe noch einmal eine Frage und zwar zum 12.05., da haben Sie zwischendurch Graphit gegeben. Wie würden Sie das jetzt nachträglich bewerten?
Sp.: Wer hat gesprochen? Ich sehe nicht den Kollegen … Ah, ganz hinten. Graphit zwischendurch. Ja, wie soll ich das bewerten? Ich weiß gar nicht, wie ich es bewerten soll. Ich muß sagen, daß wahrscheinlich dieser Fall durch Phosphor geheilt worden wäre, er hätte mit Phosphor geheilt werden können, aber ich weiß nicht mit letzter Sicherheit, ob es so ist. Deswegen wollte ich mit euch die Fälle von SCHLEGEL alle durchgehen. Weil bei ihm findet man bei keinem einzigen Fall eine Kasuistik, wo nur ein Mittel gegeben wurde. Und ich habe Dr. KÜNZLI angesprochen, ich habe ihm gesagt, bei Krebsfällen, kann man mit einem Mittel durchkommen? Er hat gesagt, sehr selten, da braucht es mehrere Mittel, beim Krebs. Also, irgendwie, es braucht mehrere Mittel. Es gibt auch Fälle, wie bei KENT, Carbo animalis 3.000 eine Dosis – geheilt. Das sind Modellkuren, die gehen durch die Geschichte, nicht? Aber das ist nicht der Alltag des Praktikers.
Noch eine Frage?
Gut, dann wäre ich froh wieder um etwas Hilfe, weil wir mit unserem lieben Herrn SCHLEGEL fortfahren. Ich habe euch am Anfang des Seminars gewarnt, daß ich keine fertigen Rezepte bringe. Ich möchte euch nur ein bißchen Mut machen. Ich bleibe dabei. Also, das Buch von SCHLEGEL, Seite 93. Jetzt verlassen wir die Brustkarzinome und gehen wir ein bißchen zu den anderen Karzinomen. Seite 93 im alten Buch. Herr G., wissen Sie wo es ist im neuen?

[E. SCHLEGEL: *Die Krebskrankheit – Ihre Natur und ihre Heilmittel*, Hippokrates, 1927, S. 138 {137}]
„F r a u S t . , 67 Jahre, kommt am 8. September 1899 und zeigt mir ein stark kirschgroßes Karzinom an der rechten Augenbraue. Es war aus einer Warze seit etlichen Jahren herangewachsen. Am 10. Oktober meldet sie, daß nach einem Stoß starke Blutung aus der Geschwulst eingetreten sei. Verordnung: Nitric acidum 30. Im November werden starke Rückenschmerzen geklagt mit der Angabe besseren Allgemeinbefindens. Natrium muriaticum 6. – Im Februar 1900 wird gemeldet, die Geschwulst habe sich verkleinert und sei jetzt gestielt, wonach nochmals Nitric acidum gegeben wird. Im Juli kommt Patientin selbst wieder, es findet sich noch eine kleine warzenartige Spur. Chelidonium 3. – Zufällig wird heute den 24. Juli 1908 …“

Sp.: Also 9 Jahre nach Behandlungsbeginn.

„ …über die nun 75jährige Kranke aus anderen Ursachen berichtet, und ich erfahre, daß von der Geschwulst schon seit Jahren keine Spur mehr vorhanden ist."

Sp: Nitric acidum, das ist ein Mittel, das er auch sehr oft verwendet hat für andere Krebse. Ja?
T.: […]
Sp.: Ja, das kommt noch. Also C30 täglich, in der Regel. Es kommen noch Allgemeinanleitungen am Schluß, nicht?
T.: Herr Spinedi, Herr SCHLEGEL hat ja die Mittelgabe eigentlich nicht begründet in seinen Kasuistiken. Könnten Sie mit ein, zwei Worten sagen, warum er vielleicht jetzt da Acidum nitricum gegeben hat? Warum er dann zum Schluß Chelidonium gegeben hat? Es ist schwer, das nachzuvollziehen ohne Begründung.
Sp.: Ja, ich bin ganz sicher, daß er die Symptome genommen hat, nicht? Denn er hat nachher im Buch eine sehr schöne Materia Medica der Arzneimittel geschrieben und dort schreibt er ganz genau die Symptome von Nitric acidum, von Chelidonium bei Krebs, dort, wo er speziell geschaut hat, und das kann man alles nachlesen. Er hat es in den Kasuistiken nicht begründet, deswegen habe ich meine Kasuistik gebracht, um euch ein Gefühl zu vermitteln, wie er eventuell vorgegangen ist. Ich glaube, es ist eine gewisse Ähnlichkeit da. Nur, er gibt uns die Mittelreihen und das ist auch wieder interessant zu sehen. Ich glaube, es ist nicht ein großer Unterschied gewesen in meinen Überlegungen und in seinen. Seine sind sicher viel besser gewesen, weil er mehr Wissen gehabt hat als ich. Aber am Schluß kommt es auf das heraus. Ja, diese Kasuistik.

[SCHLEGEL, 1927, S. 139 {138}]
„ …C h . H . , Bauer in N., 50 Jahre alt. Erste Beratung 21. November 1896. Erosion der rechten Unterlippe an charakteristischer Stelle, öfter Abschälen, viel Schmerz, Brennen, auch Bluten. Am 16. März 1897 ist die Stelle geheilt, nachdem eine Flechte im Schnurrbart aufgetreten ist. Im Jahre 1898 zeigt sich der Patient wieder wegen der Bartflechte; dieselbe heilte bei R h u s und C a l c a r e a . …"

Sp.: Ja, wir müssen vielleicht diesen Fall jetzt ganz unten nochmals lesen: „Die früheren Mittel gegen beginnenden Lippenkrebs waren: …"

„ …H e p a r , A r s e n i k , T h u j a , C a u s t i c u m , C o n d u r a n g o . …"

Sp.: Also, das waren die Mittel, mit denen er diese Heilung bewirkt hat. Und nachher kam Rhus und Calcarea.

„ …Im Jahre 1899 fand wieder eine Beratung wegen derselben statt, nochmals C a l c a r e a – Jetzt sah ich den Patienten nicht mehr bis zum 14. Februar 1911, wo seine Krankengeschichte wieder aufgesucht wird und nun der zweiten Auflage dieses Buches einverleibt werden kann. …“

Sp.: Also sind 12 Jahre vergangen.

„ …Herr H., jetzt 65 Jahre alt, war inzwischen gesund, Lippe ganz normal. Seit 1 1/2 Jahren bildet sich neben dem rechten Nasenflügel an der Wange eine jetzt erbsengroße, brennende, abschälende, blutende Geschwulst, ein kleines Papillom oder Karzinom, wogegen er Nitric acidum 30 erhält.“

Sp.: Ja, Nitric acidum, ein starkes Antisyphilitikum, nicht? HAHNEMANN sagt an einer Stelle, daß diese schweren Krankheiten die Kombination der drei Miasmen sind und da kommt Nitric acidum auch reichlich zum Zuge, um die syphilitische Komponente zu treffen. Jetzt das: „Frau R. …“

[SCHLEGEL, 1927, S. 139 {139}]
„F r a u R., hier, 45 Jahre alt, hatte über dem rechten Ohr eine harte Warze im Haar, welche im Jahre 1901 ohne ersichtlichen Grund zu wachsen anfing und einen anderen Charakter annahm. Sie hatte rasch die Größe einer Waldkirsche erreicht, wurde sehr schmerzhaft, indem sie neuralgische Beschwerden im Hinterkopf und Hals erregte; sie war sehr stark venös injiziert und hinter dem Ohr und unterhalb desselben zeigte sich eine feste Drüsenschwellung. Sie wuchs noch etwas weiter, begann zu bluten und zu jauchen mit einem ganz furchtbaren Gestank. …“

Sp.: Wenn man so etwas sieht in der Praxis, wird einem kalt im Rücken, nicht?

„ …Das Haar der rechten Kopfseite war stets blutig serös durchtränkt. Ich hatte die Patientin auf die akute Gefahr der Sache hingewiesen und ermuntert, einmal in die chirurgische Klinik zu gehen. …“

Sp.: Sogar er hat das gesagt, das bedeutet viel.

„ …Sie wollte aber durchaus nicht, und hielt fest an ihrem Vertrauen, das auch nicht getäuscht werden sollte. Mit Nitric acidum, Arsenik, …"

Sp.: Seht ihr: Nitric acidum, Arsenicum. Wieder einmal aus der Krebsphase herausholen und jetzt …

„ …Calcarea carbon., Belladonna, Hepar sulf., China, Lachesis und anderen der Art ihrer Beschwerden angepaßten Mitteln nahm der stürmische Prozeß eine gute Wendung: eines Tages war der üble Geruch plötzlich verschwunden, eine Abblassung und Überhäutung der Geschwulst begann; allmählich verkleinerte sie sich und verschwand dann spurlos. Dieser Fall war mir sehr lehrreich, und ich habe seitdem öfters schweren Erscheinungen dieser Art gegenüber die Empfindung: Bangemachen gilt nicht! … "

Sp.: „Bangemachen gilt nicht!".

„ …Wer warten kann, der kann Großes erfahren! …"

Sp.: „Wer warten kann, der kann Großes erfahren!" Also Geduld und dran bleiben!

„ …Es ist aber merkwürdig, daß mit der Wendung zur Besserung in diesem gefahrdrohenden Krankheitsfall ein sehr schmerzhaftes, altes, variköses Beingeschwür, welches einige Zeit geheilt gewesen war, wieder aufbrach. …"

Sp.: Ist das nicht wunderbar? Wenn das jemand draußen hört, sagen die, die spinnen da drinnen. [lacht] Es soll wunderbar sein, daß ein Ulcus auftritt? Aber es ist es in der Tat.

„ …Auch dieses saß rechtsseitig. Wem daran gelegen ist, die Energetik des menschlichen Organismus in seinen Krankheitszeichen kennenzulernen, der wird eine Fülle solcher Beobachtungen machen können. Behandelt man sie mit Achtung vor der Natur, so findet man sie auf Schritt und Tritt; verlacht man von vornherein ihre Möglichkeit, dann sieht man sie auch nicht. …"

Sp.: Habt ihr nicht das Gefühl, daß Herr SCHLEGEL da bei uns ist? Er ist da bei uns und redet uns zu und macht uns Mut. Lesen wir weiter, nächste Kasuistik:

„…Chr. M., 54 Jahre, Bauer, kommt am 11. März 1910. Seit einem halben Jahre entwickelt sich eine Schwellung um das linke Kiefergelenk ohne viel Schmerz, doch von Anfang an mit Hemmung der Mundöffnung. Nase trocken, schlechter Schlaf; Rückenlage. Patient kann jetzt nur noch Flüssigkeit nehmen. Die Geschwulst ist sehr fest und hart. „Schwere Operation“ ist ihm vorgeschlagen worden. Verordnung: Merc. colloidal. 5. Dil. und Belladonna 30. 19. März. Sofortige Besserung mit Einschmelzung der Geschwulst, Eitererguß durch den Mund; Patient kann den Mund besser öffnen. …“

Sp.: Aber ich glaube, keiner von uns ahnt, wie viel er gedacht haben muß, um diese Verordnung zu machen. Oder hat er sie so aus dem Handgelenk gemacht? Ich glaube nicht. Oder wieviel muß er studiert haben? Weiter.

„…Wärme wohltätig. Rhus 30. – Bei Carbo veg., Calcarea carb., Nitric acidum, Silicea wird Patient beschwerdefrei und arbeitsfähig, die Geschwulst schwindet mehr und mehr und der Mund kann wieder feste Nahrung in gewohnter Weise aufnehmen. Am 30. November, wo ich Patient zuletzt sah, erhielt derselbe noch Graphit 30 wegen Andeutung von Ischias. …“

Sp.: Wenn ich immer wieder dieses Graphit sehe, was verschrieben wird, habe ich das Gefühl, daß es auch nicht so schlecht war bei meinem Fall, um der Kollegin da hinten eine Antwort zu geben. Lesen wir weiter.

„…Johanna G., 60 Jahre, ledig, in G., leidet seit 2 Jahren an einer langsam heranwachsenden Geschwulst im linken Oberkiefer, ohne Schmerzen, aber mit Kaubeschwerden, leichter Entstellung des Gesichts, Vorwölbung des harten Gaumens. Patientin ist sehr mager, wurde vom Oberamtsarzt A. zur Operation gewiesen, welche in Oberkieferresektion bestanden haben würde. Am 26. Januar 1905, wo ich Patientin zuerst sah, verordnete ich…“

Sp.: Ja, also Oberkieferresektion, mir hätte das nicht gefallen. Also: jetzt beginnt die Behandlung:

„…Sulfur 30, später Calcarea fluorica, dann Aurum, Thuja, Silicea, Staphisagria, Conium, …“

Sp.: Alles Mittel, die die Fähigkeit haben, diese Verhärtung, dieses Gewebe irgendwie zu packen: Calcarea fluorica, Aurum, Thuja, Silicea, Conium!

„ …im Jahre 1906 C a r b o v e g ., C a l c a r e a c a r b ., L y c o p o - d i u m , N i t r i c a c i d ., B a r y t a ; am 13. Dezember 1907…“

Sp.: Das sind jetzt 3 Jahre, nicht?

„ …sah ich sie zuletzt, völlig genesen, nachdem ein borkiger Ausschlag an der Haargrenze des Vorderkopfes und hinter dem linken Ohr aufgetreten war. …“

Sp.: Es ist ein Ausschlag herausgekommen! Wenn man das viele Male sieht, wie HAHNEMANN es geschrieben hat in den *Chronischen Krankheiten*, er hat die Unterdrückung der Hautausschläge verdammt, tausendmal verdammt. Wenn man liest Band I *Chronische Krankheiten*, dann würde man denken: aber warum hat HAHNEMANN immer wieder das geschrieben, immer wieder? Er hat auch 98 Fälle hingeschrieben, wo die Unterdrückung eines Ausschlages schwere Krankheiten nach sich ziehen. Aber das sieht man: der Tumor heilt, es kommt der Ausschlag zurück. Die Epilepsie heilt, und es kommt der Ausschlag zurück. Ganz genau so ist es. Dann steht doch die Sache im Zusammenhang: Behandlung des Hautausschlages – [es] entsteht ein Tumor. Der Tumor heilt – [es] kommt der Hautausschlag zurück. Es ist eine ganz empirische Beobachtung! Das wäre schön zum Forschen, was sind Zusammenhänge zwischen Unterdrükkung eines Ausschlages und Entstehung einer inneren Krankheit? Auf welchem Wege geschieht das?

„ …Die Geschwulst hatte sich ganz zurückgebildet und bestand schließlich noch aus einer kleinen Auftreibung über einer A l v e o l e . Man kann einwenden, daß hier Fehldiagnose vorlag, zumal wiederholt ein kleiner Eitererguß aus einer Zahnlücke beobachtet wurde; dies fällt jedoch unter die Möglichkeit einer gutartigen Umwandlung des Tumors. Jedenfalls war die Operation geplant, und sie wurde erspart. Wahrscheinlich handelte es sich doch um Krebs. …“

Sp.: Wie bescheiden ist er! Die wollten ihr den Oberkiefer resezieren, und er sagt: Ja, gut, der einzige Verdienst ist, daß man die Operation gemieden hat, das war aber wahrscheinlich ein Krebs – aber das war ein ganz klarer Krebs bei dieser Symptomatologie. Lesen wir weiter.

„ …H e r r N . in N., 52 Jahre alt, kam 1900 in meine Behandlung. Die Mutter des Patienten starb an Brustkrebs. Er selbst ist starker Raucher, hatte Gelenkrheumatismus, wiederholt Gonorrhoe, jetzt viel gichtische Beschwerden mit Knotenbildung. …“

Sp.: Kann man sich etwas Schlimmeres vorstellen als das? Mutter an Brustkrebs gestorben, er ist starker Raucher, starker Gelenkrheumatismus, wiederholt Gonorrhoe, gichtische Veranlagung, das ist also wirklich eine schwere Belastung. Ja.

„ …Wegen eines Geschwürs an der Zunge wurde er 1898 operiert; im März 1899 wurde eine Nachoperation gemacht mit Drüsenentfernung. Die sorgsame homöopathische Behandlung erforderte zuerst Lycopodium, Conium, Graphit, …“

Sp.: Lycopodium, Conium, Graphit – noch einmal!

„ …dann Sulfur, China, Condurango und eine Reihe anderer Mittel, welche die hohe Wahrscheinlichkeit eines Rückfalles in das lokale Krebsleiden bis jetzt völlig vermieden. Die Behandlung ist nun schon lange ins Stocken geraten, obwohl die gichtischen Beschwerden des nunmehr 60jährigen Patienten eine stete Fortsetzung erheischen würden. Die Zunge, welche bei Übernahme der Behandlung wieder Rauheit und Empfindlichkeit an der Narbe zeigte und Herrn N. damals ängstigte, ist bald ganz gut geworden und geblieben. …“

Sp.: Sehr gut. Ja, der Nächste auch noch.

„ …J . S c h ., 61 Jahre alt, Steinbrecher in P., kommt am 6. Juli 1906 mit einem alten Karzinom der rechten Schläfengegend, welches den rechten Augenwinkel zerstört hat. Es ist sehr tief, zerfressen, leicht blutend, macht viel brennende und stechende Schmerzen. Patient hat großen Durst, liebt Wärme, friert immer. …“

Sp.: Und jetzt kommt die große Kenntnis dieses Mannes. Er hat nicht immer Routinemittel verschrieben, was verschreibt er jetzt?

„ …Verordnung: Kali arsenicosum 3. Dil. zweimal täglich 2 Tropfen (Fowlersche Lösung, ums 10fache mit Spiritus verdünnt). Die Wirkung war großartig. Am 26. Juli kommt Patient wieder mit bedeutend gebessertem und verkleinertem Geschwür, das viel weniger blutet. Das Aussehen des Mannes hat sich sehr gebessert. Es war wohl ein Fehler, daß ich die Sache noch gründlicher anfassen wollte und jetzt H e p a r   s u l f u r . verordnete, bei dessen Gebrauch das Geschwür sich wieder verschlimmerte, so daß Patient wieder wegblieb. Jedenfalls besteht der Wechsel nach Kali arsenicosum als auffällige Erfahrung, die ermutigend ist, fort. Man hat Kali arsenicosum schon oft als Krebsmittel proklamiert und dann wieder verworfen. Wie alle Mittel hilft es, wo seine Kraftlinien mit denen der Krankheit übereinstimmen, und sonst nicht. …"

Sp.: Jetzt gibt er eine Begründung, warum Kali arsenicosum.

„…Hier waren in dem heruntergekommenen Gesamtzustand des alten Arbeiters wie auch in den Symptomen der Schmerzen, der Frostigkeit und des Wärmebedürfnisses sowohl Hinweise auf Kali wie auf Arsenik vorhanden und die Mittelwahl hat sich sofort bewährt. Daß sodann Hepar sulfur. gewählt wurde, beruht auf einigen übereinstimmenden Naturerscheinungen zwischen diesen Mitteln und darauf, daß die Schwefelarzneien zu den gründlichsten, haltbarsten Heilungen sowohl bei inneren als äußerlichen Krankheiten verhelfen, eine Eigenschaft, welche nur die Kehrseite ihrer anderen Eigenschaft ist, sehr langanhaltende Stoffwechselstörungen mit bestimmt gerichteten Symptomen bei gesunden Menschen zu erzeugen."

Sp.: Ja, wir gehen jetzt auf Seite 98.

[SCHLEGEL, 1927, S. 144 {144}]
„F r a u   A .   W .   in K., 60 Jahre alt, ließ meine Hilfe nachsuchen wegen eines ä u ß e r e n   H a l s d r ü s e n k r e b s e s , als welcher die seit einem Vierteljahr heranwachsende Geschwulst bezeichnet wurde. Patientin war ganz heruntergekommen, von zyanotischem Aussehen; ihr Arzt zweifelte, ob sie eine Operation überstehen werde. Patientin ist abgemagert, hat tiefe Augenringe, eine harte, sehr festsitzende, unverschiebliche Geschwulst über der rechten Clavicula, hühnereigroß, nicht schmerzhaft auf Druck, aber gegen Nacken und Ohr reißende, stechende Schmerzen verursachend. Verordnung: C a r b o   a n i m a l i s   6 (am 15. Oktober 1905). Am 28. November wird berichtet: Drüse ziemlich kleiner, ganze Umgebung weicher. Hautfarbe hat nicht mehr den bläulichen Anflug, …"

Sp.: Seht ihr? So ein Drüsenkrebs mit einem bläulichen Anflug. Jetzt wißt ihr alle, nicht? – Carbo animalis. Das war ein Mittel, wie gesagt, das erst in den neueren Zeiten verwendet wurde so oft, beim Krebs, früher gar nicht.

T.: Läßt sich übrigens auch repertorisieren im COMPLETE.

Sp.: Unbedingt, z.B.: *Nodules; mammae*, nicht?

T.: Es läßt sich unter *External throat* repertorisieren mittlerweile.

Sp.: Ja.

T.: Mit *discoloration; purple* ist: Carbo animalis, Tarentula. Und *nodes*, da ist es eben auch drin.

Sp.: Sagen Sie nochmals die genauen Rubriken.

T.: *External throat; nodes.*

Sp.: Schauen wir das: *External throat; nodes*. Und dann steht die Unterrubrik …

T.: Und dann gibt es die Rubrik *Discoloration*, also die andere Rubrik *External throat; discoloration; purple.*

Sp.: *Discoloration; purple*. Und wenn man die zusammentut, kommt Tarentula und Carbo animalis?

T.: Da kommt nur noch Carbo animalis. Tarentula ist unter *Nodes* meines Wissens nicht drin.

Sp.: Sehr schön. Seht ihr! …

T.: Doch, ist auch drin, Entschuldigung. Aber die zwei.

Sp.: Wunderbar, das kann man alles jetzt auch im Repertorium finden. Früher war das alles nicht im Repertorium drin. Man mußte es aus der Materia Medica wissen.

T.: Das sind Nachträge nach BÖNNINGHAUSEN.

Sp.: Sehr schön. Ja, lesen wir weiter, wie ist das weiter gegangen? Zuerst hat er Carbo animalis D6 gegeben. Wie geht es weiter?

„ …Hautfarbe hat nicht mehr den bläulichen Anflug, Appetit gut, Stuhl täglich, Harn nicht mehr satzig. Schmerzen zuweilen noch stechend und leicht reißend, aber viel erträglicher. Verordnung: …“

Sp.: Jetzt sieht er, daß es gut geht, er denkt, ja das ist vielleicht ein Mittel für den ganzen Fall. Er geht höher mit der Potenz, was gibt er?

„ …C a r b o a n i m a l i s 3 0 . Am 31. Dezember wird berichtet, es gehe sehr gut; Patientin wolle vorerst aussetzen. Am 20. Februar werden wieder Mittel verlangt, da sich die Drüse wieder etwas mehr bemerklich mache. Ich sende Neurin 12 für 2 Tage, dann Nachwirkung. Nun höre ich von der Patientin nichts mehr, bis sie am 7. September selbst kommt, wo sie ganz wohl ist, und nur in der rechten Supraklavikulargrube, nahe dem sternalen Ende des

Schlüsselbeins, hinter dessen oberem Rande einen bohnengroßen, gut verschieblichen Tumor aufweist. Dies ist der ganze Rest ihrer gefährlichen Krankheit! Ich erfahre bei dieser Gelegenheit, daß sie vor meiner Behandlung auch bei einem bekannten Chirurgen in St. untersucht worden war, der die Operation wegen Herzschwäche ablehnte. Diese Krankengeschichte hat den Vorzug, zu zeigen, daß der therapeutische Umschwung auch auf ein einziges gut gewähltes Mittel hin in entscheidender Weise erfolgen kann. Im allgemeinen gilt vom Krebs mehr die Ansicht Burnetts, daß eine Reihe von Mitteln erforderlich ist, die Grundlagen dieser Krankheitsform in der Konstitution zu erschüttern und die Überwindung der falschen Energetik dadurch allmählich zu ermöglichen. ..."

Sp.: Ja, da kommt mal wieder heraus diese Ansicht, daß in der Regel sind mehrere Mittel nötig, aber wenn ein Mittel wie Carbo animalis heraus kommt, das haben wir jetzt mehrmals gesehen, daß dieses Mittel allein die ganze Krankheit heilen kann. Also, man studiere gut das Mittel Carbo animalis, bis in die feinsten Details, daß man es dann auch am Patienten erkennt.

„ ...Die Anzahl von Krebsen, d.h. Geschwulstbildungen, zumeist im Alter von etwa 50 - 60 Jahren, mit dem klinischen Charakter der Bösartigkeit, welche in der Bauchhöhle ihren Sitz hatten und durch meine homöopathische Behandlung schon seit über 25 Jahren zur Heilung kamen, ist eine recht große. ..."

Sp.: Er sagt, daß er sehr viele Darmtumoren behandelt hat. Und was ist jetzt seine Ansicht über die Behandlung der Bauchtumoren? Die sind ja sehr häufig, nicht? Heutzutage. Was sagte er dazu?

„ ...Es waren zum Teil durch andere Ärzte oder durch Kliniken diagnostizierte Magen- oder Leberkrebse, auch solche der unteren Darmabschnitte. Es macht mir den Eindruck, daß alle diese Krebse, welche in die warme, blutreiche Eingeweidehöhle gebettet sind, den therapeutischen Mitteln leichter zugänglich sind als z.B. die Brustkrebse. Sie stehen in dieser Hinsicht etwa in gleichem Range mit den Gesichtskrebsen; aber sie eilen meist schneller der Entscheidung zu, eine Eigenschaft, die damit zusammenhängen wird, daß die Gesichtskrebse weniger reich durchblutete Cutis zur Grundlage haben und dabei kühler gehalten sind. (...)"

Sp.: Sehr interessant! Er sagt, daß die Brustkrebse viel schwerer zu heilen sind, als die Darmkrebse. Und die Schwierigkeit beim Darmkrebs ist ungefähr gleichzusetzen wie die Heilung von Gesichtskrebsen. Man würde das Umgekehrte meinen, aber seiner Erfahrung nach ist es nicht so! Gut. „Frau M., 48 Jahre (…)“, Seite 100. Ja, jetzt kommen einige Fälle von Leuten, die zu ihm gekommen sind, aber sich nachher anders entschlossen haben, das müssen wir auch mal lesen. Ja.

[SCHLEGEL, 1927, S. 147 {147}]
„F r a u M ., 48 Jahre, hier, ließ mich anfangs der neunziger Jahre rufen und wußte ihr Leiden schon als solches zu bezeichnen. Sie ließ mir aber nach wenigen Beratungen, die von Besserung gefolgt waren, sagen, die Behandlung sei ihr zu „langweilig“ und starb dann 1/4 Jahr später. …“

Sp.: Es gibt Leute, die … [Lachen]
Ja, es ist eigentlich traurig, nicht? Es kommt einem zum Lachen, aber es ist traurig. Es gibt Leute, die verstehen gar nicht, was man da macht. Und wenn es ihnen gut geht, nachher sagen sie: Ja gut, jetzt habe ich genug, und sie bleiben weg, obwohl sie schwerkrank sind. Da kann man nichts machen. Lesen wir bitte weiter.

„ …H e r r H ., 56 Jahre, hier, litt an Magenbeschwerden mit Erbrechen, Stuhlverhaltung und rapider Abmagerung. Beim Hausarzt wurde die Sache nicht besser; man ließ mich rufen, und ich konstatierte einen starken Tumor in der Magengegend. Ich sprach mich über die Natur der Krankheit gegen die Angehörigen offen aus, wonach mir gesagt wurde: „Wir danken Ihnen und werden bei dieser Gefahr sofortige Schritte tun, damit der Kranke in die Klinik komme.“ – Dort starb er etwa 14 Tage später.
F r a u L . hier, 52 Jahre, Anfang der neunziger Jahre. Ganz ähnlicher Vorgang. Sobald die Diagnose von mir ausgesprochen war, wurde „wegen der großen Gefahr“ eine energischere Heilmethode ausgewählt. Die Kranke starb bald danach.
Dies sind nun dazwischen wieder einige Bilder, welche zeigen, wie die ganze therapeutische Situation und Möglichkeit von der geistigen Auffassung des Kranken und seiner Umgebung abhängt. Wird diese Auffassung beherrscht vom Vertrauen zu einem fähigen Arzte, dann erst sind die Bedingungen für segensreiche Einwirkungen gegeben.
Doch zurück von diesen mehr gedächtnismäßigen Erinnerungen zu den Notizen über weitere Fälle. (…)“

Sp.: Es ist auch nützlich, diese Sachen zu lesen. Weil, wenn wir immer nur in unserer homöopathischen Praxis sind mit unseren Ängsten und Dingen, die nicht gut gehen, und das Gefühl haben, daß wir alles falsch machen und nie sehen, was geschieht auf der anderen Seite, dann verliert man den Kompaß der Dinge. Wenn man aber einen Blick in die Klinik wirft und sieht, was geschieht mit Krebskranken, dann bekommt man wieder Mut, Krebs zu behandeln homöopathisch. Ich habe eine Zeitlang, ganz am Anfang meiner Praxis, wo ich noch Angst hatte, die Patienten, die Verwandten von Leuten, die ich behandelt habe, wenn sie Krebs bekommen haben, sie sind in die Klinik gegangen und dort habe ich sie homöopathisch behandelt auf Grund der Symptome. Und die Schwester, die dort gearbeitet hat, hat mich eines Tages angerufen und hat gesagt, daß es ein ungeheurer Unterschied ist im Leiden der Leute, die homöopathisch begleitet werden bis zum Tod, und denen, die schulmedizinisch behandelt werden. Das hat sie sehr beeindruckt, und sie hat viele Jahre dort gearbeitet. Also, wenn man sieht, was geschieht auf der anderen Seite, dann sieht man, daß doch die Homöopathie ein sehr guter Weg ist, und ich hoffe, die Schulmedizin wird eines Tages das verstehen und ist bereit, mit uns zu arbeiten und uns die Hand zu reichen. Weil, wenn sie uns die Diagnosen und die Verläufe kontrollieren und wir homöopathisch behandeln, könnten Milliarden gespart werden. Denn ich habe gesehen im Hospital San Giovanni in Bellinzona, es gibt Krebskranke, die kosten 10.000, 15.000 Franken am Tag an Zytostatika, und die nützen nichts, die [Patienten] sterben weg mit vielen Leiden. Deswegen geht das Gesundheitswesen zu Boden, geht runter, nicht? Da könnte man Milliarden sparen und viel Leiden wegtun. [Das] ist also politisch auch sehr wichtig. Jetzt gehen wir auf Seite 101. Da ist ein sehr interessantes Kapitel: „Aus dem weiten Gebiet der Gebärmutterkrebse …“

[Schlegel, 1927, S. 148 {149}]
„Aus dem weiten Gebiet der G e b ä r m u t t e r k r e b s e habe ich schon in meiner Schrift ‚Innere Heilkunst‘ sehr instruktive Heilungen mitgeteilt; ich könnte sie vermehren, will mich aber auf Weniges beschränken.
F r a u M. St., 48 Jahre alt, hat seit Herbst 1898 stärkere Blutungen, wechselnd hell und dunkel, blutet jetzt seit 5 Wochen fast andauernd; hat keine Schmerzen. Sie war heute in der Klinik, wo ihre Gebärmutter krebsig gefunden wurde; sie sollte sich gleich operieren lassen. In Übereinstimmung mit der Diagnose fand ich eine vergrößerte, wulstige, narbige, feste Portio. Patientin schwitzte vor Angst und Schwäche. Die Blutung ist stärker beim Liegen als beim Aufsein. …“

Sp.: Jetzt ist die Verordnung, die er macht, sehr interessant und das ist speziell beim Uteruskrebs… und die ist begründet in der Materia Medica von Kent, wenn man nachliest. Was verordnet er? Sehr interessant!

„ …Verordnung am 11. März 1899: Argentum nitricum 3. Am 16. März wird gemeldet, die Blutung lasse nach, aber noch nicht ganz. Ich gab als Zwischenmittel China 3, und ließ dann die erste Verordnung weitergebrauchen. …“

Sp.: Also Argentum nitricum, KENT sagt [das] in seiner Materia Medica, habe eine große Wirkung gegen Krebs des Uterus. Und er hat das gewußt und hat dieses Mittel angewendet. Bei allen seinen Uteruskrebsen hat er Argentum nitricum angewendet. Das ist äußerst interessant.
T.: C3 oder D3?
Sp.: Also D3, nicht? Lesen wir weiter.

„ …Am 7. April: Seit 3 Wochen gar kein Blut mehr, kein Ausfluß. Manchmal etwas Kreuzschmerz, etwas Schweiß. Vormittags besonders Schwächegefühl; Erwachen unangenehm. Zunge stark belegt. Eine Gabe Sulfur 30, dann jeden Mittag nach Tisch 3 Tropfen Tonicum in Zuckerwasser. Am 24. Juni: Die Periode war ziemlich stark; erneute Entkräftung. Aussehen aber besser. Aurum muriaticum natronatum 3. – 23. September: Befinden sehr gut; kein Blut mehr. Calcarea phosphorica 6. – 8. Dezember: Nach einem halben Jahr wieder schwach geblutet. – 5. Januar 1900: Schon 11 Tage wieder die Periode. Argentum nitricum 6. – 11. Januar: Periode hörte sofort auf. – Alle weiteren Berichte waren günstig; Patientin ist ganz gesund geworden.
Frau R. hier, 47 Jahre alt, verfällt in den letzten Monaten des Jahres 1898 sichtlich, hat starke, unregelmäßige Blutungen, jauchigen Ausfluß, wurde in der Klinik zur sofortigen Operation wegen Krebs aufgefordert. Kommt nun zu mir, und wird durch Argentum nitricum 3, Hydrastis, Carbo animalis, China ganz hergestellt; ist seit etwa 9 Jahren gesund, abgesehen von geringen Beschwerden. …“

Sp.: Es wird mir immer klarer, wieso der Bus zur Universität leer und der Bus zu Dr. SCHLEGEL voll war – wenn man das alles liest, nicht? Da war eine Frage.
T.: Im KENT steht unter Uteruskarzinom nicht Hydrastis. Aber es steht da Hydrocotyle. Ist es eine Verwechslung oder haben Sie schon irgendwelche Erfahrungen mit diesem mir sehr unbekannten Mittel Hydrocotyle?
Sp.: Keine Erfahrung. Da müßte man in den Quellen nachschauen, ob es

Hydrastis oder Hydrocotyle heißt. Müßten wir schauen genau.

T.: Im SYNTHESIS ist das Hydrastis dreiwertig.

Sp.: Im SYNTHESIS Hydrastis. Was für einen KENT haben Sie? Ja, und in GENERALE, wie ist es dort?

T.: Zweiwertig.

Sp.: Hydrocotyle? Im GENERALE? Oder Hydrastis?

T.: [...].

Sp.: Im GENERALE steht Hydrastis? Man müßte genau in der Materia Medica schauen, ich kann es nicht beantworten.

T.: Im GENERALE ist es auch Hydrastis.

Sp.: Ja. Jetzt kommt die Kollegin mit einem Buch, hören wir. ... BOERICKE, gut.

T.: BOERICKE enthält bei Hydrastis sehr wohl die Angabe: Erosion und Excoriation der Zervix, d.h. es ist schon ein Hinweis auf das Zervixkarzinom da, aber bei Hydrocotyle, da heißt es bei Weiblichen Genitalien: granulöse Ulzeration der Gebärmutter. Das bedeutet beide Mittel haben eine Beziehung zum Uteruskrebs und Hydrocotyle offensichtlich noch deutlicher als Hydrastis, wobei in der Allgemeinbemerkung vor den einzelnen Rubriken der BOERICKE schreibt: Hydrocotyle ist von großem Nutzen bei der Ulzeration der Gebärmutter.

Sp.: Vielen Dank, ja. Jetzt müssen wir die große Rubrik unter *Generalities* nehmen, *cancerous affections*, also *krebsige Affektionen*. Die ist die Rubrik, wo wir ein bißchen schauen, welche Mittel eine Wirkung auf Krebs haben. Schauen wir Hydrocotyle in welchem Grad und Hydrastis in welchem Grad.

T.: Ich habe noch eine Bemerkung im BOERICKE, da steht auch noch drin: Schmerzen bei Zervixkarzinom bei Hydrocotyle.

Sp.: Sehr gut, ja, ja, das müßte man jetzt noch genau studieren und sehen, nicht? Hydrocotyle ist sicher richtig in dieser Rubrik, und Hydrastis ist ja bekannt als großes Krebsmittel. *Cancerous affections*, steht Hydrocotyle dort?

T.: Im SYNTHESIS steht es nicht.

Sp.: Steht nicht, eben, aber dort in der Materia Medica ...

T.: Hydrastis zweiwertig und Hydrocotyle einwertig, im COMPLETE.

Sp.: Im COMPLETE ist Hydrocotyle drin bei *cancerous affections*, schön, jetzt ist die Sache in Ordnung.

Gut, nächster Fall von ...

„F r a u F . hier, 55 Jahre alt, noch stets menstruiert, hatte vom Januar 1900 bis Mitte Februar stärkere Blutungen, anhaltend 14–20 Tage. Es findet sich eine Borsdorfer-Apfel-große, sehr feste Geschwulst des Kollum, ins Korpus übergehend und den hinteren Umfang einnehmend. Ich wies die Patientin zur

Frauenklinik, wo ihr eine sofortige Operation vorgeschlagen wurde. Sie war entschlossen darauf zu verzichten, und bekam hiernach Argentum nitricum 3, ...“

Sp.: Immer Argentum nitricum gibt er bei diesem Uteruskrebs, ist sehr interessant, sehr. Lesen wir weiter.

„ ...wobei sie völlig genas. ...“

Sp.: „ ...völlig genas.“!

„ ...Die Blutungen blieben aus. Später entwickelte sich ein wiederholt rezidivierendes Magenkarzinom, ...“

Sp.: Jetzt kommt's. Jetzt kommt's. Das zeigt, daß dieses Argentum nitricum die Fähigkeit hat in Tiefpotenz gerade in diesem Bereich zu wirken, aber es erfaßt nicht die ganze Person, nicht? Und deswegen kommt jetzt ein Krebs an einer anderen Stelle. Deswegen ist diese Krankengeschichte so instruktiv. Lesen wir nochmals.

„ ...wiederholt rezidivierendes Magenkarzinom, welches bei Mezereum, Arsenik, Hydrastis, Ornithogalum und anderen Mitteln ebenfalls geheilt wurde, d.h. jedesmal, sowohl in den Erscheinungen der schweren Verdauungsstörung, des Erbrechens und der Entkräftung, als auch in dem Hervortreten einer festen Geschwulst im Epigastrium (ohne Ikterus) wieder mit Erfolg bekämpft wurde. Patientin ist gesund.“

Sp.: Es war Nacht, als ich dieses Buch gelesen habe und ich mußte mir alle fünf Minuten eine Ohrfeige geben, um sicher zu sein, daß ich nicht träume, daß es einen Menschen gegeben hat unter dem Himmel, der solche Sachen gemacht hat. Einfach ... zuerst wird einfach ein Krebs des Uterus so schnell wegtherapiert, und dann kommt ein Magenkrebs, der wird auch weggenommen. Das ist ja unglaublich, was dieser Mann gemacht hat! Verrückt!
Ja, inzwischen ist es 19.00 Uhr geworden. Dank für eure Geduld. Bis morgen.

[Applaus]

3. Tag

Sonntag, den 29. Juni 1997

Sp.: […] Im Gespräch gestern abend hat er gehört, daß einige von euch gemeint haben, daß man diese Dosierung bei der KENT'schen Skala auch bei Krebs so anwendet. Also das, was ich gestern so angegeben habe, diese KENT'sche Skala, das ist für die Behandlung der meisten chronischen Krankheiten. Das bezieht sich nicht speziell auf Krebs, beim manifesten Krebs. Ist das klar? Beim Krebs ist die Dosierung noch etwas für sich, wir werden heute noch darüber sprechen.

Wir wollen jetzt nochmals kurz zusammenfassen, was wir bis jetzt gehört haben. Also, von HAHNEMANN haben wir gestern zusammengefaßt, nachher BÖNNINGHAUSEN, haben wir gesehen, er gab uns schon eine ziemlich vollständige Liste der Brustkrebsmittel, aber mit dem Mahnwort, man soll nicht nur operieren mit Krebsmitteln, sondern immer schauen, ob nicht irgendein anderes Mittel auch in Frage kommt.

BURNETT weist uns auf die Wichtigkeit hin, Mittel zu suchen, die der Natur des Krebses entsprechen. Er zeigt uns auch, daß man mit Arzneien Krebs heilen kann. Er hat es uns bewiesen, egal mit welcher Methode, aber es ist gegangen. Das macht Mut. Er weist auf die große Bedeutung der Geduld hin, wenn man Krebs heilen will.

Nachher haben wir bei CLARKE gesehen, daß es verschiedene Wege gibt, wie man Krebs heilen kann, und daß jeder Autor sich auf einen speziellen Weg spezialisiert hat. Er hat uns auch aufmerksam gemacht auf das präkanzeröse Stadium, das oft in Form von chronischen Migränen auftritt, von chronischem Rheuma, wenn diese Erscheinungen verschwinden, dann kommt der Krebs. Wenn man den Krebs behandelt, kommen diese Erscheinungen wieder zurück. Er spricht auch von der Wichtigkeit bei Operationen, vor und nach der Operation sofort die homöopathische Kur zu machen. Er bewirkt Heilungen, CLARKE, indem er verschiedene Methoden verbindet, die gezielte antitumoröse Therapie mit den Organmitteln, dann gibt er Diathesenmittel, einfach Thuja, Tuberculin, und dann verwendet er auch noch die Nosoden. Das war die Art und Weise, wie CLARKE gearbeitet hat.

KENT, wir haben gesehen, theoretisch etwas … nicht ganz befriedigend bezüglich Krebsbehandlung, aber in der Praxis hervorragend, wenn man seine Fälle anschaut. Er war eher negativ zum Krebsgeschehen eingestellt, wenn man an verschiedenen Stellen liest.

GRIMMER als einer der besten KENT-Schüler, stellt die wichtigsten Arzneien vor bei der Krebsbehandlung. Und er ist einer der Homöopathen, die sehr viele Krebsfälle geheilt haben. Er hat eine Statistik vorgelegt, innerhalb von vier oder fünf Jahren mit 225 behandelten Fällen, und dabei sind 50 gestorben. Das war GRIMMER.

SCHLEGEL erntet das Erbe der Vorfahren und versucht, eine Synthese zu machen, es gelingen ihm glänzende Kuren mit der C30, zum Teil täglich. Jetzt habe ich leider, glaube ich, nicht die Zeit, noch weiter auf Kasuistiken von SCHLEGEL einzugehen. Aber ich möchte seine theoretischen allgemeinen Ausführungen am Schluß seines Buches doch noch mit euch gemeinsam lesen. Es ist eine Art Zusammenfassung und Klarstellung des bis jetzt Gesagten. Wer möchte mir ein bißchen helfen da? Wir lesen auf S. 108 des alten Skriptes. Beim neuen Skript, welche Seite ist es? … Heute ist unser Spezialist nicht da. Aus dieser Seite lesen wir nur einen Satz heraus: „Das konstitutionelle … ." Hört da bitte ganz genau zu, diesen Satz.

[E. SCHLEGEL, *Die Krebskrankheit – ihre Natur und ihre Heilmittel*, Hippokrates, 1927, S. 158 {159}]
„Das konstitutionelle Simillimum kann gelegentlich alles Krankhafte mitnehmen, …"

Sp.: Da schreibt SCHLEGEL: „Das konstitutionelle Simillimum kann gelegentlich alles Krankhafte mitnehmen" – das konstitutionelle Simillimum.

„ …aber häufig müssen die mehr letztlichen Widerstände zuerst beseitigt werden. …"

Sp.: „Aber häufig müssen die mehr letztlichen Widerstände", d.h. die Krebsentstehung, „zuerst beseitigt werden". Also mit dem konstitutionellen Simillimum geht es gelegentlich – und wann geht es? [Das] haben wir gestern gesehen. Wann geht es mit dem konstitutionellen Simillimum?
T.: Wenn es ein Krebsmittel ist.
Sp.: Ja, sehr gut, Herr K. Wenn es eines der Mittel ist, die diese Kraft haben, auch Krebs zu heilen. Lesen wir weiter.

„ …Gewöhnlich erhält man beträchtliche funktionelle Besserung, aber der Befund bleibt unverändert. (…)"

Sp.: Das kann man 10x mit roter Tinte unterstreichen, diesen Satz. Diesen ganzen Abschnitt, den wir gelesen haben. Wenn man das konstitutionelle Simillimum gibt bei Krebs, „gewöhnlich erhält man beträchtliche funktionelle Besserung, aber der Befund bleibt unverändert"! Der Patient sagt: Es geht mir besser, ich fühle mich wohl, seitdem ich dieses Mittel nehme, ist es wirklich prima. Aber der Tumor weicht um keinen Millimeter. Das ist, was geschieht, wenn wir die Konstitutionskur machen beim Krebs.

Gut, das war auf Seite 108. Jetzt wollen wir Seite 118 anschauen. Da gibt er ein bißchen eine zusammenfassende Betrachtung über seine Krankengeschichten. Er hat jetzt sehr viele Krankengeschichten vorgestellt, u.a. die schwer zu heilenden Knochensarkome und jetzt, was sagt er zusammenfassend?

[SCHLEGEL, 1927, S.170 {173}]
„ (...) Die Krankengeschichte zeigt dem Gutgewillten die mächtige Energie geeigneter Heilmittel, und doch zeigt sie auch deren Grenzen, wie sie hier an unbekannten Ursachen des inneren Organismus sowie an bekannten und begreiflichen Ursachen, besonders an gröblichen Verstößen gegen die Bedürfnisse der Lebenshaltung ..."

Sp.: Das sollte man auch unterstreichen: „besonders an gröblichen Verstößen gegen die Bedürfnisse der Lebenshaltung„. Wenn jemand einen Krebs hat und kommt zum Kuren und z.B. große Anstrengungen macht, das geht sehr, sehr gegen die Kur. Man kann ihm ein gutes Mittel [geben] und trotzdem wird die Wirkung gestört. Da muß Ruhe sein, müssen günstige Umstände sein. Lesen wir weiter.

„ ...solcher Schwerkranker ihre Schranken findet. Und nicht zum wenigsten ist auch die Unvollkommenheit der ärztlichen Kunst beteiligt, die ich leider auch für mich sehr in Anspruch nehmen muß, wohl wissend, daß manche Heilungen verzögert oder ganz hintangehalten worden sind durch nicht hinreichendes Studium des Einzelfalls, durch mangelnde Einfachheit der Mittelwahl – oft mitverschuldet wegen des Gefühls, durchaus helfen zu sollen, und wegen zu seltener Gelegenheit, die passenden Verordnungen zu machen, mitverschuldet auch durch den großen Überfluß an Arzneikräften und anderen ärztlichen Einwirkungen, deren Universalität anzustreben sicher neben einer guten Seite auch ihre Nachteile hat. ..."

Sp.: Also, diese Beichte dieses Arztes! Als ich das gelesen habe, mußte ich mich wirklich zurückhalten, daß ich nicht weine. Daß er das schreibt zum Trost von uns allen! Diese Fehler machen wir alle. Einfach, erstens, daß man nicht immer das richtige Mittel trifft, daß man dieses starke Gefühl hat bei Krebskranken, ich muß unbedingt etwas tun, und dann gibt man manchmal ein Mittel oder wechselt ein Mittel dort, wo es nicht sein sollte. Und er sagt, daß er das alles miterlebt hat bei der Kur der Krebskranken, und das ist Realität. Diese Paragraphen sollte man lesen und lesen wie das Organon. Weil das sind die Dinge, die wir meiden sollten, nicht? Ruhig sein, die Symptome gut beobachten, nur ein Mittel geben, wenn wir sicher sind, und nicht aus Angst: jetzt muß ich unbedingt sofort etwas machen, irgendein Mittel geben. Und eben, er sagt, die Kuren, die nicht so gut gingen, sind nicht gut gegangen aus diesen Gründen. Lesen wir bitte weiter.

T.: Herr Spinedi, eine Frage. Sie hatten bei diesem einen Fall mir geraten – es war eine Patientin mit einer anthroposophischen Behandlung – wirklich alles abzusetzen, die anthroposophischen Mittel und auch das Iscador, die Mistel. Vielleicht sagen Sie einfach was dazu, weil ich denke, das ist unser tägliches Brot, von allen, die hier sitzen, daß häufig solche Parallelbehandlungen da sind und wir vielleicht nicht den Mut haben, uns zu trauen, zu sagen: Lassen Sie alles bleiben.

Sp.: Ja, diese Parallelbehandlungen. Ich möchte das alles gar nicht verurteilen. Ich kenne diese Methode nicht gut genug, damit ich sagen kann, das ist gut oder schlecht. Aber, den besten Dienst tut man dem Patienten, wenn man ihm sagt, nehmen Sie nichts mehr. Dann ist der Körper fähig, die Symptome zu produzieren. Die klaren Symptome, die Sprache der Natur. Und nachher sehen wir die Symptome und wir können schauen, welches Mittel auf diese Symptome paßt. Wenn wir die Prüfung von Viscum album lesen, sieht man, das ist ein mächtiges Mittel, das selber viele Symptome produziert. Das hat eine große Pathogenese, Viscum album, und wenn ein Mensch das nimmt, wie sollen wir dann klare Symptome bekommen, um ein Mittel zu bestimmen? Das geht nicht. Wenn jemand in eure Klinik kommt, oder in unsere, oder in die Kliniken, die entstehen werden, soll er alles weglassen und dann schaut man, welche Symptome kommen. Das ist die größte Chance, daß man das gute Mittel findet. Also, keine Angst die Parallelkuren wegzulassen. Es passiert nichts, [es] passiert nur etwas Gutes. Der Körper kann endlich seine Symptome produzieren.

„ …Dem war ich stark ausgesetzt, und ohnehin war ich durchaus nicht spezialistisch für diese Krankheitengruppe beschränkt, sondern hatte dabei lebhafte allgemeinwissenschaftliche und insbesondere homöopathisch-theoretische Interessen. Ich sage mir um so mehr, daß die Nachkommenden es besser machen werden und nicht weniger, sondern noch stärker bevorrechtet sein werden, die Krebskranken innerlich zu behandeln, …“

Sp.: Bitte lesen Sie diesen Satz nochmals.

„ …Ich sage mir um so mehr, daß die Nachkommenden es besser machen werden und nicht weniger, sondern noch stärker bevorrechtet sein werden, die Krebskranken innerlich zu behandeln, ihnen alles angedeihen zu lassen, was

Diätetik und Arzneikraft im besten Sinne bieten. Sobald sich dies verwirklicht, wird die Chirurgie von selbst in die Grenzen zurücktreten, welche vom biologischen Gesichtspunkt aus ihr zukommen, wo sie dann immer noch eine beachtenswerte ärztliche Aufgabe zu leisten berufen ist. …"

Sp.: Diese Zeilen tragen den Stempel des Wissens und der großen Weisheit. Keine Kritik, kein Fanatismus, nur die Sprache der Praxis. Es ist einfach so. Wenn man die Homöopathie gut anwendet, wird die Chirurgie einfach viel weniger zu tun haben, dennoch wird es noch Fälle geben, wo man sehr froh sein wird, um die Chirurgie. Jetzt kommt welche Seite? Seite 120: „Um Krebs zu heilen …".

[SCHLEGEL, 1927, S.175 {177}]
„(…) Um Krebs zu heilen, muß man also notwendig die Homöopathie in ihrem ganzen Umfang kennenlernen, und es genügt nicht, etwa einige ihrer Arzneien versuchsweise nacheinander anzuwenden.
Die gegenwärtige Gesamtlage eines Kranken mit den allgemeinen und örtlichen Naturerscheinungen ist der Hauptausgangspunkt der Mittelwahl. Die gesamte Konstitution …"

Sp.: Entschuldigung. Paßt gut auf jetzt! Jetzt erwähnt er die Punkte, die speziell wichtig sind. Also, schaut mal, was für eine Gesamtschau man haben muß bei der Krebsbehandlung! Ich möchte nicht, daß durch die Gespräche der vergangenen Tage der Eindruck entsteht, daß wir jetzt nur den Krebs anschauen, wenn ein Krebskranker kommt. Es muß also eine ganz ausgedehnte Anamnese gemacht werden. Also, was ist speziell wichtig? Lesen wir nochmals.

„…Die gesamte Konstitution, der Kräftezustand, die Stimmung und etwaige geistige Eigentümlichkeiten, z.B. Melancholie, Angst, heftige Impulse, Gleichgültigkeit, Unempfindlichkeit, die Art der Schmerzen, …"

Sp.: Die Art der Schmerzen ist wichtig: Ist es ein Stechen, ist es ein Brennen, ist es ein Reißen, ist es ein Kneifen, … ? Das ist wichtig beim Krebs.

„…die allgemeinen und örtlichen Verschlimmerungs- und Besserungsbedingungen, die Einwirkung der Zeiten und Stunden, die Art des Schlafes, selbst die Lage im Schlaf, ferner Schweißneigung oder Trockenheit, Frostigkeit, subjektive Hitze, Neigung zu kühl oder warm in Kleidung und Umgebung, Trockenheit der Schleimhäute, Appetit, Zunge, Verdauung, …"

Sp.: Diese Sachen sind so aus der Praxis. Wir hatten z.B. eine Patientin, die hatte das Symptom: Trockenheit im Mund, und wir haben sie eingeladen zu einem Gespräch, einem Zwischenbericht und wir sagten, wie ist denn das? Und sie sagte, im hinteren Bereich des Mundes habe sie ein Trockenheitsgefühl. Nur der hintere Bereich, sucht mal das im Repertorium. Das ist ein ganz komisches Symptom.
Trockenheit der Schleimhäute, das sagt uns SCHLEGEL. Also *Mund; Trockenheit; hinterer Teil / Mouth; dryness; posterior part*. Jetzt müssen wir schauen, ob es in allen Repertorien diese Rubrik gibt.
T.: [...]
Sp.: Mezereum und Thuja im SYNTHESIS? Was steht im COMPLETE?
T.: Arsen. [neben mez., mosch. und thuj.]
Sp.: Arsen, ja, im SYNTHESIS steht gar nicht Arsen. Das stammt von BÖNNINGHAUSEN, oder? – Arsen. Eben, das war Arsen, [was] diese Patientin gebraucht hat, was ihr gut getan hat, nicht? Arsen. So merkwürdige Dinge. Lesen wir bitte weiter.

„ ...Neigungen des Geschmacks, Durst, auffallende Durstlosigkeit, Ausschläge, Unterleibsfunktionen, kurzum a l l e Abweichungen von der Gesundheit, zumal die ganz seltsamen und individuellen Züge des Kranken können und müssen zu Stützpunkten für die Mittelwahl gemacht werden. Zweitens sind es die gesundheitlichen Lagen der Vergangenheit des Leidenden, welche stark in Betracht gezogen werden müssen, ...“

Sp.: Also, noch einmal, damit man die Wichtigkeit dieses kurzen Abschnittes sieht: Wenn man das genau studiert, hat man das Wesentliche in der Hand, um eine gute Anamnese bei Krebskranken zu machen. Jetzt kommen noch ganz andere wichtige Dinge. Ja, was muß man noch schauen?

„ ...z.B. f r ü h e r e Ausschläge oder Schweiße, die ausblieben, früherer Schnupfen, der ausblieb und trockener Nase Platz machte, Überstehen von Gonorrhoe und Syphilis, Schädigung durch Impfung, frühere Skrofulose und Tuberkulose, Tabakmißbrauch, traumatische Einflüsse, schädliche Gewohnheiten, erschöpfende Krankheiten, Wechselfieber, Mißbrauch von kohlensaurem Natron, von Jod, Quecksilber und anderen Arzneistoffen. ...“

Sp.: Wenn solche Dinge in der Vergangenheit waren, muß man dem allem Rechnung tragen. Wenn eine unterdrückte Gonorrhoe war, und ein Krebsfall spricht auf die Mittel nicht an, vielleicht ist eine Dosis Medorrhin dazwischen lebensrettend. Bei der Impfung haben wir schon gesehen, Pockenimpfung: dann ist Thuja lebensrettend. Quecksilbermißbrauch: es gibt Leute, die dauernd für jede Angina Mercurius kriegen, wobei Mercurius sehr oft nur ein Palliativum ist, selten ein Simillimum bei der Angina, nachher kommt Hepar an die Reihe, sonst kann man diesen Fall gar nicht deblockieren. Deswegen hat er immer wieder Hepar gegeben, SCHLEGEL, bei der Behandlung seiner Krebsfälle, dazwischen, nicht? Es kommen natürlich die Hepar-Symptome raus, aber man muß sich bewußt werden, warum nachher Hepar indiziert ist. Alle diese Dinge muß man in Betracht ziehen. Ja, lesen wir weiter.

„ …Es ist klar, daß der homöopathische Arzt in die vielfachen Beziehungen eines Leidens erst nach und nach eindringen kann und demgemäß auch mehr und mehr Heilmittel in seinen Gesichtskreis bringen wird, doch soll womöglich schon die erste Verordnung recht genau angepaßt sein. …"

Sp.: Jetzt kommt die Art und Weise, wie SCHLEGEL gerne dosiert hat. Im nächsten Abschnitt.

„ …Die Mittel der ersten Kategorie, …"

Sp.: Also, [er] spricht vom Mittel der ersten Kategorie, das sind die Mittel, von denen wir gesprochen haben, die auf das Krebsgeschehen eine Wirkung haben. Er sagt: „Die Mittel der ersten Kategorie, …"

„ …welche also der gegenwärtigen Lage entsprechen, können in öfteren Gaben, etwa zweimal täglich in 3., 6. oder 12., auch 30. Potenz eine Zeitlang verabreicht werden, etwa 1 – 2 – 3 Wochen je nach Wirkung und Befinden. …"

Sp.: Er hat [es] also so gemacht, er hat einen Impuls gesetzt im Körper, indem er sehr oft, muß man sagen, die 30 verwendet hat, die C oder D30 und zwar täglich oder zweimal täglich für zwei, drei Wochen. Einfach so. Das Mittel gesucht und dann als Einzelmittel, nicht als Mischung, für zwei, drei Wochen gegeben. Also die Krebsmittel, das Mittel, das auf das Tumorgeschehen wirkt.

„ …Dann tritt möglichst eine Beobachtungszeit ohne Arznei ein. …"

Sp.: Die ist sehr wichtig. Wenn man nicht eine Beobachtungszeit einschaltet, weiß man gar nicht, ob jetzt neue Symptome kommen, oder ob jetzt die Heilung von allein weiter geht. Er hat eine Pause gemacht und geschaut, was geschieht jetzt nach diesem ersten Impuls. Dann:

„...Die Arzneien der zweiten Kategorie, welche auf ermittelte ältere Krankheitserscheinungen oder Anlagen zurückgehen, ..."

Sp.: Ja, der zweiten Kategorie. Wir haben gesehen, das sind nachher die Mittel, die auch der Gesamtkonstitution entsprechen. Wenn man einen Patienten herausgeholt hat aus der Gefahrenzone, wo nachher jetzt das konstitutionelle Mittel in Frage kommt – wie hat er das gegeben?

„ ...also mehr einem inneren und der sinnlichen Wahrnehmung verborgenen Zustand älterer Schädigungen entsprechen, werden in dreißigster oder höherer Potenz gegeben; sie sollen stets etwa 4 - 7 Tage und länger nachwirken können. Hierher gehören auch die ‚isopathischen' Mittel T u b e r c u l i n (B a z i l l i n), M e d o r r h i n und andere.
Z w i s c h e n m i t t e l , wie Apis, Belladonna, Bryonia, Euphorbia, Nux vomica ..."

Sp.: Eben, bei dieser Gelegenheit möchte ich euch sagen, vergeßt bitte nicht diese wunderbaren pflanzlichen Mittel: Aconit, Chamomilla, Belladonna, Bryonia, bei der Bekämpfung des Krebsgeschehens, speziell des Krebsschmerzes. Ich habe mit Belladonna wirklich die gräßlichsten Schmerzen weggenommen bei sehr fortgeschrittenen Krebsen. Ich erinnere mich an einen Blasenkrebs mit starken Schmerzen. Ich kannte die Patientin gar nicht. Man hat mich angerufen, weil sie so Schmerzen hatte, die auf kein Mittel angesprochen haben. Und dann hatte sie ein Pulsieren in der Blase, ein starkes Pulsieren, das ist sehr typisch für Belladonna. Und ich habe Belladonna 200 gegeben und die Schmerzen sind vollkommen verschwunden. Also, diese pflanzlichen Mittel, die ein Wunder sind für die ... Schmerzbehandlung. Deswegen hat er so oft Belladonna dazwischen geschaltet, Bryonia, bei der Krebsbehandlung. Wenn man mit einem pflanzlichen Mittel den Schmerz wegnimmt, nachher ist es viel besser für die nächsten Mittel. Sie wirken noch besser, die Mittel, die nachher kommen. Wenn der Schmerz zurück geht, geschieht schon etwas sehr Gutes. Der Schmerz ist ein wunderbarer Parameter, wenn der zurückgeht, wissen wir, es geschieht schon etwas Gutes. Und dann wird das nächste Mittel noch besser wirken.

„...und andere, denen mehr eine schmerzlindernde und vorübergehende Wirkung zukommt, sind n ö t i g e n f a l l s zulässig nach Maßgabe ihrer therapeutischen Eigentümlichkeiten. – Wenn eine Besserung ersichtlich wird, so ist dies meist zuerst im Allgemeinbefinden sehr merklich; man vermindere allmählich die Häufigkeit der Arzneigaben, …"

Sp.: Ja, die Besserung sieht man am Allgemeinbefinden. Und da kann man ruhig die Parameter von Eli JONES heranziehen. Eli JONES hat die Parameter genommen: die Beschaffenheit der Zunge, die Farben der Augen und die Pulsqualität. Die darf man ruhig heranziehen, um den Verlauf zu kontrollieren unserer Patienten. Die meisten Krebspatienten habe eine belegte Zunge. Und wenn man ein gutes Mittel gibt, sieht man, daß die Zunge von Tag zu Tag sauberer wird. Bis sie am Schluß ganz sauber ist. Und dann weiß man, man ist auf einem guten Weg. Das Augenlicht ist merkwürdig: sehr oft haben Krebskranke so gelbe Flecken in der Sklera. Das ist oft, diese gelben Flecken, ein Zeichen von Blutvergiftung, nicht? Und dann geht das nicht weg mit dem Mittel, diese gelbe Flecken, aber die Augen sind vorher irgendwie matt, sie werden glänzend und sie bekommen mehr Ausstrahlung. Und der Puls ist oft auch sehr schwach bei Krebskranken. Und wenn man behandelt, wird er stärker. Das sind alles sehr schöne Parameter.

„ …lasse sich aber nicht leicht ganz von einem Mittel abbringen, welches sich einmal bewährte. …"

Sp.: „Lasse sich aber nicht leicht ganz von einem Mittel abbringen, welches sich einmal bewährte." – In der Praxis habt ihr diesen Phosphorfall von mir gesehen. Ich habe mich von Phosphor allzu schnell abbringen lassen, nicht? Man soll sich nicht so schnell von einem Mittel, das gut getan hat, abbringen lassen. Es ist so, man findet ein gutes Mittel, man gibt es, und dann darf man nicht denken, daß die Heilung so geht. Es geht einfach so, einmal hinauf, dann gibt es wieder einen Rückschlag und da zweifelt man sofort am Mittel. Nein, nein, nicht so schnell zweifeln, mal einen Moment warten, dann geht's wieder aufwärts, und dabei hilft uns eben das Aussehen des Patienten. Wenn der Patient besser aussieht, bleibe man auf dem Mittel.

„ …Ein Stillstand des Tumors oder ein leichter Rückgang ist oft von praktisch höchstem Werte, zumal bei älteren Leuten. …"

Sp.: Stillstand, das hat uns Dr. KÜNZLI immer gesagt, bei Krebs genügt mir ein Stillstand. Wenn er nicht zurück geht, ist nicht so schlimm. Er darf nur nicht wachsen. Wenn ich ihm ein homöopathisches Mittel gebe, und er nicht wächst, bin ich zufrieden. Stillstand oder Rückgang sind ein gutes Zeichen bei einem Tumor, der vorher gewachsen ist.

„ …So erwünscht eine volle Heilung wäre, genügt doch oft Stillstand und leichter Rückgang, um das Leben bei relativem Wohlsein zu erhalten. – …“

Sp.: Also, es kann sein, daß eine Frau kommt – das sind praktisch äußerst relevante Dinge – die hat einen Knoten in der Brust, der gewachsen ist, ein Tumor, ein karzinöser, Retraktion der Mamilla usw., man gibt ein Mittel, man macht die Sonographie, alle 14 Tage oder alle Monate je nach Dosierung: wenn der Tumor gleich bleibt, sind wir zufrieden. Wenn der Tumor nach fünf Jahren immer noch gleich ist, sind wir auch zufrieden. Wenn er nach zehn Jahren gleich ist, sind wir auch zufrieden. Wenn [er] nach zwanzig Jahren gleich ist, sind wir zufrieden. Also nicht denken, er geht nicht zurück, ich verzweifle. Nein, er ist da, aber er geht nicht vorwärts. Das reicht! Wenn es der Patientin gut geht und der Tumor so bleibt, das reicht. Jetzt kommt eine Kollegin:

T.: Sie haben aber andererseits gesagt, daß man durch ein Konstitutionsmittel genau das erreichen kann, daß der Tumor zwar stagniert und es dem Patienten insgesamt besser geht, aber daß es eigentlich keine Heilung ist. Wie weiß ich dann, ob das jetzt das richtige Mittel ist, oder müßte ich ein besseres Krebsmittel finden?

Sp.: Gute Frage. Also, mit dem Konstitutionsmittel leider stagniert der Tumor nicht. Es geht dem Patienten besser, aber der [Tumor] wächst meistens. So ist es. Habt ihr diese Patientin gesehen mit Sepia? Gut, vielleicht war Sepia nicht richtig, aber ich habe deutliche Fälle gehabt, wo das Mittel Sepia war, und auf einmal war ein Tumor da, nicht? Und dann mußte man ein Tumormittel geben, der Tumor war weg, und dann kam für zehn Jahre nochmals Sepia an die Reihe. Es hat sich herausgestellt … stellt euch mal folgende Konstellation vor: Wir haben eine Patientin, die Sepia braucht, jetzt geht sie Tennis spielen, bekommt einen starken Schlag an die Brust vom Tennisball. Das ist jetzt keine Sepia-Patientin mehr, wenn sich ein Tumor entwickelt. Das ist ein Conium-Fall. Und das vergißt sie, das vergißt sie komplett. Vergehen zwei Jahre, drei Jahre und sie kommt zu uns, hat ein Karzinom. Nachher, weil wir wissen, wie wichtig die Traumata sind, bei der Karzinomanamnese werden wir fragen: war irgend ein Schlag auf die Brust? Ja, ich hatte mal einen Schlag vom Tennisball, sehr stark, an die Brust. Gut, man gibt Conium. Dann bringt Conium den Tumor weg, und nachher werden die Sepia-Symptome wieder kommen. Seht ihr wie es beim Krebs ist? Oder jemand hat irgendeine andere Konstitution, Pockenimpfung, die geht nicht an, [oder ein] Überschießen [Nachimpfen]. Sie hat einen

Thujazustand in sich, und auf Grund dieses Thujazustandes entsteht ein Krebs. Sie kommt zu uns, wir geben das Konstitutionsmittel, hilft nicht für den Krebs, bis wir herausbekommen, daß sie eine Pockenimpfungüberreaktion hatte. Ist das irgendwie klar, diese Geschichten? Wie es ineinander geht … Und wir kommen zu einem viel wichtigeren Punkt noch, klinisch relevanter, heute, hoffe ich. Das ist dann noch relevanter. Gehen wir weiter.

„ …Ich lasse nun für den Zweck des Verständnisses und auch der Mittelwahl bei Krebsleiden eine Charakterisierung der homöopathischen Arzneien folgen, bitte aber zur Einleitung in die spezielle Kenntnis jener energetischen Bilder noch folgende Gesichtspunkte beachten zu wollen: …“

Sp.: Jetzt bespricht er wieder etwas ganz Wichtiges, nicht? Alles, was uns durch die Köpfe geht, hat er schwarz auf weiß gedruckt. Er gibt Kommentare zu unseren Problemen. Lesen wir bitte.

„ …Wenn die Erfahrung lehrt, daß es gewisse ‚s p e z i f i s c h e‘ Mittel gegen Krebs gibt, welche Fälle von ganz verschiedener organischer Gesamtlage heilen oder zu heilen scheinen, so ist dies unter der naheliegenden Voraussetzung verständlich, daß der Krebs als Produkt in seiner Beschaffenheit ein Angriffsobjekt für gewisse Mittel bilden kann, welche – abgesehen von der energetischen Lage des Ganzen – zu ihm eine Heilbeziehung haben, wie es der Fall sein mag bei Arsen, Condurango, Hydrastis, Silicea und anderen. Dasjenige Element in der Gesamtlage des Karzinomkranken, welches durch die Anwesenheit des Krebses als Produkt gegeben ist, muß jedenfalls als ein starkes Element in der Energetik anerkannt werden, und es ist deshalb denkbar, daß es manchmal entscheidend wirkt, eine Heilkraft einzuführen, welche jenem Element entspricht, es angreift oder neutralisiert oder den Organismus zu einer Art lokaler Gegenwehr aufruft. …“

Sp.: Jawohl, er sagt: Krebs hat irgendwie eine spezielle Dynamik in sich. Diese Dynamik werden wir noch analysieren. Und es gibt Mittel, die eine Beziehung zu dieser Dynamik haben. Aber, jetzt kommt das große Mahnen von SCHLEGEL, was sagt er jetzt?

„ …Wenn das Mittel nämlich nicht mit den tiefsten konstitutionellen Bedingungen der Individualität übereinstimmt, dann kann man von einer mehr lokalen Wirkung desselben sprechen im Gegensatz zu der vollen Allgemeinwirkung bei dem individuell genau angepaßten Mittel. …“

Sp.: Genau was HAHNEMANN schreibt. Wenn ihr die einseitige Krankheit behandelt habt, bemüht euch sofort, die antipsorische Kur anzuschließen, weil diese Mittel, diese Krebsmittel oft auf das lokale Geschehen wirken, aber nicht auf die Gesamtkonstitution – nicht auf die Gesamtkonstitution. Und jetzt, was sagt er?

„ …Die populären Krebsmittel mögen alle zunächst die mehr ausgesprochene Tendenz haben, das Produkt anzugreifen oder gewissermaßen sich im engeren Umkreis der Krebsbildung zu betätigen, so auch Cancroin, Radium, die Röntgenstrahlen und die Sera. – Abermals von der Erfahrung ausgehend, müssen wir nun konstatieren, daß doch viele Fälle von diesen scheinbar bevorzugten Mittel ungeheilt bleiben, womit bewiesen ist, daß die spezifische Beziehung zum Herd und Produkt der Krankheit nur in den wenigsten Fällen genügt, den Organismus zu befreien, wie ja auch nur wenige Fälle von Operationen dauernd genügen. …“

Sp.: Ist das klar? Er sagt quasi, wir können mit homöopathischen Mitteln eine Operation machen. Anstatt das Messer zu verwenden, verwenden wir Substanzen, die operativ vorgehen, wie Hydrastis, Condurango, Arsenicum und andere Mittel, aber nach der Operation ist der Gesamtorganismus noch nicht behandelt. In den wenigsten Fällen ist durch dieses Mittel die Gesamtheit des Falles behandelt. Deswegen, was muß man machen?

„ …Der theoretisch richtigere Weg ist jedenfalls, die g e s a m t e Energetik zu beeinflussen, und zu diesem Ziel muß der Weg durch das Feld der im Einzelfall vorhandenen Naturerscheinungen genommen werden, so daß also gewissermaßen die zu erobernde Festung von allen Seiten eingeschlossen wird. …“

Sp.: Es ist einfach wunderbar. Entsteht nicht dieses Gefühl, daß es wunderbar ist, wie er schreibt? Von allen Seiten muß die Festung belagert werden, wenn man sie nehmen will. Nicht nur dort an einem Punkt. Von überall. Also, den Krebs muß man treffen, und dann muß die Konstitution gestärkt werden. Man muß die vorangegangenen Krankheiten ausrotten, eben Impffolgen usw., unterdrückter Schweiß oder Schnupfen oder was immer es ist, Mercurmißbrauch. Wenn man das alles im Auge hat, dann kann man den Krebs für immer neutralisieren. Lesen wir bitte.

„ …Hier sind dann auch die Wirkungen des Produkts, die lokalen und allgemeinen Symptome des fertigen Krebses eingeschlossen, dessen Rückwirkung auf die Konstitution inbegriffen. Diese Rückwirkung muß ja vorhanden sein, wenn wir sie auch nicht analysieren können. (...)“

Sp.: Vielen Dank. Das ist also einer der wichtigsten Abschnitte aus dem Buch, theoretisch gesehen. Wir müssen jetzt leider die systematische Krebstherapie weglassen, wo er wertvolle Hinweise gibt auf die Lebensweise, die Lebensordnung, wie die Krebskranken sich benehmen sollen während der ganzen Kur usw. Da sind sehr wertvolle Dinge drin. Also, noch einmal Seite 167. Also, jetzt gibt er noch etwas praktischere Ratschläge aus seiner Praxis, nicht? Das ist mehr aus der „Küche“ des Krebshomöopathen.

T.: Ich habe nur eine Frage. Also, wenn jemand einen Brustkrebs hatte oder einen Tumor, fraglich, und der operiert worden ist, und der dann hinterher erst zur homöopathischen Behandlung kommt, und dieser Tumor ist weg und man findet auch überhaupt nichts mehr, der Schulmediziner, dann behandle ich ihn also konstitutionell? Habe ich das richtig verstanden?

Sp.: Ja, ich möchte gerne, um diese Sache zu beantworten, euch einige Kasuistiken [bringen] von einem der fähigsten Ärzte in der Krebstherapie in Deutschland, Dr. Horst BARTHEL. Seine Kasuistiken sind einfach wunderbar. Da fließt ein ungeheures Wissen hinein. Diese Kasuistiken sind so wunderbar, und ich finde schade, daß, wenn man nicht viel Vorwissen hat, und man sie so das erste Mal liest, man würde denken, ja, ich verstehe überhaupt nichts, warum er so vorgeht. Aber wenn man viel gelesen hat über Krebs und diese Kasuistiken studiert, dann staunt man nur. Und er hat eben viele Fälle behandelt von Leuten, die operiert waren. Und wir werden diese Kasuistiken anschauen. Einfach so lesen, die Mittel, die er gegeben hat. Wie er sie gegeben hat. Dann bekommen wir ein Gefühl für die moderne Krebstherapie. Für die ganz moderne, nicht?

[SCHLEGEL, 1927, S. 251 {248}]
„Sodann muß man sich für eine arzneiliche Therapie entscheiden. Es kann sich für uns durchgängig nur um homöopathische und isopathische Mittel handeln. Für die ersteren ist die Symptomenähnlichkeit maßgebend; die letzteren sind für alle Gruppen von gleicher Art. Es empfiehlt sich bei ganz deutlichem Hinweis der Naturerscheinungen auf ein bestimmtes homöopathisches Mittel, z. B. Arsenik oder Carbo animalis oder Nitri acidum usw., dieses allein zu geben und zwar in 6. - 30. Potenz. ...“

Sp.: Also wieder einmal ganz klar: entweder Arsen oder Nitric acidum oder Carbo animalis oder was es immer ist, in dieser Potenzierung hat er es gegeben.

„ ...Hat man Zeit, d.h. bei noch nicht dringenden Krankheitserscheinungen, so kann man hierdurch die überzeugendsten Kuren machen. ..."

Sp.: Die besten Kuren sind, wenn man das Krebsmittel als Einzelmittel gibt. Egal, welche Dosierung, jetzt sagt er die 30, es könnte eine Q-Potenz sein, es gibt sicher auch andere Möglichkeiten. Aber eben als Einzelmittel, dieses sogenannte Krebsmittel. Weiter.

„ ...Lernt man die Arzneimittellehre kennen, so findet man unter den Symptombildern auch viele geistige Erscheinungen, z.B. auffälliges Mißtrauen, Abneigung gegen Gesellschaft, auf der anderen Seite übermäßige Sympathie, stetes Bedürfnis, sich zu unterhalten. ..."

Sp.: Schaut wie schön, nicht? Dieses Mißtrauen, das uns auf Arsen hinweist; diese Abneigung gegen Gesellschaft, die uns auf Carbo animalis hinweist; dieses extreme Mitgefühl und Bedürfnis nach Gesellschaft, das uns auf Phosphor hinweist; man sieht, was für ein großer Praktiker er ist, nicht? Das sieht man alles auch im Spital. Der Carbo animalis-Patient bleibt in seinem Zimmer, will gar nicht in den Saal gehen, wo die anderen essen, der Phosphor-Patient geht immer in den Saal, wo die anderen essen und sucht sofort jemanden, mit dem er essen kann und reden. Und so sieht man einfach bei diesen Betrachtungen auch die Mittel, wie die Leute sich benehmen, nicht? In einer Klinik kann man das viel besser beobachten, wie sie sich verhalten: zum Personal, zum Arzt, zu den anderen Patienten. Lesen wir weiter.
T.: Kann ich noch eine Frage stellen? Wie stark werten Sie die Geistes- und Gemütssymptome bei den Mitteln dieser ersten Kategorie?
Sp.: Ja, die können vielleicht manchmal auch ganz wichtig sein. Dr. KÜNZLI sagte uns, um uns zu bewahren vor Konfusion: Bei Krebs bitte nehmt lieber die Symptome unterhalb des Kopfes. D.h. er hat uns einfach helfen wollen, daß wir nicht nur jetzt auf die Konstitutionsmittel hinsteuern, nicht? Aber es gibt eben Mittel, wie Carbo, Phosphor und so, die ganz spezielle psychische Bilder haben, das sind auch Krebsmittel, und das sieht man bei den Leuten, nicht? SCHLEGEL spricht wirklich aus der Praxis, das ist wunderbar. Kein Wort ist Theorie in seinem Buch. Kein einziges Wort!

„ ...Ferner findet man mehr körperliche Allgemeinerscheinungen, z.B. Temperaturempfindlichkeit äußersten Grades, große Schweißneigung und auch die Gegensätze. Solche Umstände sind auch bei Krebs wichtig und indizieren das konstitutionelle Hauptmittel, welches in höheren Potenzen gegeben werden kann.

Auch die Anamnese des Krebsfalles gehört hierher zur Entdeckung konstitutioneller Mittel, z.B. öftere Vakzination in ihrem Verhältnis zu Thuja, frühere Tuberkulose, frühere Fußgeschwüre, alter Rheumatismus. In den Krankheitsgeschichten sind diese Dinge zu berücksichtigen. Ebenso die Rolle, welche Verletzungen gespielt haben, Stöße, Quetschungen, wie bei Bellis perennis, Arnica, Conium. Langwierige Schwächungen, wie Calcarea, China usw., ..."

Sp.: Eben, er hat oft China dazwischen gegeben in seinen Verordnungen. Warum? Wenn jemand lange, lange Durchfälle gehabt hat, oder viele Blutungen, und gerade bei Krebsfällen sieht man, daß oft die Frauen viele Jahre Metrorrhagien gehabt haben bevor der Krebs ausgebrochen ist. Die waren dauernd geschwächt, und eine Zwischengabe China, wenn die Symptome da sind, tut Wunder, um den Körper zu stärken. Es sind natürlich die Symptome von China zu finden, aber die findet man nur, wenn man daran denkt. Sonst findet man sie nicht. Man sieht nur die Mittel, an die man denkt. Man kann nicht alles nur mit dem Repertorium zufällig finden, denn es überlagern immer Konstitutionssymptome, Krebssymptome – und dann vielleicht Chinasymptome. Lesen wir weiter.

„ ...schwere Gemütsbewegungen, Kümmernisse, wie Nux vomica, Phosphori acidum, Staphisagria und andere Mittel, ..."

Sp.: Erinnert euch an die gute Wirkung von Staphysagria und Natrum muriaticum bei meiner Krebspatientin. Was für eine entlastende Wirkung sie erfahren hat durch diese Mittel zwischendurch. Ich wußte, das sind nicht Mittel, die jetzt aufs Krebsgeschehen wirken, aber es war eine große seelische Entlastung zwischendurch, und das ist manchmal auch nötig.

„ ...unterdrückte Hautausschläge, frühere Krätze, Fußschweiß, ..."

Sp.: Frühere Krätze. Wenn eine Krätze unterdrückt wurde, schaut man in der Rubrik im Repertorium *Scabies; suppressed*, nicht? Unter *Skin / Haut*; *scabies; suppressed*. HAHNEMANN hat uns stark auf die Folgen der Unterdrückung von Krätze hingewiesen, sehr stark. *Haut*; *Hautausschläge*; *Krätze unterdrückt*.
[Repertorisation der Teilnehmer]
Habt ihr diese Rubrik gefunden? Gut, lesen wir weiter.

„ ...wie Sulfur, Hepar, Silicea. Dies alles muß zuerst durch fleißige Ermittlung an den Tag kommen; dann muß es berücksichtigt werden. Das gehört zum ABC der Homöopathie und zu ihrer Anamnesenführung, zur Untersuchung durch den Verstand im Gegensatz zu der oft sehr unfruchtbaren, durch wissenschaftlich-technische Methoden. …“

Sp.: Vielen Dank, Herr H. Könnte jemand anders helfen bitte? Wir fahren fort.

„ …Die homöopathische Arzneimittellehre nimmt auf alle diese Dinge Rücksicht und man findet somit die Gegenbilder durch Nachlesen und Nachschlagen in den Symptomverzeichnissen. Ist man den hauptsächlich passenden Mitteln auf der Spur, so müssen also die geistigen und die allgemeinen Züge vor allem übereinstimmen; die partikularen sind nicht durchgreifend wichtig. Dieses Verhältnis ist von Professor J. T. Kent lehrhaft durchgeführt, wie in meiner Schrift ‚Samuel Hahnemanns Ordnung der Heilkunst‘, Regensburg 1925, dargelegt. Hat man etwa kein durch Symptomähnlichkeit stark gesichertes Mittel finden können, …“

Sp.: Ja, jetzt kommt etwas ganz Wichtiges. Er sagt, wie er vorgeht, wenn der Krebs zur absoluten Einseitigkeit fortgeschritten ist und man gar keine Symptome findet. Wie ist er dann vorgegangen? Das ist auch wichtig ein bißchen zu wissen, nicht? Hören wir.

„ …so versucht man durch biochemische Gesichtspunkte zum Ziel zu kommen, wählt z.B. Kalium chloratum oder Calcarea fluorica; oder – in weitem Umfang gerechtfertigt – Silicea. …“

Sp.: Weil Silicea eine große, große Beziehung zum Krebsgeschehen hat. Das wird noch nachher zum Ausdruck kommen, nicht?

„ …Man kann auch von beiden Seiten her zugleich einzuwirken versuchen, indem man z.B. Arsenik nach annähernder Ähnlichkeit und Silicea nach geweblicher Rücksicht nehmen läßt; es ist immer besser zu handeln, als ohne handelnde Teilnahme nur zu beobachten. Der Krebs scheint auch nur in Ausnahmefällen eine lange Nachwirkung der Mittel zu erfordern oder zu lohnen, weshalb denn auf dem Wege der orthodoxen Homöopathie mit Hochpotenzen und einzelnen Gaben nicht viel ausgerichtet wird. …“

Sp.: Also, deswegen waren die Aussagen von KENT eher düster, weil er eben mit Hochpotenzen und Einzelgaben gearbeitet hat. Seht ihr?

„ …Auch wenn gar keine symptomatischen Anhaltspunkte für ein Mittel zu finden wären, könnte man immer wenigstens Silicea geben, wovon viele Heilungen beobachtet sind. Fehlen deutliche Symptomhinweise, so sind wenigstens Kachexie erzeugende Mittel zulässig, also wieder Arsenik, China und Hydrastis, auch Kondurango. Man gibt dann eines von diesen oder auch zwei, wenn es eilt, und überzeugt sich vielleicht doch von einer Prävalenz bei diesem oder jenem, vielleicht auf Grund geringfügig scheinender Umstände, z.B. wunde rissige Lippen bei Kondurango, Hungergefühl nach dem Essen bei Hydrastis. – So kann man für mehrere Wochen den Gebrauch eines solchen ‚renommierten Krebsmittels' verordnen, etwa dreimal täglich je 3 bis 5 Tropfen der 3. - 6. Potenz, und man wird Erfolge sehen. …"

Sp.: „ …und man wird Erfolge sehen", schreibt er. Das ist das, was zählt am Schluß, nicht? Wir sind Praktiker und keine Theoretiker.

„ …Damit ist gewöhnlich eine Verschiebung des Symptombildes verbunden, …"

Sp.: Schön, und jetzt kommt es:

„ …so daß nachher z.B. Phosphor oder Lycopodium in Betracht kommt. …"

Sp.: Ist da nicht der Kreis geschlossen, jetzt? Wie schön!

„ …Dann gibt man von einem solchen Mittel kleine Gaben in 30. Potenz, etwa alle 4 - 7 Tage einmal dazwischen, am besten abends beim Bettgehen, an einem sonst arzneifreien Tage. Auch Tuberkulin kann derart eingesetzt werden und alle diese ‚tiefgreifenden' Mittel können die Heilung fördern. Gerade sie sind es, welche die erwünschten Reaktionen herausbringen: eine alte Migräne zeigt sich wieder, ein Hautjucken, Ausschläge, Schnupfen, Fußschweiß. Sehr einfach ist vollends die Kur auf die Simile-Isopathie einzustellen; es sind zunächst die im N e b e l schen (…)"

Sp.: Ja, das lassen wir jetzt. Ich glaube, damit haben wir sehr schön gesehen das Prinzip, wie man da vorzugehen hat. Vielen Dank. Damit … ja?
T.: […] niedrig potenziertes Krebsheilmittel gibt, am Tage wo er dieses pausiert, das Konstitutionsmittel gibt?
Sp.: Nein, er hat zuerst diese Krebsmittel gegeben und nachher sagt er ganz deutlich, „so kann man für mehrere Wochen den Gebrauch eines solchen ‚renommierten Krebsmittels' verordnen, etwa dreimal täglich …" usw. „Damit

ist gewöhnlich eine Verschiebung des Symptomenbildes verbunden, so daß nachher z.B. Phosphorus oder Lycopodium ...“ an die Reihe kommen. Mit diesen Krebsmitteln, wie HAHNEMANN es sagt, das ist rein HAHNEMANN, nichts anderes. Man gibt das Mittel für die einseitige Krankheit und dieses Mittel tut uns den Gefallen, die Symptome so zu verändern, daß wir nachher verstehen, was das tiefgreifende Mittel ist, das in Frage kommt. Ja?

T.: Ja, ich habe auch noch eine Frage. Sie haben vorhin gesagt, es reicht, wenn der Tumor gleich groß bleibt und nicht wächst, und wenn das so zwanzig Jahre geht. Jetzt sagt doch der Schulmediziner: Nein, der Tumor muß auf jeden Fall raus, weil sonst die Möglichkeit besteht, daß sich Metastasen absiedeln. Ich wollte fragen, ob denn gewährleistet ist, wenn der Tumor gleich groß bleibt, daß damit sich auch keine Metastasen absiedeln können oder wie es mit diesem Argument der Schulmedizin eigentlich steht?

Sp.: Ja, also, wie gesagt, es gibt nichts Absolutes in der Welt. Und wenn ich kommen würde und sagen würde, ja es ist sicher gewährleistet, dann wäre das eine komplette Lüge, weil ich bin nicht Gott. Ich kann nicht alle Möglichkeiten durchblicken, aber ich kann eines sagen: wenn der Tumor gleich bleibt, und es dem Patienten gut geht, wäre ich äußerst überrascht, wenn Metastasen entstehen. Nur so kann ich es ausdrücken. Äußerst überrascht. Und selbst, wenn Metastasen da sind, erinnert euch an diesen Fall von BERNDT Dietrich, wo er 20 Jahre diese Frau mit disseminierten Knochenmetastasen im ganzen Körper mit Carbo animalis einfach ganz ruhig gehalten hat. Da waren doch überall Metastasen, und dennoch mit diesem Mittel hat diese Frau komplett beschwerdefrei zwanzig Jahre gelebt. In der ersten Lektion an der Uni in Medizin kam ein schönes Bild, wo man uns gezeigt hat, die Krankheit ist in der Mitte das Gleichgewicht, und das sind die Angreifer, und das ist die Abwehr. Und es kommt gar nicht so darauf an, was die Angreifer tun, primär, sondern wie die Abwehr ist. Wir können natürlich die Virulenz der Angreifer erhöhen, oder die Menge, und dann kommt die Abwehr in eine Schwächeposition. Wir können aber ein Gleichgewicht herstellen zwischen Angreifer und Immunsystem. Und dann ist eben ein Gleichgewicht, egal welche Pathologie wir haben. Sie müssen nicht so viel Angst haben, wenn der Tumor stabil bleibt, und es dem Patienten gut geht. Diese zwei Dinge: es muß dem Patienten gut gehen, und der Tumor stabil bleiben. Wenn der Tumor stabil ist, aber der Patient dauernd Migräne hat, dann stimmt etwas nicht. Oder wenn die Menstruation ganz unregelmäßig ist, nie regelmäßig wird mit dem Mittel, und der Tumor stabil bleibt, da bin ich auch ganz ängstlich dann. Wenn ich dagegen sehe, die Menstruation kommt zu den 28 Tagen hin, und der Tumor bleibt stabil, dann bin ich ruhig. Ja.

T.: Ich weiß nicht, ob das bei den Kasuistiken gleich noch kommt, aber was ich jetzt noch nicht verstanden habe: wir hatten ja gestern gesagt, jemand hat Krebs, kommt in die Behandlung und möchte sich aber dann doch operieren lassen. D.h. ich behandle ihn an, er bekommt ein Krebsmittel und dann geht er zur Operation, und dann wird der Krebs – gesetzt den Fall, er wird ganz – herausgeschnitten, und es ist nichts weiter da an Krebs. Jetzt müßte ich ja eigentlich sofort mit dem Konstitutionsmittel weiterbehandeln. Oder behandle ich jetzt weiter mit dem Krebsmittel?

Sp.: Das ist eine sehr gute Frage, aber die ist auch relativ leicht theoretisch – bei jedem praktischen Fall muß man immer überprüfen –zu beantworten: Krebs ist nicht ein Lokalleiden, Krebs ist ein Leiden des ganzen Menschen. Und die Krebskrankheit durchdringt den ganzen Körper. Und dadurch, daß ich jetzt in ein paar Stunden das Krebsgewächs wegschneide, ist die Krebs-..., sagen wir - diathese, noch nicht aus dem Körper. Deswegen braucht es immer noch für eine Zeitlang dieses selbe Mittel. Vielleicht nicht für eine Zeitlang, vielleicht noch für sehr lange, wie wir sehen werden, bei den Fällen von Horst BARTHEL. Dort werden wir es noch deutlich sehen.

T.: Ich habe noch eine Frage zu dem Fall. Sie haben bei dem Fall, es ist ja jetzt schon 10 Jahre her, aber zu Beginn, wo die Patientin dann noch den Tumor gehabt hat, oder wieder entwickelt hat, die Mittel in relativ langer Abfolge nach dem Schema von KENT gegeben. Würden Sie das heute anders machen? Oder wie machen Sie es jetzt, welche Potenzen geben Sie? Machen Sie das so, wie der SCHLEGEL es vorschlägt mit C30-Potenzen oder höheren oder Q-Potenzen oder ...? Können Sie da ein bißchen was dazu sagen?

Sp.: Ich muß sagen, daß bei allen Tumorfällen, die ich bis jetzt behandelt habe, außerhalb der Klinik, ich immer wie nach KENT vorgegangen bin. Nehmen wir an, es kommt eine Frau mit einem Krebs in der Brust, dann gebe ich ihr einfach so nach KENT die Mittel. Nehmen wir an, ich komme auf Carbo animalis oder Silicea, dann gebe ich eine 1.000 oder 10.000, wenn es nicht operiert ist und lasse es 40 Tage wirken und nachher schicke ich sie wieder zu der Sonographie und schaue, wie die Größe ist. Und dann schaue ich, ob die Schmerzen weg sind. Ich schaue, ob es dem Patienten besser geht und wenn ich sehe, daß die Sache stabil ist, gebe ich wieder eine 10.000. Und wenn ich sehe, daß die Sache besser wird, dem Patienten geht es besser, und der Tumor bessert sich auch allmählich, nachher warte ich. Wenn die Schmerzen wieder kommen, gebe ich die 100.000. Ich habe immer so bis jetzt therapiert, nach KENT.

T.: Aber der SCHLEGEL schreibt ja wohl von den Patienten, daß die Tumoren relativ schnell dann kleiner werden unter den Mitteln.

Sp.: Ja. Ich habe auch schon Fälle erlebt, wo ich nach der ersten Dosis eine Umwandlung gesehen habe von einem bösartigen in einen gutartigen Tumor.

Nach einer Dosis Mittel! Da muß man nicht so Angst haben. Ich spreche jetzt z.B. von einem Tumor in der Brust, aber in der Klinik kriegen wir natürlich sehr fortgeschrittene Fälle, das ist ein anderes Thema. Fälle, wo die Brust schon zerstört ist durch ein Karzinom. Das sind nicht ambulante Fälle. Die anderen Fälle behandelt man in der Ambulanz. Oder jemand hat ein Rektumkarzinom gehabt, jetzt kommt er zur Nachbehandlung. Ich nehme die Symptome auf und dann behandle ich das ambulant. Hingegen jemand mit Metastasen, mit großen Schmerzen usw., [da] muß man anders vorgehen, da arbeiten wir jetzt mit Q-Potenzen.

T.: Aber noch eine Frage, hartnäckig: die Patienten sind ja mit der Straßenbahn hingefahren, die konnten ja noch hinkommen zu ihm, oder viele, und die haben ja trotzdem … also noch mal die Frage: diese schnelle Gabe hintereinander, bringt die was?

Sp.: Ja, wir können die objektiven Sachen nehmen. Ich habe diese Frau ganz lau behandelt, muß ich sagen, ganz mild mit Phosphor, fast Zuckerwasser. So jeden Tag eine Dosis einer Q1, nachher eine Q2, dann eine Phosphor 200. Das war so mild, meine Therapie. Und dennoch, bei der Operation waren die Chirurgen komplett erstaunt, daß diese Tumoren voll eingekapselt sind. Bei der zweiten Kontrolle ganz erstaunt, daß so viele Makrophagen dabei waren. Dinge, die sie sonst nie beobachtet haben, nicht? Sie waren ganz erstaunt. Sie haben sogar gewagt von Wunder zu reden. Also, meine laue, meine milde Therapie hat das doch schon bewirkt. Wenn ich eine 1.000 oder eine 10.000 Phosphor gegeben hätte, vielleicht wäre das Resultat besser gewesen. Oder intensiver Q-Potenzen. Aber das kann man alles a posteriori theoretisch diskutieren, das müßte man sehen, wie es in der Praxis ist. Wenn wir mehr Erfahrungen haben werden in unserer Klinik, wenn Gott es will, daß die Klinik noch besteht, und daß wir behandeln können, dann werden wir euch diese Erfahrungen auch mal bringen. Dann ist [es] lebendiger, nicht? Jetzt reden wir mehr von einer Einführung in die Krebsbehandlung.

Jetzt komme ich zum nächsten Autor. Das ist CARLETON. Das ist ein großartiger Mann, der gar nicht so bekannt ist. Das war ein Chirurg, er hat praktisch nur operiert, bis er in Kontakt gekommen ist mit der Homöopathie. Und dann ist er aber einer der großen Homöopathen geworden. Er hat ein Buch geschrieben *Homeopathy in Medicine and Surgery,* und aus diesem Buch zitiere ich. Also ich versuche da aus dem Englischen zu übersetzen, die kurze Anleitung, die er angibt bei Behandlung des Krebses: „Bei einer meiner Visiten in einer Klinik in New York am Homoeopathic Medical College fragte mich ein englischer Arzt, ob ich Krebs heilen könnte. Das war meine Antwort: …“ Und jetzt sagt er seine Antwort: „ … ‚Ich habe meinen bescheidenen Anteil von Krebsen gesehen.

Keinen von diesen Krebsen habe ich per se behandelt oder auf Grund der Pathologie. Jeden Fall habe ich individualisiert und homöopathische Mittel aufgrund der Symptome verschrieben. So gut, wie ich es konnte. Jedem von diesen Fällen wurde, davon bin ich überzeugt, mehr geholfen, als wenn ich jede andere Methode angewendet hätte. Jedes Jahr, das verging, operierte ich immer weniger als zuvor. Und wenn ich operierte, war es nur, weil ich es nicht besser konnte' ..." D.h. er fand die Mittel nicht. „ ...Meine einzige Hoffnung, mein einziges Vertrauen beim Krebs ist die Homöopathie, ..." sagt dieser Chirurg, „ ...und meine Statistiken haben sich entsprechend gebessert, je mehr ich homöopathisch behandelt habe. Ich operiere niemals nur, zuerst kommt die homöopathische Medizin und nach der Operation sofort Medizin." Wie schön, das überall zu finden, jetzt! Er gibt jetzt einige Geschichten von Fällen, und die habe ich aus dem Buch zusammengefaßt, ganz straff, nur die Behandlung und die Art und Weise, wie er vorgegangen ist, und das diktiere ich euch, damit euer Gefühl immer stärker wird, wie man da vorzugehen hat. Jetzt kommen wir in die moderne Ära hinein, in die moderne Phase.

1. Fall: Fungus hämatodes der Stirn, das ist ein blutiges Karzinom an der Stirn.

T.: [...]

Sp.: Nein, das ist alles CARLETON. Dieser Fall, die Kur hat begonnen 1897. Die Einführung zum Buch ist 1913. Also wir bewegen uns in der Epoche [der] letzten Jahre von KENT. Diese Leute haben schon Profit von allen Autoren zuvor, nicht? Also, Beginn der Kur Februar 1897. Dosierung: Phosphorus 200 viermal am Tag während eines Jahres. Jetzt bewegen wir uns in ganz anderen Dimensionen [schmunzelnd]. Also, Phosphorus 200 viermal am Tag während eines Jahres. Bei Besserung wurde die Medikation gestoppt. Also, wenn eine Besserung eingetreten ist: Stop. Wenn es wieder geblutet hat: wieder Phosphorus 200. Er hat zwischendurch Hepar sulphuris und Nitric acidum gegeben, die sich aber als falsche Mittel erwiesen haben. Also, es tröstet mich, daß er auch Fehler gemacht hat. Das Mittel war Phosphorus. Heilung: September 1898. Dauer der Kur: 1,5 Jahre. Er hat diesen Krebs in 1,5 Jahren mit Hochpotenzen von Phosphorus in wiederholten täglichen Gaben geheilt.

2. Fall: Nasenepitheliom. Mittel, die gegeben wurden, ohne genauere Angaben über Intervalle, aber ich stelle mir vor, er hat immer so oft wiederholt: Arsen 200, Nitric acidum 200, Kali bichromicum 200. Wir könnten jetzt einfach eine Kopie der Fälle von SCHLEGEL machen. Heilung: innert Jahren, innert „several years". Also ganz langsam, ganz langsam ist dieses Epitheliom geheilt. Sie blieb geheilt bis zu ihrem Tode 15 Jahre später.

3. Fall: Sehr interessant, dieser Fall, wieder Nasenepitheliom. Wenn man die Fotos sieht, man sieht, daß es recht verunstaltete Nasen waren. Was hat er da

gegeben? Ich sage die Reihe der Mittel, es wird keiner staunen: Arsen, Nitric acidum, Causticum, dann kam Apis dazwischen, Sepia, Lachesis und Zincum, und was hat er dieses Mal gemacht? Alle Mittel wurden in der 100.000 gegeben. In der CM, alle zwei Monate, oder bei Stillstand der Heilung. Eine 100.000 alle zwei Monate, oder wenn die Heilung stillgestanden ist. Wir sehen da, wie die Hochpotenzen auch sehr gut sein können beim Krebs, nicht?

4. Fall: Noch eindrücklicher …

T.: […]

Sp.: Steht leider nicht. Ich gebe euch alle Angaben, die ich habe aus den Fällen, nicht? Wenn ich etwas nicht erwähne, Heilungsdauer oder so, ist [es], weil es nicht im Buch stand.

Magenkrebs, ausgedehnter Magenkrebs. [5. Fall; 4. Fall = Epitheliom der Lippen, übersprungen] Arsenicum album 200 alle drei Stunden, bis die Beschwerden wichen. Dann seltenere Potenzen. Komplette Heilung.

Dann kommt dieser berühmte Magenkrebsfall, den ich euch schon diktiert habe. [6. Fall] Ich sage euch noch die genaue Dosierung. Chelidonium 100.000, CM in Wasser alle fünf Minuten bis die Schmerzen bessern. Nach 48 Stunden ist die Wirkung vorbei. Arsenicum album 200.

T.: War das auch ein Magenkrebs?

Sp.: Ja. Das war ein Magenkrebs, ja, Magenkrebs. Arsenicum album 200 in Wasser alle zwei Stunden. Nach sechs Tagen war die Wirkung vorbei. Er hat mit jedem Mittel eine Besserung der Beschwerden herbeigeführt. Er hat immer das Similegesetz genommen, ganz klar, und wenn die Wirkung aufgehört hat, wenn [die] Schmerzen wieder kamen, hat er die neuen Symptome genommen und das neue Mittel gegeben. Nächstes Mittel Belladonna 200, nach einer Woche Wirkung fertig. Nächstes Mittel Lycopodium 200. Wirkung: eine Woche. Alles nur Similia, kein Simillimum. Nächstes Mittel Carbo animalis 100.000, wirkte sehr gut, aber nur während drei Wochen. Phosphor C200, nur sieben Tage. Carbo vegetabilis 200. Eine Woche Wirkung. Jetzt kommen diese schönen Symptome des Hungers um 11.00 Uhr und heiße Füße, muß sie aus dem Bett strecken und jetzt gibt er Sulphur 100.000, Sulphur CM mit sehr langer, guter Wirkung. Und nach etwa vier, fünf Monaten tritt diese alte Neuralgie, die er hatte als junger Mann und die unterdrückt wurde mit Schmerzmitteln, und für diese verschreibt er jetzt, weil die Schmerzen sehr stark sind, Zincum 100.000. Und daß Zincum ein sehr gutes Mittel war, sieht man dran, daß er während sechs Monaten kein Symptom mehr hat und die Neuralgie komplett verschwunden ist. Und nach sechs Monaten begann er wieder um 11.00 Uhr Hunger zu haben und heiße Füße im Bett. Und da hat Sulphur CM die Kur fertig gemacht. Komplette Heilung.

6.[7.] Fall: Uteruskrebs. Wenn man die Symptome schaut, die er beschreibt, kommt man sofort aufs Mittel. Nur Similegesetz, das ist wunderbar. Kreosot 200 [...] in Wasser alle zwei Stunden. – Daran scheitern vielleicht manche Kuren, daß man zu selten das Mittel gibt, wie Herr M. sagt, nicht? – Wenn die Besserung voran schritt, längere Intervalle. Innert eines Jahres geheilt. Also, Kreosot 200 alle zwei Stunden. Wenn die brennenden Schmerzen, wenn dieser übelriechende Ausfluß, wenn die Blutung aufhört, eine Pause. Wenn die Schmerzen wieder einsetzen, wieder Kreosot 200 alle zwei Stunden bis zur kompletten Heilung. Ein Jahr.
7.[8.] Fall: Brustkrebs. Ich bespreche diese Fälle im Detail, weil das ist die moderne – ich wiederhole – es ist die moderne Art und Weise, homöopathische Therapie des Krebses zu machen. Conium maculatum 200 in Wasser, viermal täglich, bis eine Besserung beobachtet wurde – oder würde, weil die trat nicht ein. Daher Phytolacca 200. Ein Jahr lang hilft Phytolacca sehr gut, dann nicht mehr, und plötzlich haben wir sehr schön die Symptome für Sulphur vor uns. Sulphur 100.000. Hilft vier Monate. Das bedeutet, es war eine sehr schöne Verschreibung. Und jetzt passiert etwas Wunderbares: jetzt kommen die Symptome von Lachesis heraus. Lachesis, ein starkes Krebsmittel und dazu ein großer Freund von Sulphur. Wenn innerhalb einer Kur so Komplementärmittel auftauchen, ist es immer ein gutes Zeichen. Das beobachtet man gerne. Speziell, wenn [es] dem Patienten immer besser geht. Jetzt gibt er Lachesis. Die Dosierung steht nicht [da]. Und nach Lachesis kommen wieder die Sulphursymptome heraus. Und das schließt den Fall ab.
Letzter Fall: Brustkrebs. Juli 1890. Kreosot 200 – wiederum eine Kohle – Kreosot alle 4 Stunden in Wasser, half eine Zeitlang und dann sind die Symptome von Sulphur wunderbar vor uns. Sulphur 100.000, vier Monate lang, darauf wieder schöne Kreosot-Symptome. Kreosot hilft neun Monate lang. Die Dosierung steht nicht mehr [da]. Darauf wiederum Sulphur. Dezember 1891, – [es] sind 1 1/2 Jahre vergangen – treten schöne Symptome für Capsicum auf. Er gibt Capsicum CM. Dieses Mittel wiederholte er noch einmal nach 10 Monaten, und die Kur ist abgeschlossen.
Diese Kasuistiken geben uns ein Gefühl jetzt, wie es werden kann. Ist noch nicht die ganz aktuelle Krebstherapie, nicht? Aber die ist schon sehr modern.
T.: Jetzt muß ich noch einmal nachhaken: aber dann ist doch das Schema von KENT bei Krebsfällen eigentlich überholt, also diese Gabe von alle 35 Tage. Weil es da viel schneller geht.
Sp.: Ja, sehen Sie, Herr M., Sie sind ein ganz fortschrittlicher Mensch und ich bin ein irrsinnig konservativer Mensch. Wenn ich mich an etwas gewöhne, kann ich mich nicht mehr trennen von dieser Sache [Lachen]. Sehen Sie, und

deswegen: Sie haben recht, wir zwei müssen ein bißchen Disput führen, damit der richtige Weg rauskommt.

T.: Ich kann von einem Fall berichten, von einem Patienten mit einem Prostatakarzinom, das war letztes Jahr im Dezember und dem habe ich, bevor er zum Urologen gegangen ist … also die Beschwerden waren, daß er zehn mal nachts aufs Klo gehen mußte. Er hatte sonst keine weiteren Beschwerden. Von der Vorgeschichte schien mir alles nach Carcinosinum zu gehen, und ich habe ihm dann Carcinosinum gegeben und zwar auch vier-fünfmal täglich und innerhalb von wenigen Tagen ist dieses häufige nächtliche Zum-Wasserlassen-Aufstehen von zehnmal auf einmal zurückgegangen. Und dann ist er zum Urologen gegangen, und der hat ihn dann aber mit Hormonen behandelt. Es geht ihm aber jetzt gut. Und ich habe jetzt nach einem halben Jahr nochmal das Carcinosinum wiederholt. Aber ich weiß noch nicht, wie es weitergeht, aber es war sehr beeindruckend, daß nach den drei, vier Tagen er praktisch nachts nicht mehr aufstehen mußte, und es ging also schon über Monate vorher. Da habe ich eine 1.000 gegeben.

Sp.: Ja, wir haben gesehen, daß CARLETON in ganz akuten Fällen Chelidonium 100.000 alle zwei Minuten gegeben hat. KENT schreibt in seinen *Minor Writings*, daß es nicht so eine große Rolle spielt, wenn man etwas kumulativ gibt. Wenn wir kumulativ ein Mittel geben, spielt [es] keine große Rolle, aber das oberste Gesetz ist: wenn eine Besserung einsetzt, muß man damit stoppen. Das darf man nie verletzten. Wenn ich jetzt eine 10.000 alle Minuten gebe und sehe, es ist besser und besser [und wird nach jeder Besserung wieder schlechter], ist es in Ordnung, aber sobald die [kontinuierliche] Besserung einsetzt, muß man absolut stoppen. Das darf man nie verletzen. Gut.

T.: Darf ich noch zu Capsicum etwas fragen? Hat Capsicum seinen Haltepunkt bei der terminalen Therapie von Mamma-Karzinom?

Sp.: Aber diesen Haltepunkt hatten die Mittel zuvor, das braucht Capsicum nicht zu haben. KENT schreibt, daß Capsicum ein großes Reaktionsmittel ist, das manchmal nötig ist, wo man an Phosphorus oder Sulphur oder andere große Mittel denkt, und Capsicum ist das Mittel, das den Fall löst. Es ist ein sehr großes Reaktionsmittel, Capsicum.

T.: Ja, es war das Endmittel hier.

Sp.: [Es] ist das Endmittel, aber die anderen Mittel zuvor haben schon den Haltepunkt erfüllt.

Gut, jetzt ist … die Zeit der Pause, oder täusche ich mich? Ja, noch eine Frage dahinten zuerst, Entschuldigung.

T.: Diese Frage ist im Grunde noch ein Nachtrag zu vorhin, vor CARLETON, wo es nicht mehr geklappt hat. Ist es richtig, wenn ein Krebspatient zu mir kommt

und operiert ist, und weiß aber die Symptome vor der Operation noch genau und die sind eindeutig auf ein Mittel weisend, das Mittel dann nach diesen Tumorsymptomen zu wählen, die vor dieser Operation bestanden haben?
Sp.: Also, Ihre Frage ist, wenn ich vor der Operation gewisse Symptome feststelle vom Tumor und die weisen auf ein bestimmtes Mittel hin, ob ich das auch nach der Operation geben darf, oder soll.
T.: Ja.
Sp.: Ja, mit der Begründung, der Tumor ist nicht nur ein lokales Geschehen, sondern ist eine Krankheit des ganzen Körpers. Und diese Krebs-, sagen wir noch einmal -diathese, ist nicht weggewischt mit der Operation allein.
T.: Danke.
Sp.: Bitte.

[Pause]

T.: [...]
Sp.: [...] Das ist so nicht der Fall. Wenn es z.B. in der Kur heißt, Condurango eine Zeitlang und nachher Arsen, bedeutet [das], daß Condurango eben nicht mehr geholfen hat, und die neuen Symptome dann für Arsen gesprochen haben. Dann hat man Arsen gegeben, das hat auch nicht geholfen, denn es traten neue Symptome auf, usw. Und auch beim Chelidonium 100.000 alle 5 Minuten, das hat man nicht gegeben nur so aus der Phantasie. Man hat Chelidonium 100.000 gegeben, das hat 5 Minuten gut getan. Nach 5 Minuten kommen die Schmerzen sehr stark, man hat's wieder gegeben, usw. Immer anpassen an das Beschwerdebild, nicht an irgendein Schema.
Gut, jetzt sind wir soweit gekommen, daß wir schon die Summen ziehen können von unserer Arbeit, und das würde ich aber nicht wagen selber zu tun. Zum Glück hat das für uns jemand anders getan, in Form einer schönen Statistik und die wollen wir analysieren. Wer hilft mir dabei? Das ist der Herr STEPHENSON. Diese Arbeit hat Dr. Jost KÜNZLI, mein Lehrer, aus dem Englischen übersetzt ins Deutsche. Schon nur, daß er diese Arbeit übersetzt hat, zeigt die Wichtigkeit derselben. Dr. KÜNZLI hat sich sehr bemüht, wertvolle Texte aus dem Englischen ins Deutsche zu übersetzen und dann hat er die meisten in der *Zeitschrift für Klassische Homöopathie* publiziert. Wir lesen diese Statistik ...
Das ist Jahrgang 1959, Heft 6, Seite 273. Homöopathische Krebsbehandlung, statistische Auswertung. Das ist quasi eine Auswertung all dieser Autoren, die wir jetzt besprochen haben. Sehr interessant. Wir diskutieren die ein bißchen im Detail.

[James STEPHENSON, *Homöopathische Krebsbehandlung,* Zeitschrift für Klassische Homöopathie, Haug, 1959, Heft 6, S. 273.]

„Krebs ist zweifellos die meistgefürchtete Krankheit des 20. Jahrhunderts. In den USA erlagen ihr 1953 allein 223.000 Personen. Informationen über Krebsbehandlung haben in den letzten Jahren durch alle möglichen Kanäle das Publikum überflutet. Sogar so unorthodoxe Behandlungsmethoden wie die BRANDTsche Traubendiät, die HOXEY-Therapie, das KOCHsche Serum und DROWNS Apparat fanden in populären Magazinen ihre Beschreibung. Nur die homöopathische Behandlung wurde nie und nirgends auch nur erwähnt, wie uns ein Durchblättern des ‚Readers Guide to Periodical Literature' zeigt.

Dieses Fehlen jeglichen allgemein zugänglichen Informationsmaterials über die homöopathische Behandlung des Krebses hat sehr wahrscheinlich zur Folge, daß nur sehr wenig Krebskranke den homöopathischen Arzt aufsuchen. Und dies sowohl zu ihrem eignen als auch zum Nachteil der Homöopathie in unserm Lande.

So dachte ich, kann ein kleiner Artikel, der die vielen ausgezeichneten Arbeiten über Krebstherapie in der homöopathischen Fachliteratur in knapper Form zusammenfaßt und vergleicht (etwa in Form einer Statistik) anderen als Ausgangsmaterial zur Veröffentlichung eigener Beobachtungen einen Impuls geben. Der Artikel soll zugleich auch eine Abklärung in unserer Einstellung zur homöopathischen Krebstherapie bringen: bei Ärzten, die nichts von Homöopathie wissen, für dieselbe Interesse erwecken und die Schaffung einer Tumorabteilung im ‚American Institute of Homoeopathy' anregen.

Quellennachweis

Diese Arbeit ..."

Sp.: Erster Punkt: Quellennachweis.

„ ...basiert auf eindeutigen Krebsfällen, die mit homöopathischen Medikamenten behandelt wurden. Die Fälle sind in 2 Serien unterteilt. Jede Serie wird statistisch analysiert.

Serie I besteht aus 11 neuen und neusten Fällen, die von 5 noch lebenden Ärzten stammen, Serie II besteht aus 84 aus der homöopathischen Fachliteratur zusammengetragenen Fällen, und zwar wurden das ‚Journal of the American Institute of Homeopathy' und der ‚Homeopathic Recorder' von 1900 bis heute benutzt. Ferner wurden die Werke folgender Autoritäten: J. KENT, J.H. CLARKE, E. SCHLEGEL, G. JAHR, G. BUFORD, T. ALLEN, J. PETERMAN u.a. konsultiert.

Beleuchtung der homöopathischen Krebstherapie im allgemeinen.
Bevor wir auf die Analyse der kasuistischen Serien eingehen, wollen wir die Kommentare einiger der genannten verstorbenen Meister der Homöopathie über die Krebsbehandlung kennenlernen: ..."

Sp.: Das ist sehr interessant, was die verschiedenen Ärzte gesagt haben, zum Krebsproblem, die homöopathischen. Ja ...

„ ...J. KENT[1] sagt in seiner Arzneimittellehre: ‚Wenn ein Kranker einmal soweit ist, daß er einen Krebs bekommt, so ist sein Gesundheitszustand in solch' starker Weise gestört, daß keine Heilung mehr möglich ist.' ..."

Sp.: Er hat nicht viel Mut gemacht, KENT, in der Krebsbehandlung, nicht? Nächster.

„ ...KENTS Repertorium widerspiegelt diese düstere Aussage, indem die Rubrik ‚Allgemeines' nur ca. 3/4 einer Kolumne Medikamente für krebsige Affektionen bringt. Ferner finden wir fünf Linien für Magenkrebs, zwei Linien für Gebärmutterkrebs und gar nur vier Mittel für Mastdarmkrebs. Vergleichsweise für Schnupfen treffen wir 8 Kolumnen an.
Auch C. BOGER[2] und C. VON BÖNNINGHAUSEN[3] zeigen eine ähnliche Armut an Krebsmitteln.
H. L. PETERMAN[4] – so optimistisch wie KENT pessimistisch – statuiert 1905: ‚Meine Erfolge in der Krebsbehandlung sind so gute wie die in der Behandlung andrer schwerer Krankheiten. In keinem einzigen Fall wird die krebserkrankte Stelle chirurgisch entfernt. In 35 Jahren habe ich an die 50 Krebsfälle aller Arten geheilt und nur 2 Todesfälle insgesamt gehabt. Nie bin ich in meiner Praxis ohne Krebspatienten und ich heile sie.' Einige Jahre später brachte er eine Serie von 80 geheilten Fällen, und immer noch nur 2 Todesfälle.
Auch Eli JONES[5], ein Eklektiker, ist optimistisch. Er schreibt: ‚Seit 1904 habe ich über 40 Krebsfälle behandelt, bei denen Röntgenbestrahlung erfolglos versucht worden war.' ..."

Sp.: Er hat natürlich viel mehr behandelt, aber diese 40 wurden erfolglos bestrahlt, nicht? In diesen wenigen Jahren hatte er 40 ganz schwere Fälle, die er behandelt hat.

„ ...Die längste Serie von homöopathisch behandelten Krebsfällen, die sich in der Literatur findet, ist die von W. E. JACKSON[6] – an die 200 Fälle, während

einer 12jährigen Zeitspanne beobachtet, mit einer Heilungsrate von 92%. Die meisten, stellt JACKSON fest, waren durch die Ärzte als hoffnungslos aufgegeben worden.
Die nächstlängste Serie ist die von A. GRIMMER, …"

Sp.: GRIMMER, also der Arzt, da haben wir gelesen den Artikel mit den Mitteln, die er verwendet hat, hat eine lange Serie von Krebsfällen. Wie viele da?

„ …der 225 Fälle beschrieb, die er von 1925 bis 1929 behandelte, mit 50 Todesfällen. …"

Sp.: Also, ein Viertel sind gestorben von seinen Krebsfällen. Das ist also schon ein großer Erfolg und wir haben gesehen, er hat diese Mittel verwendet, die wir immer wieder besprochen haben, nicht? Die gibt er an in seinem kleinen Artikel. Also, man sieht, wie verschieden die Beurteilungen der Autoren sind und das hängt alles ab nur von der Methodik. Je nachdem, welche Methodik man angewendet hat.
T.: Gibt es von dem JACKSON Literatur?
Sp.: Nein, habe ich keine gefunden, aber die ist sicher verfügbar. Lesen wir weiter.

„ …*Analyse der Fälle*
Vor diesem Hintergrund lassen Sie uns nun die 2 Serien von Fällen bewerten. Vorausgeschickt sei, daß beide Serien zuwenig Fälle enthalten, um von statistischem Wert zu sein. Nichtsdestoweniger können die beiden Serien aber gewisse Fingerzeige geben, die später durch größere Serien entweder bewiesen oder widerlegt werden mögen.
In Serie I, 11 Fälle zählend, waren 10 weiblich, einer ein Mann. 4 Fälle von Brustkrebs, 2 Mastdarmkrebse und je ein Fall von Leber-, Magen-, Gebärmutter-, Vorsteherdrüsen- und Eingeweidekrebs. Altersstufen von 48 bis 82.
Die Krebsdiagnose ist bei allen über jeden Zweifel erhaben, indem von den 6 Fällen ohne positive Biopsie 2, bei denen die Diagnose nur röntgenologisch feststand, später an Krebs starben, und 4 der Fälle, die nur durch physikalische Untersuchung konstatiert waren, eindeutigen Brustkrebs mit Metastasen und/oder ‚orange peeling' und/oder Brustwarzeneinziehung hatten. Alle Patienten sind 5 Jahre lang in Beobachtung gewesen, mit Ausnahme der 3, die starben, und eines Eingeweidekrebses, der nur 3 Jahre in Behandlung blieb.
Obwohl die große Mehrzahl der 84 Fälle in Serie II wahrscheinlich mit Erfolg homöopathisch behandelte Krebspatienten mit langer Nachbeobachtungszeit

ohne Rückfälle sind, habe ich aus ihnen doch nur 29 als unzweifelhaft bösartige Tumoren mit mindestens 5jähriger Überlebensdauer ohne Rückfall für die Statistik auslesen können, da bei den anderen Fällen vom behandelnden Arzt leider nur allzu kursorische Angaben über die wichtigsten Punkte vorlagen. Nur diese 29 werden statistisch analysiert. Hingegen habe ich für die Analyse der angewendeten Medikamente alle 84 beigezogen.
6 waren männlich, 23 weiblich. 11 Brust-, 4 Gebärmutter-, 3 Mastdarm-, 2 Gesichtskrebse, je ein Zungen-, Bauchspeicheldrüsen-, Speiseröhren-, Eingeweide- und Gebärmutterhalskrebs, dann 4 Sarkome, 2 der Gliedmaßen und 2 der Knochen. Die Altersstufen gehen von 3jährig bis zu 80jährig. Von den 16 Fällen ohne positive Biopsie wurden 13 aus vorliegenden physischen Befunden diagnostiziert, von diesen 13 hatten nämlich 9 Metastasen und 4 entweder Brustwarzeneinziehung oder waren offensichtlich im Endstadium. Von den 3 röntgenologisch diagnostizierten Fällen war einer ein palpables Sarkom eines Beines, einer ein Zwölffingerdarmkrebs und einer war sub finem. Alle Fälle waren 5 Jahre lang in Beobachtung.
Keiner von den 84 berichteten Fällen ist in der Beobachtungszeit an Krebs gestorben, und der Großteil derselben wurde 5 Jahre lang kontrolliert. ..."

Sp.: Vielen Dank. Also, aus diesem Punkt entnehmen wir nur – es ist ein bißchen eine mühsame Geschichte, wenn man sieht, wie seriös die Wahl getroffen wurde, wie alles ganz genau beschrieben ist – wir entnehmen daraus nur, daß mehrere Fälle generalisierte Metastasen hatten, weil es uns dann interessiert, was daraus wurde, nicht? Das ist eine grundlegende Arbeit, die da präsentiert wird. Also, jetzt lesen wir die Besprechung der Fälle.

„ ...*Besprechung der Fälle*
Einige Ergebnisse der Analyse erscheinen von speziellem Interesse:
1. Die 6 Patienten aus beiden Serien, die mit Röntgenstrahlen oder Radium vorbehandelt worden waren, verloren nach der homöopathischen Behandlung alle Krebszeichen. ..."

Sp.: Erster Punkt, den ihr euch notieren könnt: scheinbar scheint die Röntgenbestrahlung kein Hindernis zu sein für die homöopathische Kur. Erstes Ergebnis dieser Statistik. Also, die haben alle Krebszeichen verloren trotz Radiumtherapie.

„ ...Ob die Heilung letztlich durch Homöopathie oder Bestrahlung erzielt wurde, ist unmöglich zu sagen. ..."

Sp.: Ja, das kann man natürlich nachher nicht sagen, ob Radium oder die Mittel geheilt haben.

„ …Aber dieses Resultat widerspricht einer Behauptung JACKSONS[8], daß ‚Röntgen oder andere Bestrahlung die Krebsheilung mit homöopathischen Mitteln verunmögliche'. …"

Sp.: Sie verunmöglichen nicht, aber manchmal können sie eine Blockade darstellen. Wir haben gesehen beim Rektumkarzinom von Dr. RESCH, dort mußte er zuerst X-ray spritzen und erst danach konnte das Nitric acidum gut wirken, nicht? Manchmal, wenn Röntgen im Spiel war, Dr. PAYRHUBER aus Österreich, der sich auch auf Krebsbehandlung spezialisiert hat, er benutzt sehr häufig diese X-ray-Ampulle, und er sagt, wenn man das zuerst nach Bestrahlung eines Patienten gibt, dann wirken die homöopathischen Mittel besser. Er hat schöne Kasuistiken in Bern vorgetragen vor vier, fünf Jahren.

„ …2. Die Sarkomfälle in Serie II verloren unter homöopathischer Behandlung jegliches Symptom, auch keine leiseste Andeutung von bösartigem Tumor war mehr nachzuweisen. …"

Sp.: Eben, wenn man bei manchen Autoren liest, steht eine sehr düstere Aussage bezüglich Sarkomen, daß man sie mit homöopathischen Mitteln nicht heilen könne, und da wurden die Sarkomfälle geheilt, nicht? Also, man kann nicht sagen, Sarkome, die kann man nicht heilen. Die Statistik zeigt uns, es ging. Das ist unglaublich wertvoll, was da steht. Gehen wir weiter.

„ …Alle Fälle erhielten nur homöopathische Behandlung, mit Ausnahme des einen Falles von Humerussarkom mit lokalem Wiederauftreten nach vorheriger chirurgischer Entfernung. Dies wirft einige Zweifel auf G. JAHR´s[9] Feststellung in seinem Therapeutischen Leitfaden, daß er ‚Sarkome nie einer Behandlung zugängig fand'. …"

Sp.: Das hat JAHR geschrieben in seinem Buch *Therapeutischer Leitfaden*, daß er nie Sarkome mit homöopathischen Mitteln habe heilen können. Jetzt aus dieser Statistik sehen wir doch, daß es geht.

„ …3. Die Hautkrebse (Zunge und Gesichtshaut) verloren jegliches Krebszeichen nach alleiniger homöopathischer Behandlung. Dies stimmt mit G. JAHR´s[10]

Feststellung überein, daß ‚Hautkrebs von allen Krebsarten am leichtesten zu heilen sei'. …"

Sp.: Also, merkt euch das. Wenn ein Basaliom oder irgend so ein Krebs kommt, das schreibt schon JAHR, das ist am leichtesten zu heilen von allen Krebsen, also nicht Angst haben und operieren einfach. Jetzt das Mittel suchen und geben.

„ …4. In einem Fall von Serie II wurde das intern gegebene Mittel auch äußerlich auf den Tumor appliziert. G. JAHR[11] scheint solches Vorgehen zu befürworten. In seiner Besprechung des Gesichtskrebses sagt er: ‚Dieselbe Medizin, welche der Patient innerlich nimmt, soll in derselben Stärke auch äußerlich auf das Geschwür gebracht werden'. Auch J. CLARKE[12] schreibt: ‚Wenn ein Brustkrebs in einem Frühstadium sich mir präsentiert … , so gebe ich dem Patienten sozusagen stets *Hydrastis D 1* intern … und eine Mischung von gleichen Teilen *Hydrastis* und *Glycerin* wird lokal auf den Tumor aufgepinselt'. …"

Sp.: Das ist die Meinung von CLARKE. Wir haben gehört die Meinung von HAHNEMANN, die stimmt nicht ganz überein mit dieser Meinung. Wir müssen vielleicht mal auch in der Klinik beobachten, nicht? Weil nur die Praxis entscheidet, auch HAHNEMANN hat das ganze Leben experimentiert. Und seine Werke immer wieder modifiziert, bis ans Lebensende. Also, da scheinen einige Fälle gut gegangen zu sein mit äußerer Applikation zugleich. Lesen wir weiter.

„ …Eli JONES[13] heilte manchen Krebsfall von Magen und Gebärmutter durch Kombination von äußerlich und innerlich angewandten Mitteln.
E. SCHLEGEL[14] heilte eine maligne Warze mittels eines innerlich gegebenen Medikaments und äußerlicher Applikation der Tinktur von *Sempervivum tectorum*. Die hier zitierten Einzelfälle erlauben natürlich nicht, definitive Schlüsse zu ziehen, aber diese Methode scheint doch von einzelnen tüchtigen Ärzten mit Erfolg angewendet zu werden.
5. Von den 3 schwerst kranken Patienten in Gruppe I – die 3 Fälle mit Metastasen (wovon 2 sub finem) erhielten alle zu den homöopathischen Mitteln hinzu radiästhetische Behandlung, …"

Sp.: Also quasi so Handauflegen, oder?

„ …aber weder Bestrahlung noch Östrogen. Wir schließen daraus, daß ihre Heilung durch homöopathische und/oder radiästhetische Behandlung erfolgte. Da wir keine Unterlagen über erfolgreiche Anwendung alleiniger radiästhetischer Behandlung bei Krebs ohne Mitwirkung homöopathischer Mittel zur Verfügung haben, so können wir nicht bündig schließen, ob in diesen Fällen die radiästhetische Behandlung, die homöopathische Behandlung oder die beiden gemeinsam die Kur vollbrachten.
6. Die 3 Patienten, die starben, verschieden alle schmerzlos. …"

Sp.: Das ist sehr wichtig. Auch die Menschen, die sterben, die sterben schmerzlos und bei Bewußtsein. Also: die Patienten, die ich begleitet habe, die schwerst krank waren, ich bin oft dazugekommen zufällig, zu Leuten, die ich vorher nicht kannte, mit schwersten Krebsen, Bauch voll Metastasen, schwerste Kachexie. Man gibt das Mittel und dann sieht man, [es] ist wie eine Kerze, die langsam, langsam, langsam erlischt, aber bei Bewußtsein bis zur letzten Sekunde.

„ …Das bestätigt die unter homöopathischen Ärzten allgemein verbreitete Ansicht, daß in Fällen, in welchen eine Heilung durchs Simile nicht mehr möglich, doch mit den homöopathischen Mitteln ein relativ milder, schmerzfreier Tod zu erreichen ist. Was man keinesfalls bei völlig unbehandelten, chirurgisch behandelten oder bestrahlten Krebsfällen sagen könnte.
7. Nur 3 von den in Serie I mit homöopathischen Mitteln allein behandelten Kranken überlebten die 5-Jahr-Grenze. Hingegen alle 23 in Serie II. Das beweist nur, daß für die Zwecke dieses Artikels Serie II von größerem Wert als Serie I ist.
8. Nicht im Rahmen dieses Artikels diskutierte interessante Funde sind, daß nahezu die Hälfte aller Patienten in beiden Serien Metastasen hatten und alle jegliches Krebsanzeichen verloren, mit Ausnahme eines einzigen mit Achselhöhlenknoten, …"

Sp.: Also, die Metastasen sind verschwunden. Solche Informationen dürfen wir nicht verlieren. Es ist nicht eine riesige Statistik, aber immerhin, wenn man in einigen Fällen gesehen hat, daß mit homöopathischen Mitteln die Metastasen verschwinden, das hat sehr viel zu bedeuten. Für uns in der Homöopathie zählt schon ein Fall, die Einzelkasuistik hat schon einen sehr großen Wert. Lesen wir weiter.

„ …die 9 Jahre stationär blieben. Ferner, daß von den 12 terminalen Fällen 10 alle Krebsanzeichen verloren. …"

Sp.: Jetzt kommt natürlich das Interessanteste, die Besprechung der Potenz, Diskussion der verwendeten Verdünnung und Potenzen. Also, jetzt die zusammenfassende Betrachtung von STEPHENSON.

„ …*Diskussion der verwendeten Verdünnungs- und Potenzgrade*
Die Frage der Verdünnungsgrade ist ja schon stets verwickelt und viel diskutiert gewesen. In beiden Serien zusammengenommen wurden 18 Fälle mit Medizinen, die bis 10^{-60} (= 30. Centesimalpotenz) oder noch höher verdünnt waren (= höhere Potenzen), und 11 Fälle mit Verdünnungen unterhalb C 30 (= niedere Potenzen) behandelt. Bei den mit höheren Potenzen behandelten Fällen verloren alle mehr Krebszeichen als bei den mit niederen Verdünnungen behandelten. …"

Sp.: Also, erste Aussage: mit höheren Potenzen sind mehr … lesen wir es nochmals:

„ …Bei den mit höheren Potenzen behandelten Fällen verloren alle mehr Krebszeichen als bei den mit niederen Verdünnungen behandelten. …"

Sp.: Erste ganz wichtige Aussage.

„ …Beide Gruppen hatten sozusagen gleich viele Patienten im Endstadium. Die mit Hochpotenzen behandelte Gruppe enthält zweimal soviel Fälle mit Metastasen wie die mit Tiefpotenzen behandelte Gruppe, …"

Sp.: Also, dazu kommt noch, daß die mit Hochpotenzen Behandelten zweimal mehr Fälle mit Metastasen enthalten haben. Also, diese Metastasenfälle wurden mit den Hochpotenzen geheilt. Lesen wir weiter.

„ …was uns anzeigt, daß mit der ersteren bessere Resultate trotz schlimmeren Bedingungen bei ihren Patienten erreicht wurden. Ferner sind in der mit Hochpotenzen behandelten Gruppe ein Viertel mehr exklusiv homöopathisch behandelte Kranke. …"

Sp.: Also, wenn wir zusammenfassen: Die Patienten mit Hochpotenzen waren viel kränker, hatten viel mehr Metastasen und haben viel weniger andere

Therapien daneben gehabt. Exklusiv homöopathisch. Also, das ist eine Antwort auf die Potenzhöhe, die uns diese Statistik langsam gibt. Lesen wir weiter.

„ ...7 Patienten der Serie II wurden sowohl mit Potenzen über, als unter C 30 behandelt. Diese Fälle werden hier nicht diskutiert, denn die Behandlungsresultate bei ihnen waren praktisch identisch mit denen der mit Hochpotenzen behandelten Gruppe.
Alle Patienten der Serie I sind mit höheren Potenzen behandelt worden.
D. CHAND[15], NEBEL[16], E. JONES[5,13] gaben demselben Patienten sowohl hohe als tiefere Potenzen. W. JACKSON[6,8], T. ELLWOOD[17], und E. SCHLEGEL[14] verabreichten nur niedere Verdünnungen. A. GRIMMER[7,18,19], H. PATRICK[20], R. RABE[21], R. HAYES[22] und die weiteren Ärzte, die die 11 Fälle zusammenstellten, brauchten nur höhere Potenzen.
In der Literatur findet sich dieselbe Zweiteilung der Meinungen. Von den älteren Autoren scheint J. CLARKE[23] tiefe Verdünnungen in häufigen Gaben bevorzugt zu haben. G. JAHR[24] schreibt in seinem ‚Therapeutischen Leitfaden', daß ‚*Bry.* auch in der 30. Centesimalpotenz Großes bei Gesichtskrebs leiste'.
J. PETERMAN[25] rät, nicht über C 30 zu gehen . A. SUTHERLAND[26] gibt in seinem Vorwort zu W. JACKSONS Artikel an, daß jener das Einzelmittel im allgemeinen in D 3 und D 6 (= 1 mal 10^{-3} und 1 mal 10^{-6}) und bei Gelegenheit auch einmal in D 12 bis D 18 (= 1 mal 10^{-12} und 1 mal 10^{-18}) gab. Er fand, daß höhere Potenzen zu starke homöopathische Verschlimmerung auslösten. Ferner, daß auch zu häufige Gabenwiederholung sehr schädlich sich auswirkte. Er wiederholte die Gaben des Mittels von 3 mal pro Tag bis zu 1 mal die Woche.
W. BOND[27] wiederum stellt fest, daß er bei Krebs hohe Potenzen gebe, im allgemeinen 1 mal 10^{-2000} (= 1000. Centesimale) oder höher.
A. GRIMMER[18] geht einen Mittelweg. Er sagt: ‚Wenn wir die Potenz (Verdünnung) zu Beginn zu hoch wählen, und speziell wenn die Fälle in vorgeschrittenem Stadium sind, so verursachen wir damit unnötige Leiden, ja rufen vielleicht eine solche Verschlimmerung hervor, daß wir ihrer nicht mehr Meister werden, deshalb beginne ich meist mit Potenzgraden um die C 30 (= 30. Centesimale)'."

Sp.: Ich möchte das gerade aufgreifen und sagen, daß das vielleicht etwas ist, was man beachten muß. Wenn wir fortgeschrittene Krebsfälle haben, müssen wir uns an die mahnenden Worte von KENT erinnern. Bei schwerwiegenden Veränderungen an lebenswichtigen Organen: Leber, Niere, Herz, Lunge, Gehirn, soll man ja nie über eine C30 gehen, eventuell 200. Und wir lösen das heute in unserer Klinik so, daß wir die Q-Potenzen einsetzen. Wenn jemand eine Leber voll Metastasen hat und wir geben eine 10.000, können wir eventuell so eine Verschlimmerung hervorrufen, daß er sich nicht mehr erholt. Da bin ich der Meinung von GRIMMER, aber da sind die Q-Potenzen wunderbar, nicht? Wenn die Fälle sehr fortgeschritten sind oder überall Metastasierungen [bestehen] usw. Ja.

„ …*Besprechung der gebrauchten Medikamente* …"

Sp.: Das ist natürlich sehr interessant. Welche Mittel hat man gebraucht?

„ …Zum Schluß kommen wir nun zu der den Arzt, der homöopathische Medizinen braucht, meist interessierenden Frage nach den angewandten Heilmitteln. Wir betrachten Serien I und II und eine Serie III, die wir aus jenen 55 Fällen bildeten, welche aus Serie II mit ihren 29 Fällen wegen zu ungenauer Daten ferngehalten wurden. Von den Mitteln der Serie III dürfen wir nur sagen, daß sie sich gegen Tumoren, nicht aber speziell Krebs, als wertvoll erwiesen haben.
Vorerst ein breiter Überblick über die meist gebrauchten Mittel in Serien I und II, bei Krebs aller Arten. Danach ein Eingehen auf spezielle Krebsgeschwülste und ihre Mittel.
Bei Serie I stechen als meist gebrauchte Mittel …"

Sp.: Langsam bitte, daß die Kollegen das notieren können.

„ …*Phosphorus, Silicea* und *Sulfur*, in dieser Häufigkeitsordnung, hervor. In Serie II *Arsenicum album (Arsentrioxyd)*, *Phosphorus* und *Bryonia alba*; in Serie III *Silicea, Hydrastis canadensis, Arsenicum album, Phytolacca decandra* und *Phosphorus*. *Phosphorus* also in allen 3 Serien stark betont; …"

Sp.: Das ist mal jetzt eine sehr auffallende Geschichte. In allen diesen drei Serien ist Phosphorus enthalten. Was bedeutet das? Lesen wir bitte weiter.

„ …*Silicea* und *Arsenicum album* in 2 Serien.
In allen 3 Serien weniger stark indiziert sind *Sulfur, Conium maculatum* in Serien I und II, *Radiumbromid* und *Sepia officinalis* in Serien II und III. Interessant ist festzustellen, daß weder *Carcinosin*, noch *Cadmium* – 2 als sozusagen spezifische Krebsmittel bekannte Stoffe – sehr oft gebraucht wurden, in keiner der 3 Serien. …"

Sp.: In keiner Serie Carcinosin, nicht? Erstaunlich.
T.: [...]
Sp.: Das müßte man noch im Detail machen, nicht? Wir müssen leider [ein] bißchen vorwärts machen. Ihr könnt nachher die Arbeit selbst fotokopieren und genau studieren, weil das ist ein bißchen kompliziert, die genau auseinander zu halten.

„ ...Trotzdem wollen wir doch kurz auf die Literatur über diese beiden Mittel eingehen. ..."

Sp.: Das überspringen wir, diesen Teil, und gehen wir zum nächsten Punkt. [...] Also jetzt kommen noch sehr interessante Angaben betreffend der verschiedenen Krebsarten.

„ (...) Nun zu den einzelnen Krebsarten: Bei Brustkrebs wurden *Arsenicum album* und *Conium ...*"

Sp.: Halt, also bei Brustkrebs am häufigsten Arsenicum album und Conium, in dieser Studie.

„ ...in allen 3 Serien häufig gebraucht. In Serie I und II ferner *Hydrastis canadensis* und *Radiumbromid* und *Carcinosin* und *Cadmiumcarbona*t in Serie III. *Asterias rubens, ... "*

Sp.: Das sind also ganz vereinzelte Fälle, nicht? Es kommt nachher noch eine wichtige Statistik, daß wir uns nicht verlieren in dieser Nebenaussage, jetzt.

„ ...*Asterias rubens, Kaliumthiocyanat, Psorinum, Trigonocephalus Lachesis* und *Phytolacca decandra* hatten oft einen ans Wunderbare grenzenden Effekt. (...)
Bei Gebärmutterkrebs findet sich in Serie III *Arsenicum album* als Hauptmittel. Knochensarkome wurden hauptsächlich durch *Silicea* geheilt. Speiseröhrenkrebs reagierte hauptsächlich auf *Radiumbromid, China officinalis, Ferrumpicrat* und *Phytolacca decandra.*
Phosphor erwies sich als wertvollstes Mittel bei Zungen- und Magenkrebs. Andere Mittel, die wundervolle Heilungen in Einzelfällen bewirkten, sind *Magnesia muriatica* bei Dickdarmkrebs, *Cholesterin, Lecithin* und *Butyric acidum* bei Leberkrebs und *Hydrastis canadensis* und *Hippozaeninum* bei Eingeweidekrebs. ..."

Sp.: Das sind jetzt vereinzelte Fälle, nicht? Jetzt kommt die Zusammenfassung, die noch ganz wichtig ist.

„ …*Zusammenfassung*:
Beschreibung, Analyse und Vergleich von 95 Krebsfällen aus der homöopathischen Fachliteratur, die mit homöopathischen Mitteln behandelt wurden.
Von den 95 Fällen verloren 26, die nur mit homöopathischen Medizinen behandelt wurden und einwandfrei diagnostizierte Krebsfälle waren, alle Krebszeichen während einer 5jährigen Beobachtungszeit. Nur 3 von 95 Fällen starben an Krebs in der Berichtszeit, und diese 3 starben schmerzlos.
Röntgen- und/oder Radiumbestrahlung schloß eine homöopathische Krebsheilung nicht aus.
Die Mehrzahl der berichteten Fälle hatten entweder Metastasen oder waren von ihren Ärzten als im Endstadium stehend bezeichnet worden, bevor sie homöopathische Behandlung begannen, und fast alle verloren durch diese Behandlung jegliches Krebszeichen.
Gewisse Fälle wurden sowohl mit äußerlich als innerlich angewendeten Medizinen behandelt, u. zuweilen mit guten Resultaten.
3 Patienten im Endstadium mögen sich mit Beihilfe radiästhetischer Behandlung zu den homöopathischen Mitteln hinzu erholt haben.
Die Patienten, welche Potenzen von 1 mal 10^{-60} (= 30. Centesimalpotenz) oder höher erhielten, sprachen besser auf die Behandlung an als diejenigen, die niedrigere Verdünnungen erhielten. Und dies trotz der Tatsache, daß unter der mit Hochpotenzen behandelten Gruppe mehr Fälle im Endstadium waren.
Die für alle …“

Sp.: Jetzt aufpassen!

„ …Krebstypen am häufigsten verwendeten Medizinen waren …“

Sp.: Diese Liste ist ganz wichtig. Das sind die für alle Krebstypen häufigsten Mittel, die angewendet wurden.

„ …*Phosphorus,*
Silicea,
Arsenicum album,
Sulfur,
Conium maculatum,
Radiumbromid,

und *Sepia officinalis*,
nach der Häufigkeit ihrer nutzbringenden Verwendung eingereiht. ...“

Sp.: Diese Aussage ist unglaublich wichtig!

„ ...Die Verwendung von *Carcinosin* und *Cadmiumsalzen* hat überzeugte Verfechter in der Literatur.
Bei Brustkrebs meistverwendet wurden ...“

Sp.: Bei Brustkrebs meistverwendet:

„ ...*Arsenicum album, Conium maculatum, Hydrastis canadensis, Radiumbromid, Carcinosin* und *Cadmiumcarbonat*, nach der Häufigkeit der Verwendung geordnet. ...“

T.: Was ist Cadmiumcarbonat?
Sp.: Da muß man bei GRIMMER lesen, er hat sich sehr damit beschäftigt, er hat verschiedene Cadmiumsalze verwendet. [...]: Cadmiumjodid, Cadmiumsulfat, Cadmiumcarbonat.

„ ...*Asterias rubens, ...*“

Sp.: Da geht es weiter beim Brustkrebs: Asterias rubens ...

„ ...*Kalithiocyanat, Psorinum, Trigonocephalus Lachesis* und *Phytolacca decandra* waren in einigen Brustkrebsfällen von großem Wert.
Gebärmutterkrebs sprach vor allem auf *Arsenicum album* an.
Knochensarkom auf *Silicea*.
Magen- und Zungenkrebs auf *Phosphor*.
Leberkrebs antwortete in einzelnen Fällen dramatisch auf *Cholesterin, Lecithin* und *Butyric acidum*.
Eingeweidekrebs auf *Hydrastis canadensis* und *Hippozaeninum*.
Dickdarmkrebs auf *Magnesia muriatica*. ...“

Sp.: Das sind Einzelfälle, aber vergeßt nicht die große Liste. Und jetzt kommen sehr interessante, ganz kurze, zusammenfassende Kasuistiken, daß man sieht, wie die Leute vorgegangen sind. Das finde ich fast noch das Interessanteste am Ganzen, diese kleinen Kasuistiken. Lesen wir die: die Dosierung, die Mittel, wie sie vorgegangen sind:

„ …*Die Fälle der Serie I*: …“

Sp.: Also, diese Serie I ist die, wo Hochpotenzen verwendet wurden und wo am meisten Erfolg zu verzeichnen war. Wie ist man da vorgegangen?

„ …Frau B. H., 71jährig. Nicht mehr operabler Eingeweidekrebs. Biopsie erwies Krebs eines Lymphknotens. 19.3.51 Enterostomie. Behandlung mit *Hydrastis canadensis* 10.000 und 50.000; *Hippozaeninum* 10.000 und 50.000 plus radiästhetische Behandlung. Am 21.1.54: Pat. lebt, wohlauf, keine Krebszeichen mehr nachweisbar. …“

Sp.: Also, zwei Mittel, zwei Dosen in höchster Potenz, nicht? 10.000, 50.000, 10.000, 50.000. Nächster Fall.

„ …Frl. D., 55jährig. Knoten in Brust. Keine Biopsie. Behandlung mit *Phos.* 200 und *Sil.* 200. Knoten verschwand innerhalb von 8 Monaten. 8 Jahre später entwickelte sich ein Knoten in der anderen Brust, der bei der Biopsie Krebs ergab. Pat. jetzt gesund. …“

Sp.: Phosphorus 200, Silicea 200.

„ …Frau B., 61jährig. Brustkrebs mit ‚orange peeling‘, Brustwarzeneinziehung, Mai 1954. Nach *Trigonocephalus Lachesis* öffnete sich der Knoten und entleerte eine strohgelbe Flüssigkeit. Keine Biopsie. Lebt und geht ihr gut. …“

Sp.: Lachesis wieviel?
T. [Lektor]: Steht nicht dabei.
Sp.: Eine Hochpotenz, ganz sicher. Ja.

„ …Frau F. K., 56jährig. Großer, harter, eckiger Brusttumor, 1936. Behandlung mit *Conium maculatum* 1.000, *Carbo animalis* 1.000, jeden Monat wiederholt. *Phytolacca decandra* öffnete ihn, worauf sich eine strohgelbe Flüssigkeit entleerte. Pat. starb 1941 an einem Schlag.
Frau E. F., 53jährig. Brusttumor mit eingezogener Brustwarze und Achselhöhlenmetastasen. Diagnostiziert 1945. Behandlung mit *Phos.* 200, *Conium mac.* 200, *Ars. alb.* 200, *Sulf.* 200; *Asterias rubens* und *Kalithiocyanat* waren speziell wertvoll. Dazu radiästhetische Behandlung. Jetzt in gutem Zustand, noch etwas fließendes Ulcus.
Frau F., 65jährig. Dickdarmkrebs, 1949 röntgenologisch diagnostiziert.

Behandlung mit *Magnesia muriatica* 200. Tod 1951 schmerzlos infolge ihres Krebses.

Frau R. H., 61jährig. Mastdarmkrebs mit Metastasen, bioptisch nachgewiesen. Colostomie 1952. Lebenserwartung damals ‚vermutlich noch ca. 3 Monate'. Behandlung mit *Nux vomica* 200. Starb schmerzlos 1954.

Frl. N. E., 57jährig. Leberkrebs im Endstadium. Positive Biopsie. Metastasen. Kachektisch, kann Bett nicht mehr verlassen. Behandlung *Sulfur* 200 - 10.000; *Cadmiumsulfat, Cholesterin* und *Lecithin* waren von speziell günstiger Wirkung. Pat. hat heute, 5 Jahre nach der Biopsie, alle Krebszeichen verloren.

Frl. C., 75jährig. Magenkrebs. 1953 röntgenologisch festgestellt. Behandlung *Cuprum* 200, *Phos*. 200, *Chelidonium majus* 200. Starb schmerzlos Juni 1954.

Frl. J. M., 82jährig. Adenocarcinom des Uterus, 1939 bioptisch festgestellt. 1939 intrauterine Bestrahlung, *Trigonocephalus Lachesis* 200, *Sulfur* 200. 1954 alle Krebszeichen verloren.

Herr O. C., 89jährig. Prostatakrebs, 1939 bioptisch nachgewiesen. Behandlung *Bacillin* 1.000, *Gelsemium* 200, und 0,04 mg *Östrogen* tgl. während 15 Jahren. Heute noch ein kleines Knötchen in der Prostata als Rest.

[*Literatur*:

[1] Kent, J. T.: Lectures on Homoeopathic Materia Medica. ed. 4, Philadelphia 1946. Böricke & Tafel. p. 343.
[2] Boger, C. M.: A synoptic Key of the Materia Medica, ed. 3, Parkersburg, W. Va. 1928. Baptist Banner Pub. Co. p. 14.
[3] Roberts, H. A. and WILSON, A. C.: Bönninghausen's Therapeutic Pocket Book - Philadelphia 1935. Böricke & Tafel. p. 148.
[4] Peterman, H. L.: Cases (Homoeop. Rec. 20 [1905]: 116).
[5] Jones, Eli: A Case of Cancer in the Corner of the Eye Cured (Homoeop. Rec. 20 [1905]: 50).
[6] Jackson, W. E.: Treatment Over and Under (Homoeop. Rec. 56 [1941]: 7).
[7] Grimmer, A.: Cadmium Cures of Cancer (Homoeop. Rec. 44 [1929]: 606).
[8] Jackson, W. E.: A New Lease on Life (Homoep. Rec. 66 [1951]: 9).
[9] Jahr, G.: Therapeutic Guide, Philadelphia 1896. F. E. Böricke. p. 285.
[10] - : p. 284.
[11] - : p. 98.
[12] Clarke, J. H.: Therapeutics of Cancer of the Breast (Homoeop. Rec. 23 [1908]: 460).
[13] Jones, Eli: The Successful Treatment of Cancer by Medicine (Homoeop. Rec. 30 [1915]: 345).
[14] Schlegel, E.: Homoeopathy and Cancer (Homoeop. Rec. 24 [1909]: 413).
[15] Chand, D. J.: Experience from 32 Years of Homoeopathic Practice (Brit. homoeop. J., 40, [1950]: 4).
[16] Nebel, Dr.: Cases (Homoeop. Rec., 23 [1908]: 552).
[17] Ellwood, T. H.: in Buford, G., Cancer, London 1923. Eng., The Homoeopathic Pub. Co. p.31
[18] Grimmer, A. H.: Further Results in the Homoeopathic Treatment of Cancer (Homöop. Rec. 46 [1931]: 674).
[19] - : Cadmium Oxide (Homoeop. Rec. 68 [1953]: 157).
[20] Patrick, H.: in Buford, G., Cancer, London, Engl., 1923. The Homoeopathic Pub. Co., p. 32-33.
[21] Rabe, R. F.: Cases (Homoeop. Rec. 36 [1921]).

[22] HAYES, R.E.: Homoeopathy and Tumors; Cases (Homoeo. Rec. 40 [1925]: 1).
[23] CLARKE, J. H.: The Prescriber, ed. 9, London, Engl. 1947. The Homoeopathic Pub. Co. Ltd. p. 104-105.
[24] JAHR, G.: Therapeutic Guide, Philadelphia 1869. F. E. Böricke. p. 98.
[25] PETERMAN, J.: Cancer and Pregnancy (Homoeop. Rec. 26 [1911]: 57).
[26] SUTHERLAND, A.: Foreweord to No. 6 above.
[27] BOND, W. K.: Nitric Acid in Rectal Cancer (Homoeop. Rec. 69 [1953]: 3).
[28] HAWKES, W T.- Carcinosin (J. amer. Inst. Homoeop. 3 [1910]: 1083).
[29] CASE, Erastus: Some Clinical Experiences, Hartford, Conn. 1916. The Emerson Pub. Co., p. 128-132.
[30] MACKENSIE, Fraser: How to Avoid Cancer, London, Engl., 1926.
[31] PETERMAN, J. H.: Cases (Homoeop. Rec. 16 [1901]: 492)]"

Sp.: Vielen Dank. Diese Statistik habe ich gebracht, weil es eine Standortbestimmung ist, eine Zusammenfassung der Arbeit aller Autoren, die wir bis jetzt besprochen haben. Und jetzt kommt eine neue Erkenntnis heraus, in dieser Phosporusgeschichte da, überall ist irgendwie Phosphorus im Spiel, wo ein Krebs ist. Und so, hat mich schon sehr interessiert, warum. Und da habe ich in der Literatur herum gesucht, bis ich ein Buch gefunden habe, das heißt *Das Überleben bei Krebs und Viruskrankheiten*, das ist ein Buch, das leider jetzt vergriffen ist, ist nicht mehr zu finden. Es war im Haug-Verlag vertrieben, geschrieben von Prof. KOCH. Wer möchte mir ein bißchen helfen beim Lesen? Wer hat eine laute und klare Stimme? … Gerne.
Bitte seid nicht böse mit mir, wenn ich jetzt ein bißchen diese ganze wissenschaftliche Geschichte euch vortrage, aber ich finde, wir sollten immer ein bißchen auch eine Beziehung haben zu den Naturwissenschaften, wenn wir irgendwas machen, und verstehen. Das ist ein Anknüpfungspunkt für Forschung und für viele andere Dinge.

[Dr. W.F. KOCH, *Das Überleben bei Krebs und Viruserkrankungenn*, Haug, 1966]
„*Über den Autor*:
Dr. William Frederic KOCH erhielt seinen Bachelor of Art im Jahre 1909, seinen Master of Arts 1910 und seinen Doctor of Philosophy 1916 von der Universität Michigan. Während der Zeit an der Universität Michigan machte er seine Orginalforschungsarbeit über die Funktion der Nebenschilddrüse. 1908 erhielt Dr. KOCH seinen medizinischen Doktorgrad vom Detroit College of Medicine, Wayne State University. Von 1910 bis 1914 war er Dozent für Histologie und Embryologie an der Universität Michigan. 1914 wurde er Professor der Physiologie am Detroit College of Medicine. Von 1915 bis 1919 war er Pathologe am Womens Hospital in Detroit, Michigan. Nachdem er das Detroit College of Medicine 1919 verlassen hatte, ging Dr. KOCH in die private

medizinische Praxis. Seit 1919 hatte er seine unabhängige Forschung in den USA, in Europa und in Südamerika bis zu seinem Tode am 9.12.1967 fortgeführt."

Sp.: Also, diese Einführung, nur um zu zeigen, daß das, was wir jetzt lesen, nicht die Aussage eines Scharlatans ist.

[KOCH, 1966, S. 37]
„Krebszellen und Viren sind Parasiten: das heißt, sie sind auf Energiequellen und materielle Substrate angewiesen, die anderen Verwendungszwecken zugehören, um ihre charakteristischen Aktivitäten zu entfalten. Das Virus kann nicht die Energie produzieren, die es für seine Lebensprozesse braucht, daher kann es sich nur so lange vermehren, wie es in eine lebende Quelle von Energie und Nahrung eingefügt ist, die es zu seinem eigenen Nutzen ausbeutet. Die Wirtszelle, die es beraubt, wird dabei getötet. Die Krebszelle ist nicht imstande, die Aufgaben zu erfüllen, für die sie geschaffen war; weder für sich selbst noch für etliche andere Zellen des Körpers, zu dem sie gehört und dem sie verantwortlich war. Sie hat ihre Fähigkeit verloren, Oxydationen auszuführen, und auch das Regelvermögen, das die Oxydationsenergie zu nützlicher Leistung verwendet. Statt dessen wird ein Prozeß niederen Grades benutzt, um Energie durch kostspielige Fermentation zu produzieren. Diese Energie wird dem mitotischen Mechanismus übertragen, wo Zellteilung bewirkt, daß die Zelle keinen funktionellen Mechanismus mehr zur Verfügung hat, während die Energieproduktion normalerweise vom Bedarf seitens der physiologischen Funktion kontrolliert wird. So wird der mitotische Vorgang parasitär für den Rest der Zelle und für den Körper im ganzen. ..."

Sp.: Jetzt aufpassen, was kommt.

„ ...Viren können normale Zellen neoplastisch werden lassen: Es kann sogar sein, daß sie alle Krebsarten verursachen. Mehrere hundert synthetische Substanzen sind bekannt, die Krebs verursachen können. Es ist noch nicht entschieden, ob Viren hierbei auch eine Rolle spielen oder nicht, aber viele Krebsforscher nehmen das an. Es wird ersichtlich werden, wie das synthetische Karzinogen den Weg für das Virus vorbereiten kann, um sich in den mitotischen Mechanismus einzufügen und die Umwandlung zum Neoplasma zu vervollständigen.
Das Auftreten von Parasitismus innerhalb einer Zelle, sei er nun virusbedingt oder neoplastisch, ist eine komplexe Angelegenheit. Sie hängt auch von der

Veranlagung ab, außer von den besonderen Fähigkeiten des Pathogens, eine spezifische Wirkung zu zeigen. ..."

Sp.: Jetzt, was ist aber der Hauptfaktor?

„ ...Von diesen sind Anoxie und Hypoxie ein Hauptfaktor. ..."

Sp.: Anoxie und Hypoxie.

„ ...Steht viel Sauerstoff zur Verfügung, so wie es die normale Struktur erfordert, so würde es kein Krankheitsgeschehen geben, wenn die Oxydation der Katalyse adäquat wäre, und logischerweise trifft es zu, daß ein Adäquatsein von Oxydation und Katalyse einen Sauerstoffmangel in jedem Gewebe verhindert. ..."

Sp.: Danke. Wißt ihr, das ist eine sehr komplexe Materie. Ich mußte mir von meinem Sohn helfen lassen, damit ich etwas verstehe, weil ich die ganze Biochemie vergessen hatte. Ich will jetzt nicht auf diese Sachen eingehen, ich will nur gewisse Grundzüge zeigen, die wichtig sind. Jetzt springen wir zu einem nächsten Kapitel dieses Buches, es heißt Karzinogenese.

[KOCH, 1966, S. 49]
„ *1. Karzinogenese*
Im Jahre 1923 zeigte GLOVER, daß das Krebsvirus als vielgestaltiger Keim existierte, der in einer Phase ein Bazillus, in einer anderen ein Kokkus und in der 3. Phase ein Virus war. Er zeigte auch, daß das Krebsvirus in einer Fungus- oder Myzeliumphase existieren konnte. ..."

Sp.: Das ist unabhängig von den ENDERLEIN-Arbeiten!

„ ...Die letztere Form ist kürzlich durch Irene DILLER und einige andere Forscher identifiziert worden. Die ganze Kette von Formen wurde ebenfalls in den letzten Jahrzehnten unabhängig davon durch v. BREHMER bestätigt. Die Arbeit wurde durch meine Freunde Jacob ENGEL und George CLARK in den US-P.H.S.-Laboratorien gründlich wiederholt und geprüft; aber aus Gründen, die wir nicht diskutieren wollen, war es ihnen nicht gestattet, ihre Ergebnisse zu veröffentlichen. Die infektiöse Natur einiger Krebsarten wurde somit ohne allen Zweifel durch sorgfältiges Befolgen der vier Gesetze von Robert KOCH bewiesen. Zur Verbreitung dieser Entdeckungen war es Dr. CLARK 1953 in Italien möglich, vor dem 6. Internationalen Kongreß für Mikrobiologie in Rom einen Vortrag zu halten. Auf diese Weise sind die Tatsachen endlich in den Archiven der orthodoxen wissenschaftlichen Literatur verzeichnet. …“

Sp.: Ja, warum lasse ich das lesen? Ich lasse das lesen, weil es uns zeigt die Berechtigung von BURNETT und von anderen Leuten, von CLARKE, daß sie versucht haben, eine Krebsnosode herzustellen. Dadurch haben sie gerade diese Bazillen da mitpotenziert. Und so konnten sie eine gewisse – sagen wir jetzt milde ausgedrückt – isopathische Wirkung ausüben, wenn die Symptome nicht ganz entsprochen haben, aber wenn die Symptome der Nosode entsprochen haben, dann war es eine Simillimumwirkung. Ja.

„ …Bei gewöhnlichen Virusinfektionen werden die Substanz und Energie der Wirtszelle benutzt, um die Viruskolonie durch gewaltige Vermehrung der Viren aufzubauen. Beim Krebs sind sowohl die Ernährung als auch die Energie am Aufbau neuer Krebszellen beteiligt und vielleicht nur eine angemessene Anzahl co-polymerisierter Viren. Aus diesem Grunde ist es schwierig gewesen, das Virus in bestimmten Krebsgeweben nachzuweisen. (…)“

Sp.: Jetzt kommen wir zu diesem Thema der Anoxie.

[KOCH, 1966, S. 50]
„ …*2. Anoxie*
Unsere These zeigt ebenfalls, wie das Karzinogen Krebs hervorrufen kann. Es geschieht ohne die Hilfe eines Virus durch Einfügen von irgendeiner pathogenen atomaren Einheit. Zum Vergleich wird von einigen Tierversuchen mit Neoplasma-Transplantaten oder mit karzinogenen Agentien berichtet, um zu zeigen, daß dasselbe Reagens Schutz gab und in jeder Versuchsreihe zu einem hohen Prozentsatz heilte. Parathyreoidektomieexperimente sollten wieder erwähnt werden in Verbindung mit der Pathogenese und der darin vorkommenden Anoxie. …“

Sp.: Also, jetzt, damit ich euch Mut mache, nicht einzuschlafen: diese Postulate, die da gemacht werden, KOCH hat die herausgearbeitet – und nicht nur KOCH, auch VON WARBURG, der Nestor der Biochemie-Nobelpreisträger – er hat gesagt, das ist der Grundmechanismus jeglicher Krankheit überhaupt, was wir jetzt da diskutieren. Und er hat nachher das bewiesen, dadurch, daß er eine Substanz entwickelt hat auf Grund dieser biochemischen Überlegungen, wo er viele Krebsfälle geheilt hat. Ich werde das nachher erwähnen, die statistische

Arbeit, zum Beweis, daß das stimmt, was er schreibt. Und ich werde nachher auch sagen, warum das für uns wichtig ist. Also, lesen wir noch weiter.

„ ...Das ist eine tragende Säule unserer These, da sie auf unseren frühesten Entdeckungen basiert, die natürlich gründlich durchdacht werden mußten, um richtig eingeschätzt zu werden. Sie sind noch nicht einmal heute in den orthodoxen Kreisen richtig bewertet worden, obwohl WARBURG, der Nestor des biochemischen Fachgebietes, jahrzehntelang die Tatsache verfochten hat, daß Sauerstoffmangel die Ursache des Krebses ist. ...“

Sp.: Sauerstoffmangel – die Ursache des Krebses!

„ ...Er ist der Pionier, der Methoden entwickelte, um die Oxydationsvorgänge in den Geweben zu studieren. Jedoch hat er bis heute noch nicht die Stellung des Freien Radikals in diesem Prozeß gewürdigt. ...“

Sp.: Stellung des freien Radikals. Nehmen wir es einfach zur Kenntnis.

„ ...Es wird noch deutlich, daß dies die Stelle ist, wo die orthodoxe Medizin aufgehört hat, in der Erklärung des Sauerstoffmangelmechanismus bei der Krebsentstehung und der wahren Natur des Krebsgeschehens voranzukommen. Nichtsdestoweniger sind WARBURGS Beiträge zu diesem Problem, die ihm den Nobelpreis für Medizin einbrachten, die Grundpfeiler für unser Postulat. Deshalb geben wir einige Zitate wieder aus seiner neuesten Zusammenfassung in der Zeitschrift ‚Naturwissenschaften‘, Band 42, Seite 401 (1955). Wenn man diese Zitate in dem Lichte der Tatsachen sieht, die wir auf den vorhergehenden Seiten beschrieben haben, wird es klar, daß sie unsere eigene These über die Pathogenese des Krebses und der Krankheit im allgemeinen bestätigen. Sie weisen auf den wesentlichen Rang der Anoxie hin. Wir haben behauptet, daß Anoxie für die pathogene Gruppe nötig ist, um durch Dehydrierung (durch den Gewebsstoffwechsel) in ein freies Radikal umgewandelt zu werden. Dieses sollte eigentlich bei Vorhandensein von Sauerstoff als Brennstoff beseitigt werden. Es wird aber bei fehlendem Sauerstoff nicht verbrannt, sondern befähigt, sich an die Zell-Grana anzufügen und zwar an genau demselben Punkt, wo die Aktivierung der Oxydationsprozesse hervorgerufen wird. Das Freie Radikal heftet sich nämlich an die chemischen Doppelbindungen, die die Carbonylgruppen aktivieren. Dieser schreiben wir die Auslösung der Gewebsoxydationen zu, indem sie den Nährstoffen und Krankheitserregern Wasserstoff entziehen. So ist Anoxie wesentlich für die Pathogenese, da sie den Krankheitserreger, das Karzinogen, das Virus oder was sonst befähigt, sich in die Wirtszelle einzufügen und die ‚Grana-Funktion' zu blockieren. Die folgenden Zitate untermauern weitgehend unsere These: …"

Sp.: Jetzt kommen diese Zitate von WARBURG. Es ist sehr interessant, das alles, weil WARBURG [darauf] hingewiesen hat, daß diese Prozesse irreversibel sind. Das bedeutet quasi, Krebs ist auch irreversibel, wenn man seiner These folgt. Aber KOCH hat bewiesen, daß es nicht so ist. Und das ist der große Verdienst dieses Mannes, unbekannt praktisch. Lesen wir weiter.

„ … ‚Eine Methode zur Zerstörung der Atmung von Körperzellen ist die Entziehung von Sauerstoff. Bringt man z. B. embryonales Gewebe für einige Stunden unter Sauerstoffmangel und dann in Sauerstoff zurück, so ist im allgemeinen 50% oder mehr der Atmung zerstört. …"

Sp.: Also: wenn Sauerstoff für eine gewisse Zeit in einem Gewebe fehlt, dann ist die ganze Atmung zerstört.

„ …Die Ursache dieser Atmungszerstörung ist Energiemangel. In der Tat brauchen die Zellen ihre Atmungsenergie zur Erhaltung ihrer Struktur, und wenn man die Atmung hemmt, so gehen Atmung und Struktur zugrunde.' …"

Sp.: Das ist ein Postulat von WARBURG.

„ …Wenn man den Umfang normaler Funktion berücksichtigt, sieht man, wie die von uns beschriebene Pathogenese das ergänzt, was WARBURG hier berichtet. Weiter: …"

Sp.: Von WARBURG jetzt wieder.

„ … ‚Wenn eine Zerstörung von Atmung Krebs erzeugen soll, so muß diese Zerstörung, wie bereits erwähnt, irreversibel sein. …"

Sp.: Irreversibel. Das Postulat der Irreversibilität, der sogenannte PASTEUR-Effekt. Ja.

„ …Wir verstehen darunter aber nicht nur, daß die Atmungshemmung nach Entfernung der Atmungsgifte bestehen bleibt, sondern mehr noch, daß die

Atmungshemmung auch über alle folgenden Zellteilungen hinweg bestehen bleibt. ...“

Sp.: Also, wenn einmal die Atmung zerstört ist, ist bei jeder nächsten Teilung auch die Atmung zerstört. Das geht weiter, irreversibel.

„ ...Denn die Stoffwechselmessungen an transplantierten Tumoren haben gezeigt, daß die Krebszellen im Verlauf vieler Jahrzehnte nichts von der einmal verlorenen Atmung zurückgewinnen können. ...“

Sp.: Im Verlauf vieler Jahrzehnte. Diese Zellen, die transplantiert werden, die replizieren sich und die Atmung funktioniert nicht mehr. Irreversibel geschädigt.

„ ...Warum aber, und das ist unsere letzte Frage, werden die Körperzellen entdifferenziert, wenn man ihre Atmungsenergie durch Gärungsenergie ersetzt? ...“

Sp.: Jetzt kommt etwas ganz, ganz Wichtiges. Warum gibt es eine Entartung, wenn die Atmungsenergie durch Gärungsenergie ersetzt wird? Weil, sobald die Atmung zerstört ist, die Zelle als Zusatzmechanismus die Gärung zur Energiegewinnung hat. Und immer ist das Schlußprodukt ATP, nicht? Adenosintriphosphat, egal ob es eine Gärung ist oder ob es eine Atmungsreaktion ist mit dem Krebszyklus usw. Jetzt lesen wir die Antwort darauf von WARBURG.

„ ...Zunächst sollte man denken, daß es den Zellen gleichgültig sei, ob sie ihre Energie durch Atmung oder durch Gärung erhalten, da die Energie beider Reaktionen in Energie des Adenosintriphosphats übergeht und doch Adenosintriphosphat = Adenosintriphosphat ist. ...“

Sp.: Würde man meinen: Adenosintriphosphat ist gleich Adenosintriphosphat. Aber nein!

„ ...Sicherlich ist diese Gleichung chemisch und energetisch richtig, aber sie ist morphologisch unrichtig. Denn während die Atmung zum größten Teil in der Struktur der Grana abläuft, finden sich die Gärungsfermente zum größeren Teil in dem flüssigen Protoplasma. Das durch Atmung aufgebaute Adenosintriphosphat hat also mehr ‚Struktur‘ als das durch Gärung aufgebaute Adenosintriphosphat.‘“

Sp.: Also, das durch Gärung gewonnene Adenosintriphosphat hat weniger Struktur, ist minderwertig, nicht? Schaut mal, was für interessante Dinge. Das sind die Postulate von WARBURG, nicht? Nobelpreis durch das gewonnen, das sollten wir schon …

[KOCH, 1966, S. 52]
„3. Warburgs These der Irreversibilität
- der Pasteur-Effekt
Da die Enzyme und die Zwischenprodukte der Fermentation, die die Biochemiker als einen sehr wichtigen Faktor in der Zellatmung akzeptieren, die Grana umgeben, und die Grana sie nicht gebrauchen, wie das Zitat zeigt, ist dann der allgemein akzeptierte Prozeß nicht richtig gedeutet, und ein andersartiger Prozeß und andere Arten von Fermenten und Vermittlern werden in Betracht kommen. Dieser Prozeß muß so ablaufen, daß er die Grana inaktiviert, wenn Sauerstoff fehlt. Hieraus ergibt sich die logische Folgerung, daß das Freie Radikal ein wesentlicher Teil eines frühen Zwischenproduktes ist, wie wir seit langem vermutet haben. Ferner: …"

Sp.: Also, dieses Freie Radikal wird irgendwie nicht gebunden, wenn Sauerstoff fehlt. Und das war natürlich die entscheidende Überlegung für Dr. KOCH, um dann sein Produkt herzustellen, um zu beweisen, daß die Hypothese richtig ist.

„ …(Zitat von WARBURG) ‚Die erste experimentelle Erzeugung von Krebs durch Sauerstoffmangel ist von GOLDBLATT und CAMERON beschrieben worden, die Herzfibroblasten in Gewebekultur jahrelang intermittierendem Sauerstoffmangel aussetzten und schließlich transplantable Krebszellen erhielten, während in den Kontrollkulturen, ohne Sauerstoffmangel, keine Krebszellen entstanden. Unzählig aber sind die klinischen Erfahrungen auf diesem Gebiet.' …"

Sp.: Und jetzt kommt die zentrale Aussage von WARBURG:

„ …WARBURG betont nachdrücklich:
‚Aber es gibt nur eine gemeinsame Krebsursache, in die alle anderen Krebsursachen einmünden, die irreversible Schädigung der Atmung.' …"

Sp.: Noch einmal wiederholen, ganz langsam.

„ … ‚Aber es gibt nur eine gemeinsame Krebsursache, in die alle anderen …"

Sp.: In die alle anderen Ursachen einmünden schlußendlich!

„ …die irreversible Schädigung der Atmung.‘ “

Sp.: Und wir sprachen am Anfang dieses Kurses, daß wir das Wesen des Krebses besser erfassen möchten. Zumindest jetzt [auf] biochemischer Ebene, wir wollen die philosophische, die psychologische und die theologische weglassen, aber zumindest das biochemische Verständnis des Krebses ist dieses Postulat von WARBURG.

Jetzt, was ist passiert? Es ist einfach so herausgekommen, daß VON WARBURG gesagt hat, das ist ein irreversibler Prozeß, man kann nichts machen. Und KOCH hat gesagt, das will ich wirklich sehen, ob es irreversibel ist. Und er hat ein Produkt hergestellt, das heißt SSR. (Lesen Sie bitte das.)

[KOCH, 1966, S. 54]
„(SSR ist eine synthetisch hergestellte kettenförmige Carbonylverbindung von hohem Redoxpotential, die als therapeutisches Mittel gebraucht wird.) …“

Sp.: Ja, dieses Produkt. Lesen sie noch die Eigenschaften vielleicht.

„ …(Anmerkung des Herausgebers: Inzwischen durchgeführte Messungen der Elektronenspinresonanz [ESR] haben ergeben, daß die unverdünnte SSR-Lösung eine hohe Radikalkonzentration von ca. $4{,}1 \times 10^{14}$ Spins pro cm^3 hat. (…)“

Sp.: Gut, danke. Also, mit dieser Substanz war er fähig, diesen irreversiblen Prozeß der Atmung rückgängig zu machen und da kommt der Schlußsatz. Das ist die Fortsetzung der Arbeit von WARBURG, auch wenn sie offiziell noch nicht anerkannt ist und das heißt:

[KOCH, 1966, S. 57]
„Daher übersah er das Wesen der Reversibilität, …“

Sp.: Das Wesen der Reversibilität!

„ …der Umkehrbarkeit der Karzinogenese und die Wege, sie zustande zu bringen. Wir werden im weiteren Vorgehen die Details und die Beweise für jede Stufe bringen. Jedoch war das, was WARBURG schuf, ein großer Fortschritt in der Krebsforschung, und sein Prestige als Biochemiker ist eine höchst wertvolle Stütze unserer These.“

Sp.: Also, er lobt nochmals WARBURG. Er war wiederum ein Vorgänger auf der Spirale der Erkenntnis, aber er [Koch] hat einen Schritt weiter gemacht. Und jetzt, damit ihr nicht denkt, das steht alles in der Luft – ich könnte jetzt das ganze Buch bringen voll Kasuistiken – ich bringe nur die grobe Übersicht amtlicher Untersuchungen nationaler Statistik dieser Reversibilitätsstudien.

[KOCH, 1966, S. 62]
„*1. Amtliche Untersuchung*
Die ersten offiziellen Krebsbehandlungen der lebenswichtigen Organe in weit fortgeschrittenen Stadien wurden im Jahre 1919 unter Leitung des ‚Wayne Country Medical Society Dezernats‘ der ‚American Medical Association‘ durchgeführt. 5 Fälle wurden von einem amtlich ernannten Ausschuß von Chirurgen und einem Pathologen ausgewählt. Insgesamt waren es 5 Ärzte. Die Testfälle bezüglich der Eignung wurden offiziell ausgewählt, und die Untersuchung wurde offiziell abgeschlossen, nachdem die Patienten 3 Wochen behandelt worden waren und begannen, Besserungen zu zeigen. 5 Jahre später konnte man sehen, daß 3 der Fälle geheilt waren und möglicherweise noch ein 4., der aber zu weit weg wohnte, um untersucht zu werden. Durch den Erfolg in seinem Fall wurden 5 Jahre später neue Patienten zum Autor dieser Arbeit geschickt.
Eine der Testpatientinnen hatte Uteruskrebs, der sich über das ganze Abdomen ausgedehnt, den Magen perforiert und schwere Blutungen verursacht hatte, wie sich bei der Laparotomie erwies. Sie lebte nach der Behandlung 15 Jahre in guter Gesundheit, starb durch einen Unfall, und die gerichtliche Obduktion zeigte, daß kein Krebs vorhanden war, sondern daß die Todesursache eine Hirnverletzung gewesen war. …“

Sp.: Und das ist geschehen auf Grund dieser Erkenntnis, daß die Grundursache eben diese Blockierung der Atmungskette ist und dadurch, daß [Koch] eine Struktur hineingeführt hat, die fähig war, die freien Radikale aufzufangen. Und jetzt wieder die amtliche Studie, die Nationale, da wurden dann große Zahlen behandelt, nicht?

„ …*2. Nationale Statistiken*
Krebssterblichkeitsstatistiken während der Dekade von 1920 - 1929 einschließlich …“

Sp.: Über neun Jahre.

„ …werden für die 6 größten Städte der Vereinigten Staaten nachfolgend in Tab. 1 aufgeführt. Sie betreffen die Zeit, in der wir uns in Detroit auf Krebsbehandlung spezialisierten und wurden von HOFFMANN im ‚Spectator' u. a. aufgestellt. Die einzige veränderliche Größe, die das Gesamtbild (der Statistik) beeinflußte, war nur unsere Therapie. Daher nehmen wir für uns den Rückgang der Sterblichkeitsziffer in Detroit in Anspruch und auch ihr schwächeres Ansteigen in Städten, die uns Patienten schickten im Vergleich zu dem hohen Ansteigen in allen Hauptstädten, die uns keine Patienten schickten. Während Philadelphia und Los Angeles einen 30%igen Anstieg in dieser Dekade aufwiesen, zeigte Detroit dagegen einen Rückgang von über 20%, …"

Sp.: Detroit einen Rückgang der Krebssterblichkeit um 20% mit dieser Therapie. Und in anderen Städten, wie viel Zunahme?

„ …und sie war die einzige große Stadt, die überhaupt eine abnehmende Todesrate bei Krebs zeigte."

Sp.: Da geht es um große Zahlen, nicht? Daß das bis heute nicht bekannt ist, ist verrückt! Gut, das reicht, vielen Dank. […] Warum habe ich das gebracht? Ich habe … ja?
T.: Das ist ganz interessant, ich habe ja an der Uniklinik Heidelberg gearbeitet, und da kam ein amerikanischer Forscher aus dem National Institut of Health und der hat Folgendes analysiert: Da haben sie geschaut, selbe Krebstherapie, und Japanerinnen und Amerikanerinnen schneiden unterschiedlich ab. Warum das? Das konnten sie sich nicht erklären, weil die Parameter halt stimmten. Da haben sie analysiert und geschaut, daß sie sich von der Ernährung unterschieden. Und dann haben die eine große Studie angelegt, wo sie eben Freie-Radikal-Fänger gegeben haben, um diese Sachen anzugleichen. Das sind dann die Vitamine A und C und E, Selen, Zink, um halt diese Geschichte zu ändern. Also, man kommt auch offiziell langsam drauf.
Sp.: Schön.
T.: Was ich auch bemerkenswert finde, ist die Tatsache, daß, wenn der Atmungszyklus so eine wichtige Rolle spielt, da spielt ja das ATP eine wichtige Rolle und ATP besteht ja im wesentlichen aus Phosphor. Und Phosphor hatten wir ja als das wichtigste Krebsmittel erkannt, nur soÉ
Sp.: Ich bin so glücklich, daß Sie das vorwegnehmen. [Lachen im Saal] Ja, das bedeutet irgendwie, daß nicht alle eingeschlafen sind, nicht? Man hat immerhin verstanden, was ich sagen wollte. Das freut mich sehr, danke, Herr J. Ja, Phosphor spielt nicht nur eine große Rolle bei der Atmung, eine zentrale.

Sondern Phosphor ist ein Grundbestandteil der Nukleotide. Die Nukleotide sind die Bausteine der Aminosäuren, die die DNA aufbauen. Phosphor ist das zentralste Element unseres Körpers, nicht? Und jetzt verstehen wir plötzlich, daß eine vollkommene Übereinstimmung ist zwischen der Biochemie, den Thesen von WARBURG und KOCH und unseren Erkenntnissen in der Homöopathie, in der modernen Behandlung des Krebses. Phosphor ist ein zentrales Mittel. Das muß man wissen. Ja, und ich möchte noch zitieren – ich könnte da viele Seiten lesen aus der Biochemie über alle Funktionen des Phosphors im Körper, das ist ja ungeheuer, ungeheuer! Und dann aber doch aus LEERS, aus dem schönen Buch von LEERS, wo er alles, die biochemischen Zusammenhänge erklärt und viele schöne Dinge über die Mittel, möchte ich noch etwas anderes sagen. Wenn das Wesen des Krebses die Anoxie ist, wo finden wir in der Natur Anoxieprozesse?

T.: Der natürlichste und häufigste Anoxieprozeß sind die ersten Zellteilungen nach der Verschmelzung von Ei- und Samenzelle. In diesem Stadium der Morulation und Gastrulation sind die Zellen im anaeroben Milieu und in diesem anaeroben Milieu haben sie dann eine sehr hohe Proliferationsrate, aber noch undifferenziert und je mehr diese Zellen nach Einnistung in den Uterus an die Oxigenation der Mutter, also über Plazentabildung angeschlossen werden, desto mehr werden sie unter dem Sauerstoffeinfluß in ihrer Proliferation gebremst und desto mehr können sie dann ausdifferenzieren. Das hat einen Zusammenhang mit der Zyklooxigenase A und die ist etwa meßbar ab der 7. Lebenswoche. Sie ist sicherlich schon vorher da, aber ab dann ist sie meßbar. Vorher haben wir also noch einen weitgehend anaeroben Stoffwechsel und deswegen die hohe Proliferationsrate und deswegen auch die ersten Tumormarker, die wir haben, reine embryonale Tumormarker. Das sind Tumormarker von Embryonalzellen, d.h. das Embryonalstadium ist ein physiologisches Krebsstadium. Und diese Zellen bleiben erhalten physiologisch durch das ganze Leben, und wenn ein Zustand auftritt irgendwann einmal, daß wieder eine anaerobe Situation eintritt, durch Hemmung, durch Zyklooxigenase A, dann, weil der Körper eine hohe Proliferationsrate braucht, macht er das. Das ist ja nichts Unsinniges, sondern er braucht einen Zustand hoher Proliferation, um irgend etwas für den Körper Positives zu tun, denn der Krebs ist ja nichts Negatives, sondern ist ein lebenserhaltender Prozeß und dazu blockiert er wieder die Zyklooxigenase A und dadurch kommt es zum anaeroben Milieu und dann kann er wieder eine hohe Proliferation machen im Gärungsmilieu.

Sp.: Wunderbar!

T.: Das ist der Vorgang … [Applaus]

Sp.: Wenn Herr K. etwas sagt, ist es immer etwas Schönes, freue ich mich immer. Jetzt kommt ein zweiter Vorschlag zur Anoxie:

T.: Zur Anoxie oder zu dem Vorgang der Anoxie wäre ja auch noch zu sagen, daß Carbo animalis und Carbo vegetabilis …

Sp.: Wunderbar!

T.: … ja auch Produkte sind, die durch Anoxieprozesse entstanden sind.

Sp.: Es ist die Anoxie par excellence, eine Verbrennung unter Sauerstoffmangel! Wie wird Carbo animalis hergestellt? Man nimmt ein Stück Leder zwischen zwei Eisenplatten, unter Sauerstoffabschluß wird [es] da gepreßt und brennt. Also, das ist die Anoxie par excellence, alle Kohlen: wir haben eben Kreosot, ein Destillat der Buchenkohle, wir haben Carbo animalis, Carbo vegetabilis und Graphites, der reine Kohlenstoff. Das sind alles Substanzen, die eine große Affinität zur Anoxie haben. Deswegen sind das große Krebsmittel. Und Phosphorus eben zentral. Es gibt kaum einen Krebsfall, der gut geht ohne Phosphor, nicht? Es ist oft schwierig, ohne dieses Mittel richtig zu heilen.

T.: Vielleicht erklärt es auch die häufige Krebsursache nach dem Rauchen. …

Sp.: Ja.

T.: … weil da eben auch viele Kohlenmonoxyde eingeatmet werden und eben einen hypoxischen Zustand herstellen.

Sp.: Ja. Und wir verstehen jetzt plötzlich auch die ganze Wichtigkeit, die die orientalischen Völker der Atmung schenken, nicht? In allen Philosophien des Orients ist die Atmung zentral. Wenn man Meditation macht, atmet man und man ist dankbar um die Atmung, weil wenn man Sauerstoff zuführt dem Körper, da ist Leben erhalten. Bei uns ist das sehr vernachlässigt, die Atmung, man sitzt den ganzen Tag da und man atmet kaum. Deswegen muß man viel spazieren, viel an die frische Luft gehen, tief atmen, dankbar sein um den Sauerstoff, der uns so geschenkt wird. Das ist unser Leben, das ist gegen Krebs! Lange Spaziergänge an der frischen Luft, [das] ist nicht absolut, aber [es] ist etwas Gutes.

T.: Ich möchte noch auf ein für mich sehr bedeutendes Werk hinweisen in diesem Zusammenhang, bei dieser Faszination für diese naturwissenschaftlichen Erklärungen, möchte ich nicht vergessen, daß wir da uns immer noch auf einer bestimmten Tradition bewegen, die eventuell nicht unbedingt heilend wirken kann. Es gibt einen Autor, der Wolfgang DIETERICH, das ist ein Jungianer, der hat ein Buch geschrieben *Atombombe als seelische Wirklichkeit*. Da weist er nach, daß diese ganzen modernen naturwissenschaftlichen Vorgehensweisen eigentlich nur eine logische Fortsetzung der Grundanliegen der jüdisch-christlichen Religion sind, die eben auch darin einmünden kann. Und vielleicht erklärt das auch in dem Zusammenhang, daß diese Erkenntnisse einerseits von WARBURG und so weiter, eben bis jetzt sich noch nicht durchsetzen konnten, aber sie haben eben auch noch diesen pathogenen Faktor unter Umständen, und das dürfen wir nicht übersehen, daß wir wahrscheinlich in der Homöopathie noch ganz andere Kräfte eventuell zur Verfügung haben, die uns eben, wenn wir uns diesen Sichtweisen anschließen, eventuell einengen, wenn wir uns nur darauf beschränken, was jetzt durch diese Erklärungsmodelle auf uns zukommt.

Sp.: Sie haben komplett recht. Ich glaube, es gibt keine Dinge, die an sich schlecht sind oder gut sind. Es hängt vielmehr ab von dem Gebrauch, den man macht von den Dingen, ob sie gut oder schlecht sind. Und deswegen spielt die Einstellung, die man hat, eine große Rolle, und ich denke, wenn man zur Wahrheit hintendiert, dann müssen doch alle Dinge irgendwie stimmen, nicht? Es darf nicht zu große Kontraste geben. Und wenn man sieht, daß sogar die Biochemie uns hilft und auf unserer Linie ist, dann erwähnen wir das. Aber unser oberstes Gesetz ist immer das Similegesetz, das ist ganz klar. Aber manchmal bin ich wie ein kleines Kind, das sich im Kindergarten erfreut, daß ich solche Dinge in der Naturwissenschaft entdecke. Und irgendwie ist auch eine Würdigung für diese große Arbeit, oder? Die sollte man auch ein bißchen würdigen.

Gut, jetzt aber wollen wir vorwärts gehen, weil es gibt noch ein paar wichtige Aspekte. Jetzt komme ich zu dieser versprochenen Reihe der Horst BARTHEL-Fälle. Das ist der Abschluß meines Seminars, quasi, nicht ganz, quasi. Das ist jetzt die modernste Art, Krebs zu kurieren. Modern, weil er bei uns lebt. Er beschenkt uns mit seinem Wissen und mit seinem Mut, und er hat seine Fälle publiziert, und deswegen will ich die nochmals erwähnen. Ich habe jetzt nur die Mittel aus den Fällen herausgegriffen, nur die Mittel. Ich kann jetzt nicht eine Analyse der Fälle machen. [...] *Homöopathie – der Erfolg gibt Recht*, [Barthel & Barthel, 1996] heißt das Buch. Ein sehr schönes Buch. Also, ich zitiere ganz trocken jetzt. Jetzt muß ich gar nichts mehr kommentieren, jetzt wißt ihr alle schon Bescheid. Es geht um ein embryonales Hodenkarzinom und mediastinales Sarkom.

1. Fall: *Embryonales Hodenkarzinom und zugleich mediastinales Sarkom*. Nicht gerade sehr einfach. Es sind meistens schulmedizinisch behandelte Fälle, die er nachher zur homöopathischen Behandlung in die Hand genommen hat. Und jetzt hoffe ich, wird sich ein für allemal die Frage klären: Soll ich nach der Operation das Krebsmittel geben oder das Konstitutionsmittel? Jetzt lese ich einfach, was er getan hat. Also, bei diesem Fall und die Abstände zwischen den Mitteln sind immer respektiert nach KENT'scher Lehre. Er hat immer 40 Tage oder drei Monate gewartet, immer nach der KENT'schen Skala. Hochpotenzen. Also, die Reihe bei dieser Krankheit sind: Conium XM, Carbo animalis Q6. Da hat er

noch Q-Potenzen gegeben, das war '91, relativ jung, dieser Fall.

T.: Er hat immer dann Q-Potenzen verordnet, wenn parallel noch andere Therapien gelaufen sind wie Zytostatika usw.

Sp.: So, eben. Das ist sicher so, ich habe den Fall jetzt nicht genau da und kann es nicht kommentieren. Nachher Phosphorus 200, Conium XM, Conium CM, Phosphorus XM, Sepia XM, Sulphur XM, Sulphur CM. Inzwischen sind schon drei Jahre vergangen, nicht? Also seltene Gaben von Hochpotenzen. Carbo animalis XM, Carbo animalis CM, sind vier Jahre vergangen. Carbo animalis CM und schon kommt die Epikrise, jetzt sind die fünf Jahre vergangen: „(...) Durch die Behandlung seit November 1990 mit fünf homöopathischen Mitteln, besonders Conium und Carbo animalis besteht seit Februar 1991 Rezidivfreiheit, normale klinische und labormäßige Befunde und ein gutes Allgemeinbefinden." Relativ kurze Beobachtung, fünf Jahre, für einen Homöopathen.

2. Fall: *Mamma-Carzinom*: Behandlung angefangen 1984. Das ist schon älter. Also, ich diktiere die Mittel: Carbo animalis M, Carbo animalis M, Carbo animalis XM, Carbo animalis XM, Carbo animalis XM, dreimal ja, weil die letzte Dosis über fünf Monate gewirkt hat und so gibt er eine dritte Dosis, ganz nach KENT. Das ist wie Musik, das anzuschauen, was er da leistet, klassische hochstehende Musik. Carbo animalis CM, Carbo animalis CM, Carbo animalis CM, dreimal wieder, weil eine lange Wirkungsdauer [da] war. Carbo animalis M, Carbo animalis M, Carbo animalis XM, Carbo animalis XM, inzwischen sind vier Jahre vergangen. Langsam beantwortet sich die Frage: Soll man mit dem Krebsmittel fortfahren nach der Operation? Beantwortet sich langsam diese Frage, wenn man das hört? ... Noch nicht? [Lachen] Jetzt Sepia XM. Er hat das Gefühl, jetzt ist man aus dem Loch heraus, jetzt Sepia XM nochmals. Schöne lange Wirkungszeiten, vier, fünf, sechs Monate läßt er wirken. Sepia CM, Sepia CM. Aha, aber jetzt wird die Sache mulmig: Conium XM, Conium XM, Conium CM, Conium CM, Conium M, Conium M, Nitric acidum XM, Phosphor natürlich, XM, Thuja XM, Nat-m. XM, Sepia XM. Wie getrost war ich, als ich seine Kasuistiken gelesen habe, habe ich eine gewisse Ähnlichkeit mit meiner gesehen. Conium XM, Conium XM, Conium CM. Und jetzt kommt die Epikrise, die ist bei ihm immer sehr interessant: „Durch fast 10jährige Behandlung einer Patientin mit prognostisch ungünstigem Mamma-Carcinom wurde Rezidivfreiheit und ein ausgezeichnetes Allgemeinbefinden mit guter Leistungsfähigkeit erreicht. Das ist dem Nachwirken um je drei Jahre von Carbo animalis und Conium maculatum zu verdanken. Damit haben sich dieselben Arzneien (...) [wie beim vorigen Patienten] glänzend bestätigt."

Nächster Fall: *Metastasierendes Magen-Carzinom*. Er fängt an '91, Sepia Q6, Sepia XM, Nat-m. XM, Nat-m. XM, aber dann wird ihm bewußt, daß er auf einem falschen Weg ist. Sepia XM, Sepia XM, Sepia XM, ein viertes Mal, weil es so lange Nachwirkungszeiten waren. Sepia CM, Sepia CM, Sepia XM, eine Rhus-t. XM dazwischen für ein Problem daneben. Sepia XM und Sepia CM. Und schon ist man bei der Epikrise: „Trotz der nur unvollständigen Entfernung des Carzinoms …" – das war ein Karzinom, das man nicht ganz operieren konnte, das war ein metastasierendes Magenkarzinom – „ …und trotz der Lymphdrüsenmetastasen blieb die Patientin bis jetzt über fünf Jahre rezidivfrei. Dieser Erfolg ist den Gaben von Sepia in Hoch- und Höchstgaben innerhalb von drei Jahren zu verdanken. Die Behandlung meiner dargestellten und folgenden Malignome widersprechen der Hypothese, daß bei bösartigen Prozessen keine Hochpotenzen angewendet werden dürfen. …" – Das ist wiederum eine Erkenntnis. – „ …Die Zwischengaben des Komplementärmittels von Sepia, nähmlich Natrum muriaticum, haben die Wirkung ergänzt und gefördert."

Nächster Fall: *Nierenbecken-Carzinom*. Thuja XM, Mercurius solubilis 30, Thuja XM, Thuja Q1, Mercurius solubilis M, Mercurius solubilis M, Mercurius solubilis M, drittes Mal, Mercurius solubilis XM, Sulphur 200, Sulphur M, Causticum M, Thuja MM, Arsen XM, Arsen XM, Lycopodium XM, Lycopodium XM, Lycopodium CM, Phosphor M, es fehlt nie Phosphor, irgendwann kommt er immer an die Oberfläche, Sepia XM. Epikrise: „Dank 11jähriger homöopathischer Behandlung war der Patient in den 21 Jahren seit der Operation ohne Rezidive bis zu seinem Tode geblieben. …" Also 21 Jahre nach dem Krebs hat er noch weiter gelebt mit dieser Behandlung. „ …Dieser Erfolg war besonders der über fünfjährigen Therapie mit Thuja occidentalis zu verdanken. (…)"

Nächster Fall: *Knie-Sarkom, metastasierend in die Lungen*. Es sind also ganz, ganz schwere Fälle, die er behandelt hat. Dieser Mann verdient wirklich ein Monument. Carbo animalis XM, Sepia XM, Lycopodium XM, das war '86. Jetzt kommt Phosphorus XM, Phosphorus XM, Phosphorus CM, Phosphorus CM, Silicea 200, Lachesis XM, Lachesis XM, Lachesis CM, Lachesis CM, Natrum sulphuricum XM, Calcarea carbonica XM, Sulphur XM, Phosphor XM, Sepia CM, das war 1992. Natrum sulphuricum M, Calcarea fluorata M, Calcarea fluorata M, Calcarea fluorata XM, Calcarea fluorata XM, Tuberculinum XM, Tuberculinum XM, Tuberculinum CM. Epikrise: „Ein 1976 diagnostiziertes Synovial-Sarkom metastasierte 1986 in die linke Lunge und dann in den rechten Unterlappen. In meiner neunjährigen Behandlung ab April

86 blieb die Patientin rezidivfrei dank neun homöopathischer Einzelmittel, besonders von Phosphorus in der Wirkungszeit von über zusammen zweieinhalb Jahren. Wie ich auch bei der letzten Beratung in der Praxis im Mai 95 feststellte, ist die Patientin praktisch beschwerdefrei. Nach dem Schock infolge des Todes ihres mongoloiden Sohnes trat sie 1990 aus dem Schuldienst aus."

Ja, [es] sind noch viele Fälle, aber ich will da nicht alles jetzt noch lesen, wegen der Zeitknappheit. Vielleicht noch dieser letzte Fall: *Metastasierendes Melanom.* Sulphur XM, Sulphur XM, Lachesis XM, Lachesis XM, Sulphur CM, Sulphur CM, Sulphur XM, Sulphur XM. Da hatte dieser Patient das Glück, daß er sowohl konstitutionell Sulphur brauchte und auch daß Sulphur ein Krebsmittel sein kann, das die Macht hat, den Krebs zu packen in gewissen Fällen und so konnte man schön auf Sulphur bleiben. Epikrise: „Zwischen Dezember 90 und November 91 wurde die damals 64jährige Patientin dreimal an Lymphknotenmetastasen eines malignen Melanoms bei unbekanntem Sitz des Primärtumors operiert. Meine Therapie konnte schon im zweiten Monat nach der dritten Operation beginnen. Dank der homöopathischen Behandlung mit Lachesis muta und besonders über dreieinhalb Jahre mit Sulphur lotum blieb die Patientin frei von Metastasen. Sie wird weiterhin behandelt und klinisch kontrolliert."

Jetzt sind wir schon ... Es gibt noch einen Autor, den ich zitieren möchte. Den lasse ich aber – wenn die Zeit reicht ... – das ist nicht so wichtig. Wenn ich jetzt zusammenfassen sollte, alles, was wir gelernt haben, mit [ein] paar Worten, würde ich sagen, mit meinem heutigen Wissen – das kann sich natürlich ändern in den nächsten paar Jahren – daß, wenn Krebsfälle zu uns kämen in eine Klinik, das bedeutet, sie können nicht mehr ambulant behandelt werden, schwere, fortgeschrittene, dann würde ich mit Q-Potenzen arbeiten. Wenn ich hingegen solche Fälle habe, wie Dr. Horst BARTHEL sie behandelt hat, schulmedizinisch behandelte, der Tumor ist weg, dann würde ich so vorgehen, wie er uns da vorschlägt, weil er uns beispielhaft vorgemacht hat, wie man vorzugehen hat. Die Statistik von STEPHENSON zeigt deutlich, daß die Hochpotenzen bevorzugt sind.

Zum Glück habe ich noch sechs Minuten und so kann ich noch diesen letzten Autor erwähnen. Das ist aber erst Spitzenforschung, nicht? Ich spreche von Dr. CREMONINI aus Argentinien, der beim letzten Kongreß in Wien 95 Fälle vorgestellt hat von Krebsen, die mit seiner Methode behandelt wurden, und die Methode ist, daß man die XM alle 12 Stunden wiederholt, in Wasser geschüttelt, jedes Mal geschüttelt. Und diese Methode empfiehlt er für sehr fortgeschrittene, ganz schwere Fälle. Er hat einen Fall eines Kindes mit Glioblastoma [multiforme] im Endstadium, im Grad IV eines Komas benutzt, der die typischen Stigmata von Carcinosin getragen hat: er hatte deutlich blaue Skleren, er hatte überall am Körper Café-au-lait-Flecken und hatte diese berühmten *moles* an der Haut. Das Kind war nicht mehr ansprechbar und er hat Carcinosin 10.000 alle 12 Stunden gegeben. Und nach 24 Stunden kamen die Boyscouts, wie nennt man das auf deutsch? … die Pfadfinder-Freunde, um ihn zu begrüßen, zusammen mit dem Vater und sie sind ins Zimmer gekommen, er war die ganze Zeit komatös, und als er die Stimme seiner Freunde gehört hat, hat er so die Hand gehoben, als Gruß, so wie die Pfadfinder machen. Und er [CREMONINI] hat weitergemacht, bis das Kind nach 15 Tagen komplett geheilt war. Ich kenne diese Methode überhaupt nicht. Es steht da im Spanischen, ganz genau, nicht? Ich versuche das zusammenzufassen, was er da schreibt, so viel ich verstehe. Er sagt, diese hohen KENT'schen KORSAKOFF-Potenzen 10.000 alle 12 Stunden gibt man in Tumorprozessen mit deutlicher Devitalisation, d.h. in fortgeschrittenen Endzuständen. Er hat beobachtet, daß in allen Fällen, wo man dieses Mittel, diese Art und Weise verwendet hat, um zu therapieren, Ausscheidungsreaktionen aufgetreten sind: schwere Durchfälle, Eiterungen, Erbrechen, übertriebene Schweiße. Aber diese Ausscheidungsreaktionen waren immer begleitet von einem Bessergehen des Patienten als Gesamtheit. In den Fällen, wo die Patienten gestorben sind, ist der Tod ganz mild eingetreten. Er sagt, daß sie sowohl mit Tiefpotenzen als auch mit Q-Potenzen geforscht haben, und sie konnten nicht so schöne Resultate erreichen wie mit dieser Methode. Das möchten wir jetzt aber konsequent prüfen, ob es stimmt, in unserer Klinik, einfach, mit den Q-Potenzen.

T.: …

Sp.: Ja, das kommt noch. Er sagt, daß es auch einen Unterschied gibt nach Mittel, z.B. Carcinosinum, Natrum sulphuricum haben sehr gut in der 10.000 angesprochen. Lachesis hingegen am besten in der 200, die 10.000 war nicht so gut bei Lachesis. Da muß man auch schon auf die Mittel differenzieren, nicht? Und er hat gesehen, daß in sehr vielen Krebsfällen, Gehirntumoren, wo das Symptom aufgetreten ist, im Rahmen des Gehirntumors, daß der Patient den Wunsch hatte zu beißen oder sich selbst zu beißen, das ein starker Hinweis auf Carcinosin war, das dann sehr gut geholfen hat bei diesen Tumoren. Und er sagt, daß jetzt unter der Leitung … also eine Gruppe von Ärzten hat sich daran gemacht, auch psychiatrische schwere Fälle und andere schwere Pathologien nach dieser Methode zu behandeln. Und es ist wahr, HAHNEMANN hat uns fixe Gesetzmäßigkeiten gegeben bezüglich Simileprinzip und wie man die Mittel wiederholen soll in chronischen Krankheiten, aber die Behandlung dieser Fälle,

da ist noch ein breiter Raum für Pionierarbeit. Es ist nicht abgeschlossen: was ist die beste Art, z.B. Krebsfälle zu behandeln? Ich werde noch die Mittel erwähnen und die Tumore, die er behandelt hat, nur einen kleinen Auszug, und den Erfolg. Also, das war dieser Fall von Glioblastoma multiforme, Carcinosin, geheilt, Beobachtungszeit 20 Jahre.
Zweiter Fall: Astrozytom, Lachesis, er ist gestorben.
Leukämie, Lachesis, geheilt.
Darmkrebs, Lycopodium, geheilt.
Brustkrebs, Natrum sulphuricum, fühlt sich gut, [hier] steht nicht: geheilt.
Melanosarkom, Calcarea carbonica, geheilt.
Nierenbeckenkrebs, Lachesis, gut.
Brustkrebs, Phosphorus, gut.
Das ist alles nach dieser Methode, nicht?
T.: Immer nur ein Mittel?
Sp.: Immer nur ein Mittel, ja, hat er in diesen Fällen gegeben, so geht das aus dieser Tabelle heraus.
T.: [...]
Sp.: Ja, scheinbar. Ich sage euch die Tatsachen, dann soll sich jeder die Wahrheit suchen, nicht?
Magenkrebs, Lycopodium, gestorben.
Seminom, Thuja, gut.
Eierstockkrebs, Lachesis, gestorben.
Augensarkom, Sulphur, geheilt.
Augensarkom, Carcinosin, gestorben.
Oesophaguskrebs, Arsenicum album, gut.
Nierenbeckenkrebs, Silicea, gestorben.
Darmkrebs, Natrum sulphuricum, gut. Es steht: CAT negativ, also Computertomographie.
Beckenkrebs, Nierenbeckenkrebs, Lachesis, gestorben.
Brustkrebs, Carcinosin, gut.
Pankreaskrebs, Carcinosin, gut.

So, ich bin ganz glücklich, daß ich genau auf die Minute meinen Plan durchbringen konnte.
Also, danke für's Zuhören und kommt gut heim ...
[langer Applaus, standing ovations]

Herr Kuhn: Ja, was soll ich da noch sagen? Es bleibt uns, als eigentlich Schönstes, Ihnen für diese Tage zu danken. Wir sind, wie Sie hören und wie Sie gehört haben auch in Gesprächen, und wie sie sehen können, begeistert, daß Sie uns dieses sehr schwierige Thema in einer so ruhigen und auch … ja, mutmachenden Weise nahegebracht haben. Ich habe versucht nachzudenken, was das jetzt bewirkt. Ich denke wir sind bislang vor dem Problem Karzinom wie das Kaninchen vor der Schlange gestanden, schockiert und gelähmt, und vielfach nur in der Lage, unsere Sorgen auf die allmächtige Klinik abzuwälzen. Und jetzt denke ich, sind wir oder kommen wir, hoffe ich, in die Lage, die Sorgen mit den Patienten zusammen selbst zu tragen und die Therapie auch aktiv zu übernehmen, natürlich immer unter der Absicherung der klinischen Diagnostik und der klinischen Mitbehandlung, aber es ist ein großes Feld für uns, und wir sollten uns nicht verstecken. Wir wissen alle, die klinische Therapie ist an ein gewisses Ende gekommen, und wir sind hier gefordert und gefragt und müssen uns dieser Aufgabe stellen. Wer das Ärzteblatt gelesen hat, hat einen Artikel vielleicht bemerkt, wo berichtet wird über das Phänomen der unerwarteten Genesung. Es gibt jetzt eine verstärkte Hinwendung der klinischen Medizin an die Spontanremission bei Tumorerkrankungen, und das war ein eigener Kongreß in Heidelberg, der sich mit diesem Phänomen beschäftigt hat. Das ist einmal zunächst nichts Auffälliges, aber ich will Ihnen die Definition vorlesen, die Definition des Phänomens der unerwarteten Genesung: „Als Spontanremission bezeichnet man ein komplettes oder teilweises Verschwinden eines bösartigen Tumors in Abwesenheit aller Behandlung oder mit Behandlungen, für die bisher kein Wirksamkeitsnachweis geführt werden konnte." [Lachen] Wir müssen uns also in Zukunft damit beschäftigen, daß wir mit unserer Therapie zu diesem Phänomen der unerwarteten Genesung gehören, aber ich denke, es ist unwichtig. Den Patienten ist es wichtig, wie sie genesen können. [Applaus]

Jetzt möchten wir unserem Dank an Herrn Spinedi auch noch ein deutliches Zeichen setzen und ihm ein schweres Paket in die Hand drücken. Ich hoffe, die Eisenbahn wird es mitnehmen …

Herr Huber: Die Frau K. hat uns ein bißchen geholfen, sie hat uns ein paar Geheimnisse verraten. Es ist eine Gesamt-Goethe-Ausgabe und ich glaube, daß Sie sich das gewünscht haben. [Applaus]

Herr Kuhn: Dann möchte ich bitte die Schwester Immaculata, wenn sie da ist, nach vorne bitten. Ja, sie kommt. [langer Applaus] Wir sind in der Obhut von

Schwester Immaculata und ihren Mitschwestern; stellvertretend für alle möchten wir Ihnen ganz herzlich danken. Das ist eine so schöne Atmosphäre hier, das ist uns so hilfreich zu arbeiten, es herrscht Friede, es herrscht Ausgeglichenheit. Wir sind auf einem ... ja, geheiligten Boden. Dieser Boden ist auch dadurch geheiligt, daß eine Heilquelle hier sprudelt, und ich denke, das merkt man und ich möchte eigentlich auf diesen Ort nicht verzichten, auch in Zukunft nicht ... [Applaus].

Herr Huber: Vielleicht kann man die Kollegen, die hier nicht so weit weg sind, einfach darauf hinweisen, daß es ein Kursanatorium ist und daß es Ihnen ganz, ganz hilfreich wäre in dieser schweren Zeit – Sie wissen alle, daß die Sanatorien es sehr schwer haben zur Zeit – es auch hilfreich wäre, wenn sie mal den einen oder anderen hierher schicken könnten.

Herr Kuhn: Da wir viele Früchte aus dieser Arbeit von Herrn Spinedi mitnehmen dürfen, denken wir, wir dürfen einige dieser Früchte [großer Korb voll mit Obst] sichtbarlich an die Schwestern weitergeben. Wir helfen Ihnen tragen. [Applaus]

Dann möchte ich nicht vergessen, allen Organisatoren zu danken, Herrn Huber, insbesondere Frau Straubinger, die mit unermüdlichem Fleiß unsere ... [Applaus].

Ich habe gestern Abend vergessen der Firma Heid, die uns dieses wunderschöne Buffet gerichtet hat, zu danken, ich habe das heute morgen nachgeholt. Ich denke, wir waren so gut versorgt, daß wir auch da eine Wiederholung riskieren können ... [Lachen, Applaus]

Ich möchte mich bei Ihnen entschuldigen, soweit Sie nicht mit Tischen versorgt waren. Sie haben uns mit Ihren zahlreichen Anmeldungen beschenkt, mit Ihrem Hiersein, aber Sie haben auch unsere Örtlichkeiten fast überfordert, und es war eben nur möglich in diesem Rahmen den Saal mit Tischen zu bestücken und dann mußten wir eben auf die normale Bestuhlung ausweichen. Ich hoffe, Sie haben's uns nachgesehen und ich hoffe, Sie werden deshalb Imnau nicht den Rücken kehren in Zukunft, sondern wiederkommen, wenn sich die Gelegenheit zu solch einem großen Seminar ergibt. Ohne ihr Hiersein wäre das Seminar nicht möglich gewesen, deswegen gilt genauso herzlichen Dank Ihnen allen, daß Sie da waren und ich hoffe, Sie kommen gut nach Hause, haben eine gute Heimreise, und zum Abschied möchte ich Ihnen noch ein Gedicht mitgeben von Carl Zuckmayer:

Ich will es öfters sagen, damit Ihr's alle wißt,
die Ihr mich könntet fragen, wie schön das Leben ist.
Die Leute, welche meinen, die Welt sei schlecht gemacht,
sind nicht mit sich im Reinen und gar noch nicht erwacht.
Im Guten wie im Schlechten, hört eines Freundes Rat,
nicht mit dem Schöpfer rechten, der wußte, was er tat.
Gehst Du am End' zu Grunde, so trag's mit starkem Mut.
Die eine Schöpferstunde macht alle Tode gut.

Gute Heimreise! [langer Applaus]

[Ende]

Literaturverzeichnis:

H. Barthel, Homöopathie – Der Erfolg gibt Recht, Barthel & Barthel, 1996

C. v. Bönnighausen, Aphorismen des Hippokrates, 1863, Burgdorf, 1995

J. C. Burnett, Heilbarkeit von Tumoren durch Arzneimittel, 1893, Müller und Steinicke, 1991

J. C. Burnett, Tumoren der Brust, 1888, Müller und Steinicke, 1991

Edmund Carleton, Homoeopathy in Medicine and Surgery, 1913, B. Jain Publishers, 1991

John H. Clarke, Die Heilung von Tumoren durch Arzneimittel, 1908, Müller und Steinicke, 1991

C. L. Cremonini, 20 Años desqués, Homoeopathia Internationalis, Wien, 24.-28.4.93, Verlag Wilhelm Maudrich, 1993

Fortier-Bernoville, A. H. Grimmer, Die homöopathische Behandlung von Krebs, 1933, in: R. T. Cooper, Krebs und Krebssymptome & Fortier-Bernoville, A.H. Grimmer, Die homöopathische Behandlung von Krebs, Müller und Steinicke, 1996

Julius Hackethal, Operationen – ja oder nein, Ratschläge für Kranke und Gesunde, Bastei-Lübbe-Taschenbuch, 1994, in Lizenz. © Autoren-Erben und AVA - Autoren-und Verlags-Agentur GmbH, München-Breitbrunn, 1980 und 1994 [Das Zitat auf den Seiten 141 bis 145 wurde mit freundlicher Genehmigung der Rechteinhaber aus o. g. Buch entnommen]

S. Hahnemann, Die chronischen Krankheiten, Band 1, 1828, Haug, 1995

S. Hahnemann, Organon der Heilkunst, 6. Auflage, 1921, Haug, 1996

Eli Jones, Krebs – seine Ursachen, Symptome und Behandlung, 1911, (Übers. A Gärtner, Göppingen, 1996)

J. T. Kent, Minor Writings, Haug, 1987

J. T. Kent, Zur Theorie der Homöopathie, 1905 (1946), Haug, 1996

J. T. Kent, Remedies related to Pathological Tissue Changes, in: Science and Art of Homoeopathy, Indian Books & Periodicals Syndicate, New Dehli. (Übers. vom Herausgeber)

W. F. Koch, Das Überleben bei Krebs und Viruserkrankungen, Haug, 1966

J. Künzli, M. Barthel, Kents Repertorium Generale, Barthel & Barthel, 1987

G. Resch, Rektum-Carzinom, Deutsches Journal für Homöopathie 4/85, Barthel & Barthel, 1985

Dr. E. Schlegel, Die Krebskrankheit - Ihre Natur und ihre Heilmittel, Hippokrates, 1927

F. Schroyens, Synthesis Repertorium homoeopathicum syntheticum, Hahnemann-Institut, 1995

James Stephenson, Homöopathische Krebsbehandlung (Statistische Auswertung), Zeitschrift für Klassische Homöopathie, Haug, 1959, Heft 6. Übersetzt von Dr. J. Künzli, aus dem J. amer. Inst. Homoeop. 1955, Jan.: S. 9 ff.

R. Zandvoort, The Complete Repertory, Irhis, 1996 (Holland)

Stichwortverzeichnis:

A

G

H

I

J

K

L

M

T

U

V

W

X

Z